U0259512

権威・前沿・原创

皮书系列为

"十二五""十三五""十四五"时期国家重点出版物出版专项规划项目

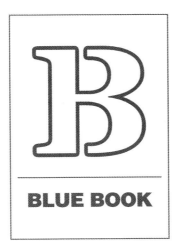

BLUE BOOK

智 库 成 果 出 版 与 传 播 平 台

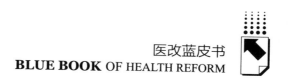

医改蓝皮书
BLUE BOOK OF HEALTH REFORM

中国医改发展报告（2022）

DEVELOPMENT REPORT ON HEALTH REFORM IN CHINA (2022)

中国医学科学院／研　创
主　编／许树强　王　辰　姚建红
副主编／薛海宁　刘　辉

社会科学文献出版社
SOCIAL SCIENCES ACADEMIC PRESS（CHINA）

图书在版编目（CIP）数据

中国医改发展报告 .2022/许树强，王辰，姚建红
主编 .--北京：社会科学文献出版社，2022.8
（医改蓝皮书）
ISBN 978-7-5228-0527-6

Ⅰ.①中⋯　Ⅱ.①许⋯　②王⋯　③姚⋯　Ⅲ.①医疗保
健制度-体制改革-研究报告-中国-2020　Ⅳ.
①R199.2

中国版本图书馆 CIP 数据核字（2022）第 143143 号

医改蓝皮书
中国医改发展报告（2022）

主　　编/许树强　王　辰　姚建红

出 版 人/王利民
组稿编辑/周　丽
责任编辑/王玉山
文稿编辑/孙玉铖　王　娇　李小琪
责任印制/王京美

出　　版/社会科学文献出版社·城市和绿色发展分社（010）59367143
　　　　　地址：北京市北三环中路甲 29 号院华龙大厦　邮编：100029
　　　　　网址：www. ssap. com. cn
发　　行/社会科学文献出版社（010）59367028
印　　装/天津千鹤文化传播有限公司

规　　格/开　本：787mm×1092mm　1/16
　　　　　印　张：19.75　字　数：295 千字
版　　次/2022 年 8 月第 1 版　2022 年 8 月第 1 次印刷
书　　号/ISBN 978-7-5228-0527-6
定　　价/168.00 元

读者服务电话：4008918866

医改蓝皮书编委会

主　　编　许树强　王　辰　姚建红

副 主 编　薛海宁　刘　辉

编写成员　（按姓氏笔画排序）

于承恩	王　文	王　旭	王　芳	王　坤
王功玉	王丽君	王拥军	王贤吉	申屠正荣
付登霄	冯芮华	冯佳园	毕晓丹	任亚斌
刘　科	刘云冬	江建明	汤仲夷	农　圣
李　建	李　峰	李　超	李友卫	李亚子
李培培	李斌斌	李殿军	杨　妍	杨　猛
杨永生	杨里仁	肖梦熊	吴　静	吴依娟
吴思静	吴卿仪	何阿妹	应亚珍	冷熙亮
张立强	张光鹏	张艳春	张晓胜	陈珉惺
苑　顺	林　松	金春林	周小园	周显葆
郑格琳	孟　开	赵　君	赵丹丹	赵明阳
胡红濮	秦江梅	贾　梦	顾亚明	徐　源
凌　云	郭　栋	郭义龙	郭珉江	黄二丹
黄友静	曹　庄	曹人元	曹晓琳	崔月颖
鲁志鸿	曾　伶	管仲军	管雪帆	鞠立民

主编简介

许树强　国家卫生健康委员会体制改革司司长，医学硕士、法学博士、经济学博士后，教授，主任医师，博士生导师。第十一、十二届全国政协委员及科教文卫委员会委员。国家有突出贡献中青年专家，享受国务院政府特殊津贴专家。曾任中日友好医院院长兼党委副书记、主任医师、教授，国家卫生健康委员会卫生应急办公室（突发公共卫生事件应急指挥中心）主任等职务。

王　辰　中国工程院副院长，中国医学科学院院长，北京协和医学院校长，国家呼吸医学中心主任。中国工程院院士，美国国家医学科学院外籍院士，欧洲科学院外籍院士，欧洲科学与艺术学院院士，中国医学科学院学部委员。世界卫生组织结核病战略和技术咨询专家小组成员，全球抗击慢性呼吸疾病联盟副主席，全球慢病联盟董事会成员，《柳叶刀》（*The Lancet*）新冠肺炎委员会成员。呼吸病学与危重症医学专家。长期从事呼吸与危重症医学临床、教学与研究工作，主要研究领域包括呼吸病学、公共卫生和卫生政策等。在 *The New England Journal of Medicine*、*The Lancet* 等国际权威期刊发表论文 260 余篇。

姚建红　中国医学科学院北京协和医学院党委书记、副院校长，医学博士，北京协和医学院马克思主义学院 人文和社会科学学院院长，中国卫生思想政治工作促进会副会长，北京市东城区人大代表。长期从事深化医改和城乡基层卫生的理论研究、实践推广、党建及行政管理工作。组织牵头协调起草年度深化医改重点任务安排、"十三五"深化医改规划以及完善城乡居民大病保险制度等文件。新冠肺炎疫情发生以来，参加国家卫生健康委新冠肺炎应对处置工作领导小组专家组工作。

摘　要

中国医学科学院以科学性、严谨性和代表性为原则，组织医改领域有关专家、地方卫生健康委，以2021年医改主要进展和现阶段医改重点领域、重点问题为主要内容编写本书，基于事实证据对医改进行客观分析，提出面向新时代的改革战略构想，为进一步深化医药卫生体制改革提供有益支撑。

2021年是卫生健康战略地位大大提升的一年，我国深化医药卫生体制改革工作坚持人民至上，聚焦关键堵点，推动关键改革举措落地见效，在更多方向、更广范围，取得新进展、实现新突破。学习"三明医改模式"进入新阶段，公立医院高质量发展五大新机制深入推动供给侧结构性改革，优质医疗资源扩容和区域均衡布局取得新进展，药品耗材集中带量采购和医保支付方式改革等"三医联动"推进改革政策协同落地，公共卫生管理体制改革深入推进，卫生系统综合服务能力的弹性、韧性和延展性全面增强，便民惠民服务向纵深发展，群众服务体验获得进一步改善等。我国进入高质量发展阶段，在"十四五"开局之年，深化医药卫生体制改革作为卫生健康事业高质量发展的动力之源、发展之基，需要按照新要求、立足新形势、谋划新构想、实施新举措，助力百年发展目标更快、更好地实现。

本书包括总报告、专题报告和地方经验与案例三个部分。总报告围绕推广三明经验、公立医院综合改革、加快构建有序的就医和诊疗新格局、"三医联动"推进改革政策协同落地、推进疾控体系改革等2021年医改重点领域，系统、科学、客观地分析了2021年医改重点领域的主要进展、取得的成效。专题报告围绕卫生健康事业高质量发展、紧密型县域医共体建设、药

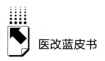

品集中带量采购、人事薪酬制度改革、医保支付方式改革、中医药振兴发展等内容，客观、深入地论证了医改重点领域的核心问题，从专家视角进行系统分析，希望能给读者带来启发和思考。地方经验与案例部分选取部分改革进度较快且改革成效有所显现的典型地区，对其实践经验进行了总结，为推动全国医改向纵深发展提供借鉴和启示。

关键词： 医药卫生体制改革　三明医改　"三医联动"　高质量发展

目 录 ⟍⟋

Ⅰ 总报告

Ⅱ 专题报告

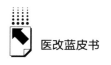

Ⅲ 地方经验与案例

皮书数据库阅读 **使用指南**

总报告
General Report

B.1
2021年深化医改进展与成效

中国医学科学院医学信息研究所课题组*

摘　要： 深化医药卫生体制改革是保证我国卫生健康事业不断适应经济社会高质量发展的基础性工作。2021年全国持续推进医改工作，多项关键改革举措落地见效。落实习近平总书记重要指示精神，推广三明医改经验取得新突破；点面结合推进公立医院高质量发展，促进公立医院发展方式从"量的积累"转向"质的提升"；多举措持续促进优质医疗资源均衡布局，加快有序就医诊疗新格局的形成；围绕药品耗材集中带量采购、医保支付方式改革等"三医联动"，推进改革政策协同落地；持续推进疾控体系改革创新医防协同机制，形成医防合力；全民健康信息化建设进一步完善，群众服务体验进一步得到改善，医学人才培养和使用得到加强。在"十四五"开局之年，深化医药卫生体制改革面临新的形势与挑战，需要按照新要求、立足新形势、谋划新构想、实

* 课题组成员：刘辉、王芳、贾梦、李亚子、胡红濮、李建、郭珉江、冯芮华、王坤、赵君、曹晓琳、崔月颖、管雪帆。

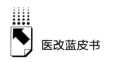

施新举措，坚持改革创新推动高质量发展的基本原则，建立完善人民至上的发展机制，牢牢守住公共卫生安全底线，聚焦高质量发展完善体制机制，围绕推动系统联动提高医改全面性、整合性、协同性，不断提高卫生健康治理能力和治理水平。

关键词： "三医联动" 三明医改 公立医院综合改革 高质量发展

"十四五"开局之年，迎来中国共产党成立 100 周年，胜利召开党的十九届六中全会，我国宣布历史性解决绝对贫困问题，全面建成小康社会，中华民族迎来了从站起来、富起来到强起来的伟大飞越，开启了向第二个百年奋斗目标进军的新征程，中华民族伟大复兴进入了不可逆转的历史进程！

立足百年发展大局，开启深化医改新征程。2021 年是卫生健康战略地位大大提升的一年。在这极不平凡的一年中，社会各界弘扬伟大抗疫精神、建党精神，牢牢守住安全底线。医药卫生体制改革的工作成效在新冠肺炎疫情防控中得到检验，赢得了党和人民的肯定与支持。习近平总书记在视察三明时强调，人民健康是社会主义现代化的重要标志，健康是幸福生活最重要的指标，充分强调了健康的基础性作用。2021 年是描绘医药卫生体制改革新征程的一年。在百年奋斗征程的交汇之年，习近平总书记在视察三明时进一步强调，看大病在本省解决，一般的病在市县解决，日常的头疼脑热在乡村解决，为我国的深化医药卫生体制改革工作提供了根本遵循，描绘了宏伟蓝图。2021 年是医药卫生体制改革成果丰硕的一年。全国医改工作按照习近平总书记的指示要求，全面推动三明医改经验落实到位，坚持人民至上、生命至上，坚持敢为人先、大胆探索，不断推动改革创新，推动公立医院高质量发展、药品耗材集中带量采购等亮点纷呈、成果丰硕，奏响时代改革最强音。医药卫生体制改革工作在更多方向、更广范围，取得新进展、实现新突破。

坚持人民至上，推动关键改革举措落地见效。全国持续推进医改工作，总体进展顺利。一是落实习近平总书记重要指示精神，学习"三明医改模式"进入新阶段，取得了令人鼓舞的成绩。围绕药品耗材集中带量采购、医保支付方式改革等"三医联动"取得更大的实质性突破，医保"灵魂砍价"、改变"买单"规则、医保"雪中送炭"、基金统筹使用、推进完善战略购买机制、医疗器械国家集中带量采购等广为人知、深入人心，人民群众感受到了实实在在的好处。二是卫生健康事业高质量发展新机制更加完善，深入推动供给侧结构性改革，出台新的人事薪酬制度和医疗服务价格管理政策；加大区域医疗中心建设力度、推动公立医院高质量发展、建设强大的公共卫生体系等，全面增强卫生系统综合服务能力的弹性、韧性和延展性，有效应对局部疫情散发等公共卫生事件，维护了经济社会平稳发展。三是针对发展不平衡、不充分的问题，加强医联体、医共体建设，推进互联网医疗发展，引导医疗卫生工作重心下移、资源下沉。解决基层能力不足、同质化发展不强的问题，助力共同富裕，取得明显成效。四是针对关键堵点问题，不断强化医疗保障制度的战略购买作用，推动公立医院薪酬制度改革，完善医联体、医共体的利益共享机制，形成有效的激励机制和动力机制。

全面落实新工作方针，不断推动高质量发展。按照新的卫生与健康工作方针要求，全面推进新时代医药卫生体制改革工作，更快更好地实现高质量发展总目标。推动健康关口前移，落实预防为主的方针，实施最经济、最有效的健康策略，完善以人民健康为中心的发展机制，推动政府投入、医疗保障支付、卫生健康信息互联互通，卫生健康绩效考核等改革措施系统集成，不断向以健康为中心转变。不断丰富完善爱国卫生工作内涵，创新工作方式方法，建立健全卫生、教育、环境、农业农村等多部门协商机制，对接乡村振兴，协同解决好关系人民健康的全局性、长期性问题。坚持中西医并重，发挥好中国特有的传统中医药优势，特别是在疫情防控、健康管理中发挥突出作用。坚持人民共建共享，走群众路线，不断提高居民健康素养，加强居民健康的自我管理、自我保健，医药卫生体制改革和健康中国建设取得更为明显的实质性进展。

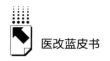

深化医药卫生体制改革是保证我国卫生健康事业不断适应经济社会高质量发展的基础性工作。进入新的征程，医药卫生体制改革需要基于初级阶段的基本现实条件，抓住主要矛盾、谋划发展策略、解决关键问题，更加强调质量与效益，更加强调改革与创新，针对人民群众的急难愁盼问题，出台更加有效的措施，在发展中提高民生水平和质量，不断推进卫生健康公平可及，实现人的全面发展、全体人民共同富裕。

一 落实习近平总书记重要指示精神，推广三明医改经验取得新突破

（一）深刻理解习近平总书记在视察三明医改时对卫生健康和深化医改的重要论述

2021年全国"两会"后，习近平总书记首站考察来到福建，再访三明，"三明医改体现了人民至上、敢为人先，其经验值得各地因地制宜借鉴"①，充分肯定了三明医改的经验做法。他指出，"健康是幸福生活最重要的指标，健康是1，其他是后面的0，没有1，再多的0也没有意义"②，强调了健康的重要地位。他还强调，"我很关心医药卫生体制改革，要均衡布局优质医疗资源，做到大病重病在本省就能解决、一般的病在市县解决，头疼脑热在乡镇、村里解决，这个工作在'十四五'时期要大大加强"③，为持续深化医改指明了方向。

---

① 《贯彻落实习近平总书记重要指示精神 深入学习推广三明医改经验》，中国政府网，2021年4月29日，http://www.nhc.gov.cn/tigs/xxxc/202104/19fd03d4c6e14effaf96492c1a1a431d.shtml。
② 《贯彻落实习近平总书记重要指示精神 深入学习推广三明医改经验》，中国政府网，2021年4月29日，http://www.nhc.gov.cn/tigs/xxxc/202104/19fd03d4c6e14effaf96492c1a1a431d.shtml。
③ 《国家卫生健康委：深化医改就是要推动解决群众看病就医的急难愁盼问题》，中国发展网，2022年7月28日，http://www.chinadevelopment.com.cn/news/zj/2022/07/1789718.shtml。

习近平总书记的重要指示，一是强调了健康的重要战略地位。健康是促进人全面发展的必然要求，是影响人民群众获得感、幸福感、安全感的重要因素，是民族昌盛和国家富强的重要标志。早在2016年，习近平总书记出席全国卫生与健康大会并发表重要讲话，明确指出"没有全民健康，就没有全面小康"①，从实现中华民族伟大复兴中国梦的战略高度，深刻回答了事关卫生与健康事业改革发展的一系列根本性问题，发出了建设健康中国的号召。推进健康中国建设是党对人民的郑重承诺，是关系我国现代化建设全局的战略任务。二是指明了深化医改的关键和途径。当前，我国优质医疗资源不足、分布不均衡的问题还比较突出，部分群众还难以就近获得满意的医疗服务。习近平总书记准确把握这一全局性关键问题并指出了解决群众看病就医难问题的根本途径，既要加快优质医疗资源扩容，增加优质医疗资源供给，把"蛋糕"做大，又要均衡布局优质医疗资源，解决好医疗资源合理配置的问题，把"蛋糕"分好。三是明确了深化医改的重要任务和方法。三明市启动改革以来，深深扎根中国大地，不断试错容错、不断总结提升，率先探索出"腾空间、调结构、保衔接"的改革路径，实现多方共赢，习近平总书记对三明医改及其经验给予充分肯定。当前，深化医改进入深水区和攻坚期，因地制宜推广三明医改经验，既是习近平总书记对深化医改提出的要求，也是今后一段时期推进医改的重要抓手和"利器"。习近平总书记的重要指示，为推动卫生健康事业高质量发展指明了方向、提供了遵循，对深化医改提出了十分明确的新要求、新任务、新期望、新使命。

（二）国家层面积极部署推广三明医改经验

一年来，国务院医改领导小组、国家卫生健康委坚决贯彻落实习近平总书记重要指示精神，按照党中央、国务院决策部署，把总结推广三明医改经验作为深化医改的重要任务和工作方法，在大力推广三明医改经验上积极作

---

① 《全国卫生与健康大会19日至20日在京召开》，中国政府网，2016年8月20日，http://www.gov.cn/xinwen/2016-08/20/content_ 5101024. htm。

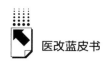

为、持续发力，以典型引路带动全国医改往深里走、往实里走。同时，进一步加大对三明医改的指导支持力度，推动三明医改再出发。

1. 完善推广三明医改经验的政策措施

2021年10月，《国务院深化医药卫生体制改革领导小组关于深入推广福建省三明市经验 深化医药卫生体制改革的实施意见》（国医改发〔2021〕2号）（以下简称"2号文件"）印发，该意见明确了11条普遍推广的三明医改经验和10条因地制宜探索的改革措施。11月，《国家卫生健康委办公厅关于推广三明市分级诊疗和医疗联合体建设经验的通知》印发，该通知总结了三明市分级诊疗和医联体建设试点经验，提出了推进分级诊疗和医联体建设的重点工作任务，对推动构建分级诊疗格局、加快完善分级诊疗体系具有重要指导作用。随着一系列文件的出台，三明市9年来围绕解决看病难、看病贵的问题，从以治病为中心转向以人民健康为中心，坚持以改革的整体联动、完善医改的经济政策、健全医院内部的激励和约束机制、推动医疗资源下沉等举措为全国深化医改树立了样板。

2. 充分发挥三明医改经验推广基地作用

2021年2月，国务院医改领导小组秘书处认定福建省三明市为全国深化医药卫生体制改革经验推广基地，并于6月制定了《全国深化医药卫生体制改革经验推广基地管理办法（试行）》，建立推广医改先进典型经验的长效机制。充分发挥基地作用，通过召开新闻发布会、医改经验推广会、组织中央媒体深度调研报道、举办培训班等多种形式，讲清说透三明医改经验的精髓，让各地学有榜样、行有可循。

3. 同步建立推广三明医改经验监测评价机制

2021年12月，《国务院医改领导小组秘书处关于抓好深入推广福建省三明市经验 深化医药卫生体制改革实施意见落实的通知》印发，该通知建立了深入推广三明医改经验监测评价机制，对各地推广三明医改经验情况通过季调度、年通报和专项调研的方式进行监测评价，抓实抓细2号文件的落实落地，并明确了深入推广三明医改经验监测评价指标体系。

4.支持推动三明医改再拓展、再提升

进一步加大对三明医改工作的指导力度，在资金项目、医疗资源、专家指导等方面给予大力支持，推动三明医改再拓展、再提升。一是协调中央财政安排专项资金5000万元支持三明持续深化改革。二是协调中山大学附属第一医院、中国中医科学院广安门医院对口帮扶三明市建设省级区域医疗中心、省级中医区域医疗中心。三是组建专家组赴三明市开展蹲点调研，指导三明市在重点领域和关键环节持续探索创新，在更深层次、更广领域拓展提升。

（三）各地推广三明医改经验取得积极进展与成效

各地坚持"一个转变、两个重点"的工作思路，即把以治病为中心转变为以人民健康为中心，围绕解决看病难、看病贵两个重点难点问题，按照《国务院深化医药卫生体制改革领导小组关于进一步推广福建省和三明市深化医药卫生体制改革经验的通知》（国医改发〔2019〕2号）和2021年2号文件的要求，准确理解、深刻把握三明医改经验的精髓实质，学习三明医改的决心和勇气，不回避矛盾，敢于触碰利益。对于三明医改实践证明的、普遍适用的经验，进行全面深入学习推广；对于因地制宜和尚需探索的改革，积极稳妥开展试点。大力推进药品集中带量采购、医疗服务价格、医保支付方式等方面的综合改革，把推广三明经验作为深化医改的重要抓手，推进医改继续向新的领域拓展。

1.因地制宜制订实施方案

截至2022年1月底，广东、陕西、西藏、宁夏等15个省（区、市）印发了推广三明医改经验的行动/实施方案；浙江、重庆分别发布了学习推广三明医改经验的重点任务清单；安徽、上海分别印发了推广三明医改经验、深化医改的三年和四年行动计划；湖北、河南、青海等分别将推广三明医改经验，深化医共体改革，优质资源下沉，深化"三医联动"，推动医疗服务价格、医保支付方式、医务人员薪酬制度等方面的综合改革纳入卫生健康事业发展的"十四五"规划；贵州将推广三明医改经验纳入提升卫生健康水

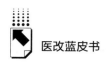
平十年攻坚行动计划。部分省份实施方案或任务台账正在按程序审议或拟订中。

2. 建立高效的领导体制和组织推进机制

31个省（区、市）均实现了由党委和政府主要负责同志或其中一位主要负责同志（双组长）担任医改领导小组组长，其中24个省（区、市）的省、地（市）、县（区）三级均由"一把手"任医改领导小组组长。28个省（区、市）由一位政府负责同志统一分管"三医"工作，其中，浙江、安徽、湖南等12个省（区、市）的省、地（市）、县（区）三级均实现由一位政府负责同志统一分管"三医"工作。

3. 持续深化"三医联动"改革

一是常态化、制度化开展省级药品耗材集中带量采购。2021年，各省份在落实国家组织药品耗材集中带量采购工作的同时，积极发挥主动性，或联合有关省份成立省际联盟，提高集中带量采购的议价能力，至少开展或参加药品、医用耗材省级（省际联盟）集中带量采购各1次，逐步把国家组织药品耗材集中带量采购以外的，用量大、采购金额高的人工晶体、口腔种植体、中成药等纳入省际联盟采购范围，进一步减轻群众看病就医负担。二是不断深化医疗服务价格改革。截至2021年底，天津、辽宁等18个省（区、市）已印发建立医疗服务价格动态调整机制的相关文件。2021年，23个省（区、市）开展了医疗服务价格调整评估工作，19个省（区、市）调整了医疗服务价格。5个城市启动了医疗服务价格改革试点工作，探索完善价格管理和调整机制。三是推进医保支付方式改革。甘肃、内蒙古、青海、西藏等15个省（区）已按照国家要求制定发布《DRG/DIP支付方式改革三年行动计划》，医保支付方式改革在101个地市级以上城市进行试点并全部进入付费阶段，大部分省份都将推进以按病种分值（DIP）付费为主的多元复合式医保支付方式纳入医改重点任务。四是统筹推进其他医改工作。各省份结合当地实际学习借鉴三明医改经验，精准发力，多点突破，促进优质医疗资源均衡布局和有序就医、落实国家集中采购医保资金结余留用政策、深化人事薪酬制度改革等各项工作稳步推进。

4. 三明医改再出发

2021年9月，三明市委、市政府研究出台《三明市实施"六大工程"推进医改再出发行动方案》（明委发〔2021〕14号），推进实施全民健康管护体系完善工程、公立医疗机构薪酬制度完善工程、医防融合提升工程、医疗服务能力提升工程、中医药健康促进工程、卫生健康人才培养工程等"六大工程"，推动医改再出发，不断增强人民群众卫生健康获得感。《三明市"十四五"卫生健康事业发展专项规划》也明确继续巩固提升三明医改成果，加快建立区域健康管护新体系，推进医防高效协同融合，为构建新时代健康保障体系贡献三明经验。

二 公立医院综合改革发展进入新阶段

我国社会的主要矛盾已转变为人民日益增长的美好生活需要和不平衡不充分的发展之间的矛盾，为更好地满足人民日益增长的健康生活需要和医疗卫生服务需求，我国公立医院综合改革将以推动高质量发展为主题，进一步向纵深方向推进。2021年6月，《国务院办公厅关于推动公立医院高质量发展的意见》（国办发〔2021〕18号）（以下简称《意见》）出台，该意见明确了公立医院高质量发展的目标、方向、举措，是新阶段公立医院综合改革发展的根本遵循。2021年9月，国家卫生健康委会同国家中医药管理局发布《公立医院高质量发展促进行动（2021—2025年）》（国卫医发〔2021〕27号），明确了公立医院高质量发展的具体路径。为贯彻落实《意见》相关要求，使公立医院高质量发展工作落实落地，我国采取点面结合的策略推进公立医院高质量发展，力争实现公立医院发展方式从"量的积累"转向"质的提升"。[1]

---

[1] 《国务院新闻办公室2021年7月8日国务院政策例行吹风会文字实录》，宣传司网站，2021年7月8日，http://www.nhc.gov.cn/xcs/s3574/202107/8c7bce96b85c48498df15fb1bd0434eb.shtml。

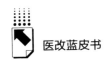

（一）构建公立医院高质量发展新体系

加强顶层设计，着力构建以国家医学中心为引领、以国家区域医疗中心为骨干、以省级高水平医院为龙头、以地市级三甲医院为主力军、以县级医院为基础、以基层医疗卫生机构和家庭医生团队为"健康守门人"、以人民群众为"健康第一责任人"的公立医院高质量发展新体系，促进我国医疗技术水平与国际衔接，不断满足人民群众医疗服务需求。

一是更加注重国家医学中心、国家区域医疗中心发挥引领和辐射作用。依托现有资源，规划设置国家医学中心和国家区域医疗中心，集中力量开展疑难危重症诊断治疗技术攻关，培养高层次医学人才，推动医学科技创新和成果转化，带动提升全国医疗水平。截至 2022 年，我国已设置 10 个专业类别的国家医学中心和 26 个国家区域医疗中心。[①]

二是更加注重省级高水平医院发挥龙头和带动作用。我国通过将省会城市和超（特）大城市中心城区医院疏解至资源薄弱地区、加强地市现有医院建设等方式，遴选建设 120 个左右的省级区域医疗中心，推动省域内优质医疗资源扩容和向群众身边延伸。

三是更加注重地市级三甲医院发挥医疗救治的主力军作用。向区域内居民提供代表本区域高水平的综合性或专科医疗服务，牵头建设城市医联体，统筹网格内医疗资源，形成以市带区、区社一体的发展模式，完善连续通畅的双向转诊服务路径。

四是更加注重县级医院发挥基础性作用。支持县级医院提标扩能，加强胸痛、卒中、创伤、呼吸等专病中心和肿瘤综合治疗中心、慢性病管理中心的建设。推动一批县级医院达到三级医院医疗服务能力水平，2020 年第三方评估结果显示，超过 700 家县级医院基本达到三级医院医疗服务能力水平。建设紧密型县域医共体，提高县域内整体医疗水平，基本实现"大病

---

① 《对十三届全国人大四次会议第 9234 号建议的答复》，国家卫生健康委员会网站，2022 年 2 月 9 日，http://www.nhc.gov.cn/wjw/jiany/202202/76a33262a9984f73a7f7d39975c4918c.shtml。

不出县"，2020年全国县域内就诊率达到94%，较2015年同期增长近10个百分点，县域内居民就医需求得到进一步满足。①

五是更加注重基层医疗卫生机构和家庭医生团队发挥"健康守门人"作用。加快发展社区医院，截至2020年，全国已建成1410家。不断拓展乡镇卫生院功能，提高常见病、多发病、慢性病的门诊、住院诊疗服务能力和传染病防控能力。建立以全科医生为主体、全科专科有效联动、医防有机融合的家庭医生签约服务模式，提供综合连续的公共卫生、基本医疗和健康管理服务。

六是更加注重人民群众发挥"健康第一责任人"作用。持续不断推进健康中国行动，提高全民健康素养，引导群众形成科学健康的生活方式，努力让群众不得病、少得病。

（二）引领公立医院高质量发展新趋势

加强临床专科建设。我国已经支持并完成了覆盖31个省（区、市）和新疆生产建设兵团300余家三级医院的1700余个临床重点专科建设项目。为推动我国医疗卫生服务体系高质量发展，2021年10月，国家卫生健康委印发了《"十四五"国家临床专科能力建设规划》（国卫医发〔2021〕31号），从国家、省、市（县）不同层面分级分类开展临床重点专科建设，实施临床重点专科"百千万工程"，推动临床专科均衡、持续发展。

加强医药卫生科研攻关。为进一步加强医学科技创新体系建设，在已建成的50家国家临床医学研究中心基础上，2021年6月，科技部、国家卫生健康委等部门联合开展第五批涵盖21个重点病种/技术领域的国家临床医学研究中心申报和认定工作。在常见多发病防治研究、病理诊断、诊疗装备与生物医用材料、出生缺陷与罕见病等多领域部署了一批重点任务。贯彻

---

① 《关于政协十三届全国委员会第四次会议第3194号（医疗体育类第226号）提案答复的函》，国家卫生健康委员会网站，2022年2月9日，http://www.nhc.gov.cn/wjw/tia/202202/a5157f9c0fcb45a59583de63a68af9be.shtml。

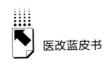
"面向人民生命健康"国家战略导向,"脑科学与类脑研究""癌症、心脑血管、呼吸和代谢性疾病防治研究""新一代人工智能"等重大项目持续推进。

强化信息化支撑作用,积极推进智慧医院建设。2021年3月,国家卫生健康委印发《医院智慧管理分级评估标准体系(试行)》,对智慧医院顶层设计进行完善,指导医疗机构科学、规范地开展智慧医院建设。大力发展互联网诊疗,推动远程医疗发展,截至2021年上半年,全国已经设置并审批1600余家互联网医院,9100多家医院开展远程医疗服务,初步形成线上线下一体化的医疗服务模式。[①] 新冠肺炎疫情发生以来,互联网诊疗服务在更快满足患者医疗服务需求、缓解医院线下医疗服务压力、提高服务效率、减少人员流动与聚集、降低交叉感染风险等方面发挥了积极作用。

推进医疗服务模式创新。截至2020年,我国多学科诊疗服务模式已覆盖2000余家二级以上医院。推行日间手术,对日间手术病种进行完善与扩充,提高日间手术占择期手术的比重。在老年人便利就医方面,《国家卫生健康委办公厅关于实施进一步便利老年人就医举措的通知》(国卫办医函〔2021〕311号)出台,该通知制定了优化线上线下服务流程、提供便利的药事服务和推行出入院"一站式"服务等十项举措,不断优化医疗服务流程,改善老年人就医体验,各省份已根据要求制订实施方案,并推动相关举措落实落细。

(三)提升公立医院高质量发展新效能

加强全面预算管理。2021年1月,国家卫生健康委和国家中医药管理局发布了《公立医院全面预算管理制度实施办法》,建立健全预算编制、审批、执行、决算与评价等管理制度,推行全面预算管理制度,强化预算约束,规范公立医院经济运行,提高资金使用和资源利用效率。

---

① 《关于政协十三届全国委员会第四次会议第3943号(医疗体育类409号)提案答复的函》,国家卫生健康委员会网站,2022年2月9日,http://www.nhc.gov.cn/wjw/tia/202202/4f3b3be167a5440f826be2bb907a1455.shtml。

加强卫生健康经济管理队伍建设。《卫生健康经济管理队伍建设方案（2021—2025 年）》启动了新一轮卫生健康经济管理人才队伍建设，提出了重点做到"六个一"，即形成一套相对成熟稳定的经济管理队伍培训制度、组建一支高素质师资队伍、开发一套具有行业特色相对统一的培训大纲、举办一期经济管理高级研讨班、培养和储备一批能够胜任三级公立医院总会计师岗位要求的人才队伍、逐级对所有经济管理人员轮训一遍。

健全绩效评价机制。坚持和强化公益性导向，全面实施二级以上公立医院绩效考核制度，持续优化绩效考核指标体系，重点考核医疗质量、运营效率、持续发展、满意度评价等。改革公立医院内部绩效考核办法，以聘用合同为依据、以岗位职责完成情况为重点，将考核结果与薪酬分配挂钩。完善城市医疗集团和县域医共体绩效考核制度，促进资源下沉，提高基层服务能力和居民健康水平。

（四）激活公立医院高质量发展新动力

改革人事薪酬制度。2021 年 7 月，《人力资源社会保障部 财政部 国家卫生健康委 国家医保局 国家中医药局关于深化公立医院薪酬制度改革的指导意见》（人社部发〔2021〕52 号）（以下简称《指导意见》）出台，该意见重申"两个允许"要求，合理确定公立医院薪酬水平，进一步巩固和推广试点成果，全面深化公立医院薪酬制度改革。一些省（区）相继出台相关实施意见和方案，例如，宁夏出台《关于深化公立医院薪酬制度改革的实施意见》，科学合理确定并动态调整公立医院薪酬水平，使人员经费支出占公立医院业务支出的比重控制在 35% ~ 50%。2009 ~ 2020 年我国平均每所公立医院的人员经费支出占业务支出的比重如图 1 所示。2021 年 8 月，《人力资源社会保障部 国家卫生健康委 国家中医药局关于深化卫生专业技术人员职称制度改革的指导意见》（人社部发〔2021〕51 号）发布，该指导意见改革完善人才评价机制，制定卫生专业技术人员职称评价基本标准，推进突出临床实践的职称评定，破除"五唯"倾向，试点开展高级职称自主评审，更好地发挥职称评价的"指

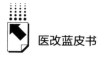

挥棒"作用。改革人事管理制度，合理制定并落实公立医院人员编制标准，建立动态核增机制。

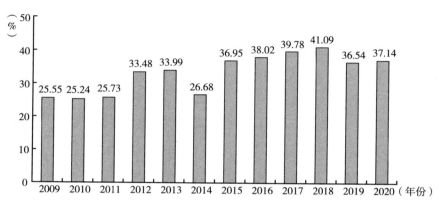

图1 2009~2020年我国平均每所公立医院的人员经费支出占业务支出的比重

资料来源：《中国卫生健康统计年鉴2021》，中国协和医科大学出版社，2021。

不断深化医疗服务价格改革。2021年8月，国家医保局等8部门联合印发《深化医疗服务价格改革试点方案》（医保发〔2021〕41号），建立灵敏有度的价格动态调整机制，推动公立医院优化收入结构。截至2021年底，天津、辽宁等18个省（区、市）已印发建立医疗服务价格动态调整机制的相关文件。2021年，23个省（区、市）开展了医疗服务价格调整评估工作，19个省（区、市）调整了医疗服务价格。5个城市启动了医疗服务价格改革试点工作，探索完善价格管理和调整机制。

持续深化医保支付方式改革。2021年启动实施《DRG/DIP支付方式改革三年行动计划》，医保支付方式改革在101个地市级以上城市进行试点并全部进入付费阶段。同时，协调推进联动改革，国家卫生健康委等4部门联合印发《关于加强国家组织药品耗材集中采购医保资金结余使用管理工作的通知》（国卫体改函〔2021〕59号），推动国家集中采购医保资金结余留用改革政策顺畅落地见效，让激励机制有效传递到医务人员。公立医院的收入结构不断完善和优化。2020年公立医院医疗服务收入占总收入的比重达到19.04%（见图2）。

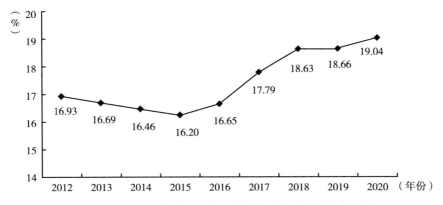

图2　2012~2020年公立医院医疗服务收入占总收入的比重

注：医疗服务收入不包括药品、耗材、检查检验收入。

资料来源：《中国卫生健康统计年鉴2021》，中国协和医科大学出版社，2021。

（五）培育公立医院高质量发展新文化

坚持患者需求导向。持续改善医疗服务，推行分时段预约诊疗和检查检验集中预约服务，为老年人、儿童、残疾人等群体就医提供绿色通道。提供诊间（床旁）结算、检查检验结果互认等服务。将健康教育、健康科普、健康管理、疾病预防等纳入医疗卫生服务范围。加强患者隐私保护，提供公益慈善和社工、志愿者服务，建设老年友善医院。

培育特色鲜明的医院文化。绝大多数医院在医院发展总体规划中纳入医院文化建设，成立专门机构，制定建设规划，分解任务目标，形成工作机制。如中国医学科学院北京协和医院围绕"严谨、求精、勤奋、奉献"的协和精神，总结"学术协和、品质协和、人文协和"百年文化积淀，用好教授、病历和图书馆"三宝"传承优秀传统，提出"患者满意、员工幸福"的办院理念，使医院职工受到优秀文化氛围的熏陶。

关心关爱医务人员。大力弘扬伟大抗疫精神，深入宣传抗疫先进事迹和时代楷模，加强对医务人员的保护、关心、爱护，提高医务人员社会地位，在全社会营造尊医重卫的良好氛围。2021年5月，《国家卫生健康委 人力

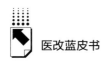

资源社会保障部 财政部关于建立保护关心爱护医务人员长效机制的指导意见》（国卫人发〔2021〕13 号）印发，该指导意见就建立保护关心爱护医务人员长效机制提出保障工作条件、维护身心健康、落实待遇职称政策、加强人文关怀、创造安全的执业环境和弘扬职业精神 6 个方面的意见。

（六）坚持并加强党对公立医院的全面领导

推动落实党委领导下的院长负责制。制定《2021 年度全国医院党建指导工作要点》。围绕贯彻落实《关于加强公立医院党的建设工作的意见》，推动委党组和中央组织部、教育部党组、国务院国资委党委联合印发的公立医院党建工作重点任务落实落细，依据中央组织部和委党组联合印发的公立医院党委会、院长办公会议事规则示范文本，明确 2021 年全国医院党建指导工作的 10 项重点任务。加大对党建工作的推进力度。先后召开公立医院党建工作推进座谈会（东部片区）暨全国医院党建工作指导委员会专家组会、公立医院党建工作推进座谈会（中西部片区），对疫情防控斗争中公立医院党组织发挥的作用进行全面总结，研究讨论在加强公立医院党建工作过程中的突出问题和对策建议。组织赴部分省份进行现场调研，指导省、市、县三级公立医院党建工作。举办 2021 年第一、二期全国县级公立医院党建工作示范培训班。根据干部管理权限，着力加强委属医院领导班子建设。①

三　加快构建有序的就医和诊疗新格局

2021 年，国家持续加大对分级诊疗制度建设的支持引导力度，统筹谋划，重点推进优质医疗资源扩容和区域均衡布局、医联体建设、优质高效整合型医疗卫生服务体系、家庭医生签约服务和远程医疗等多项工作。在充分

---

① 《中共国家卫生健康委员会党组关于十九届中央第六轮巡视整改进展情况的通报》，国家卫生健康委员会网站，2021 年 10 月 24 日，http://www.nhc.gov.cn/xcs/yqfkdt/202110/57199af3e7f24d73a08fd3070027263d.shtml。

吸收部分地方实践经验的基础上，调整完善相关政策，持续推动省、市、县、乡、村等各级各类医疗机构落实功能定位，均衡发挥作用，加快形成有序的就医和诊疗新格局。

（一）推进优质医疗资源扩容和区域均衡布局

开展国家医学中心和国家区域医疗中心建设是构建新时期分级诊疗制度、合理配置医疗资源的重要措施。截至2021年初，国家卫生健康委先后印发了儿科、口腔、创伤、精神、神经、呼吸专业类别的国家医学中心和儿科、口腔、创伤、癌症、心血管、精神、神经、呼吸专业类别的国家区域医疗中心设置标准，设置了国家心血管病中心、国家癌症中心、国家老年医学中心、国家儿童医学中心、国家创伤医学中心、国家重大公共卫生事件医学中心和国家呼吸医学中心。

区域医疗中心建设的核心内容是优质医疗资源的扩容和区域的均衡布局。2019年《区域医疗中心的建设试点工作方案》审议通过以来，试点工作持续推进，目的是从北京、上海、广州等顶级优质医疗资源比较富集的地区，选择若干国家级的高水平医院作为输出医院，在优质医疗资源较为匮乏、人口众多、基础较薄弱的省份建设分院或分中心等分支机构。第一批区域医疗中心试点方案包括河北、辽宁、山西、福建、安徽、云南、河南、新疆等8个省（区），已建成的10个项目先后投入使用。2021年下半年，计划进一步扩大区域医疗中心建设试点范围，将12个中西部优质医疗资源比较紧缺的省（区、市）纳入试点，到2022年底计划覆盖全部省（区、市）。

各地试点项目2019年启动以来，经过两年的运行周期，取得了较为明显的阶段性成效。一是在短时间内迅速提升了区域的医疗水平。第一批10个区域医疗中心建设试点单位之一的复旦大学附属中山医院厦门医院，有30多项技术填补了整个福建省的医疗空白。云南省阜外心血管病医院，投入运营两年时间内先心病手术总量在西南地区排名第一，住院期间死亡率从5.6%下降到2.6%。二是初步改善了就医流向。从监测数据来看，10个试点项目对留住当地及周边患者起到了明显作用。北京儿童医院郑州医院运行

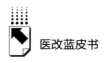
以来，2020 年河南省前往北京儿童医院就诊的门诊和住院患儿数量大幅度下降，门诊同比下降 63.1%，住院同比下降 51.3%。华科大同济医院山西医院投入运营后，2020 年患者外转率同比下降 79.3%。[①]

（二）持续推进城市医疗集团和县域医共体试点建设

2021 年在全国 118 个城市开展城市医联体网格化建设试点，规划建设 607 个城市医联体网格。11 月，《国家卫生健康委办公厅关于推广三明市分级诊疗和医疗联合体建设经验的通知》印发，该通知进一步指导各地结合实际借鉴三明市在推进分级诊疗和医联体建设中的经验。县域医共体改革在大部分省份已经达成共识，呈现全面推开趋势。在 2019 年确定 754 个试点区县的基础上，2021 年新增新疆试点，并重点加强对试点的监测评价，国家卫生健康委委托开发"紧密型县域医共体建设试点评价和监测平台"，定期监测医共体建设进展和成效，省级层面也逐步跟进和完善针对医共体的绩效考核和问责机制。目前达到"紧密型"标准的试点区县占比超过 70%，90%以上的试点地区实现医共体内检查检验结果互认，一半以上的试点地区实行医保基金总额付费、结余留用。

全国紧密型县域医共体试点监测数据显示，县域医共体在有效促进患者回流和资源下沉、有序就医格局形成方面发挥了重要作用。2020 年试点地区县域内住院人次占 78.05%，县域内就诊率 90.24%，分别较上一年提高 2.48 个百分点、5.98 个百分点。人口密度较大、医保筹资金额多的试点区县较好地形成疑难重症回流、小病下沉的格局。此外，乡村医疗卫生机构服务占比提高，基层人员待遇提高。2020 年试点地区基层患者数量占比下降的趋势整体出现逆转。县域内基层医疗卫生机构门急诊数量占 55.13%，县域内基层医疗卫生机构中医药门急诊数量占 19.47%，分别比 2019 年提高 2.32 个百分点和 3.05 个百分点；慢病患者基层机构管理率 76.85%，比

---

① 《国务院政策例行吹风会》，中国政府网，2021 年 6 月 7 日，http：//www.gov.cn/xinwen/2021zccfh/23/index.htm。

2019 年提高 2.24 个百分点。试点地区基层医疗卫生机构人均收入与牵头医院人均收入差距缩小，基层机构人均收入与牵头医院人均收入的比值从 0.43 提高到 0.81。[①]

（三）构建优质高效的整合型医疗卫生服务体系

在近年来推广县域医共体建设、县医院综合能力提升、家庭医生签约制度等一系列分级诊疗制度建设重要抓手的基础上，2021 年深化医药卫生体制改革重点工作任务中进一步提出了"建立中国特色优质高效的整合型医疗卫生服务体系"，首批确定了山西、浙江、广西 3 个省（区）的 6 个县为"优质高效的整合型医疗卫生服务体系"试点，计划部署通过 3 年时间，在试点地区实现连续性、便捷性、持续性的医疗卫生健康服务功能。

作为"十四五"期间医疗卫生服务体系改革的目标和方向，建立优质高效的整合型医疗卫生服务体系，一方面在需求侧围绕人民群众全生命周期的健康需要，另一方面在供给侧大力推行结构性改革，预防为主、以基层为重点、以系统整合为路径，形成系统完备、布局合理、分工明确、功能互补、连续协同、运行高效、富有韧性的整合型医疗卫生服务体系。通过提升服务的技术水平和人性化程度实现"优质"的体系目标；通过提升宏观层面体系的资源配置效率和微观层面机构的管理运行效率实现"高效"的体系目标；根据群众健康的需要，将健康促进、疾病预防、诊断治疗、护理康复、临终关怀等各种医疗卫生服务及其管理整合在一起，协调各级各类医疗卫生机构为人民群众提供终身连贯的服务，从而实现"整合型"的体系目标。[②]

（四）家庭医生签约服务开启高质量发展路径

在 2020 年基本实现家庭医生签约服务制度全覆盖的基础上，家庭医生

[①] 《卫生健康工作交流（第 195 期）紧密型县域医共体工作专刊（第 16 期）》，国家卫生健康委办公厅，2021 年 12 月 13 日。

[②] 《国务院政策例行吹风会》，中国政府网，2021 年 7 月 8 日，http：//www.gov.cn/xinwen/2021zccfh/28/index.htm。

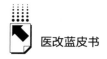

签约服务应对形势和任务不断"升级",进一步确立了高质量发展的目标路径。通过积极增加签约服务供给、扩大家庭医生的来源渠道,吸收更多医师加入家庭医生队伍。同时推动采取灵活的家庭医生签约服务方式和签约周期,从灵活性、多样性、连续性和协同性等多个角度出发,更加注重提升签约服务的工作效率和增强签约群众的获得感、提高其满意度。

(五)提高远程医疗服务利用率,推动远程医疗服务向基层延伸

2021年远程医疗持续在加强网络建设、推动远程医疗服务向基层延伸、积极推动完善收付费政策等方面取得新进展。远程会诊,远程心电诊断、影像诊断、病理诊断的广泛使用,帮助解决县级医院人才问题,通过信息化手段促进优质医疗资源向相对滞后地区下沉,持续帮助受援县医院提高医疗服务水平和可及性。远程医疗协作网已覆盖所有地级市和4118个县级(县级市)医疗机构,其中832个脱贫县的县医院实现远程医疗网络"全覆盖",有效促进了优质资源纵向流动。①

(六)持续提高农村医疗卫生服务能力和质量,为乡村振兴提供健康保障

加强农村基层医疗体系建设是实现乡村振兴的关键一环,也是乡村振兴的内在要求。"十三五"以来,累计安排中央投资约780亿元,重点支持2000多个县级医院、2200多个乡镇卫生院(村卫生室)等项目,着力加强县级及以下的基层医疗卫生机构能力建设。自2018年起实施基层卫生人才能力提升培训项目,针对乡村医生在内的基层医疗卫生机构的卫生人员,重点培训常见病、多发病的诊疗能力、实操能力和相关卫生政策。截至2021年,中央财政累计投入10.2亿元,共培训基层卫生人员47.5万人,其中乡

① 《对十三届全国人大四次会议第3157号建议的答复》,国家卫生健康委员会网站,2021年11月17日,http://www.nhc.gov.cn/wjw/jiany/202111/5c61349419254937bcf2d0048c652dff.shtml。

村医生 30.7 万人。① 在加强乡村医生的培养和培训方面，截至 2021 年，累计 15.3 万人考取乡村全科执业（助理）医师资格，超过 3000 名大专以上医学毕业生进入乡村医生队伍，具备执业（助理）医师资格的占比已达 38.4%。

2021 年重点聚焦巩固拓展脱贫攻坚成果同乡村振兴有效衔接，进一步调整优化健康扶贫政策措施，持续保持乡村医疗卫生服务全覆盖，持续提高农村医疗卫生服务能力和质量，为乡村振兴提供坚实的健康保障。在全面巩固医保脱贫攻坚成果的基础上，2021 年印发的《国家医疗保障局 民政部 财政部 国家卫生健康委 国家税务总局 银保监会 国家乡村振兴局关于巩固拓展医疗保障脱贫攻坚成果有效衔接乡村振兴战略的实施意见》，要求各地医保部门协同卫生健康部门，整体提升农村地区医疗保障和健康管理水平，支持将符合条件的"互联网+"医疗服务纳入医保支付范围。

四 "三医联动"推进改革政策协同落地

（一）充分发挥医保战略购买作用，优化医药服务价格形成机制

常态化制度化开展药品集中带量采购，协同推进医药服务供给侧改革。2021 年 1 月 28 日，《国务院办公厅关于推动药品集中带量采购工作常态化制度化开展的意见》从明确覆盖范围、完善采购规则、强化保障措施、完善配套政策、健全运行机制五个方面提出具体举措，旨在推动药品集中带量采购常态化制度化，进一步减轻群众用药负担。截至 2021 年 11 月，我国已开展六批七轮的国家组织药品集中带量采购，覆盖 234 个药品，平均降价 53%②，逐步探索推进"招采合一、量价挂钩"的市场价格形成机制，坚持国家组织、联盟采购、平台操作的工作机制，通过医保基金的预付、医保支付和中选价的协同及医保基金结余留用激励等综合措施建立起对医疗机构和

---

① 《对十三届全国人大三次会议第 9837 号建议的答复》，国家卫生健康委员会网站，2021 年 2 月 18 日，http://www.nhc.gov.cn/wjw/jiany/202102/bb0a0a87d2684e0cbdcf0396797688d7.shtml。

② 《国家医保局 人力资源社会保障部印发 2021 年版国家医保药品目录》，国家医疗保障局网站，2021 年 12 月 3 日，http://www.nhsa.gov.cn/art/2021/12/3/art_14_7430.html。

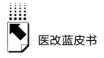
生产企业的激励约束机制。在减轻患者用药负担的同时改善了行业生态，助力公立医疗机构改革，提升了医药价格治理现代化的水平。

组织高值医用耗材集中带量采购，完善价格形成机制。2021 年 6 月，《国家医保局　国家发展改革委　工业和信息化部　财政部　国家卫生健康委　市场监管总局　国家药监局　中央军委后勤保障部关于开展国家组织高值医用耗材集中带量采购和使用的指导意见》提出了总体规范和要求，充分考虑不同高值医用耗材临床使用特点，明确了集中带量采购高值医用耗材覆盖范围，根据采购量基数和约定采购比例合理完善采购规则，推动完善高值医用耗材价格形成机制，促进高值医用耗材价格回归合理水平，进一步明显减轻患者医药负担。截至 2021 年 9 月，国家组织高值医用耗材集中带量采购已开展两批，中选冠脉支架平均降价 93%，中选人工关节平均降价 82%①，各地也以省或省际联盟为单位对冠脉球囊、眼科人工晶体、口腔种植体等品种进行尝试。从成效上看，价格虚高得到治理、集中带量采购规则不断优化、供应保障更加稳定、质量监管更为严谨，国家组织、联盟采购形成常态化格局，集中带量采购竞价规制，质量、供应、配送、使用保障机制及配套政策日趋完善。

深化医疗服务价格改革，提升制度综合效应。深化医疗服务价格改革是推进医疗保障和医疗服务高质量协同发展的重要举措。2021 年 8 月，国家医保局等八部门联合出台《深化医疗服务价格改革试点方案》，要求坚持以人民健康为中心、以临床价值为导向、以医疗事业发展规律为遵循，通过建立更可持续的总量调控机制、规范有序的价格分类形成机制、灵敏有度的价格动态调整机制、目标导向的价格项目管理机制及严密高效的价格监测考核机制五项机制，持续优化医疗服务价格结构，统筹推进深化公立医院综合改革、改进医疗行业综合监管、完善公立医疗机构政府投入机制、衔接医疗保障制度改革四项配套改革。医疗服务价格改革是循序渐进、以

---

① 《国家医疗保障局关于政协十三届全国委员会第四次会议第 3739 号（医疗体育类 353 号）提案答复的函》，国家医疗保障局网站，2021 年 10 月 26 日，http：//www.nhsa.gov.cn/art/2021/10/26/art_ 26_ 7230. html。

点带面、久久为功的过程。国家医疗保障局直接联系指导河北省唐山市、江苏省苏州市、福建省厦门市、江西省赣州市、四川省乐山市 5 个试点城市①，重点围绕总量调控、价格分类形成和动态调整、监测考核等机制开展试点，因地制宜制订试点实施方案，经 3~5 年的试点探索形成可复制、可推广的医疗服务价格改革经验，发掘典型样本、积极有序推进，至 2025 年将试点经验向全国推广，分类管理、医院参与、科学确定、动态调整的医疗服务价格机制成熟定型，价格杠杆功能得到充分发挥。该试点方案将医疗服务价格同新发展理念、新发展格局紧密关联，将改革图景向切实的民生成果进行转化，增强了改革的系统性、整体性、协同性，提升了制度综合效应。② 截至 2021 年底，天津、辽宁等 18 个省（区、市）已印发建立医疗服务价格动态调整机制的相关文件，23 个省（区、市）开展了医疗服务价格调整评估工作，19 个省（区、市）调整了医疗服务价格，5 个城市启动了医疗服务价格改革试点，探索完善价格管理和调整机制。

（二）推进医保支付方式改革，建立管用高效的医保支付机制

2021 年作为按疾病诊断相关分组（DRG）付费和基于大数据的 DIP 付费试点成果的验收之年，医保部门持续推进医保支付方式改革。30 个 DRG 和 71 个 DIP 国家试点城市全部进入实际付费。通过推进大数据应用，推行以按 DIP 付费为主的多元复合式医保支付方式，提高了医保基金使用效率，减轻了患者个人负担。③ 在试点取得初步成效的基础上，为加快推进 DRG/DIP 支付方式改革全覆盖，国家医疗保障局于 2021 年 11 月印发《DRG/DIP 支付方式改革三年行动计划》，聚焦抓扩面、建机制、打基础、推协同四个

---

① 《赣州入列深化医疗服务价格改革试点城市》，赣州市人民政府网站，2021 年 11 月 25 日，https：//www.ganzhou.gov.cn/gzszf/c100022/202111/4fe314c722304110ab694d6964b313c9.shtml。
② 《国家医疗保障局相关负责同志就〈深化医疗服务价格改革试点方案〉答记者问》，国家医疗保障局网站，2021 年 8 月 31 日，http：//www.nhsa.gov.cn/art/2021/8/31/art_38_5895.html。
③ 《国家医疗保障局对十三届全国人大四次会议第 2385 号建议的答复》，国家医疗保障局网站，2021 年 9 月 22 日，http：//www.nhsa.gov.cn/art/2021/9/22/art_26_6111.html。

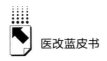
方面，分阶段、抓重点、阶梯式推进改革工作。到 2024 年底，实现 DRG/DIP 支付方式改革覆盖全国所有统筹地区；到 2025 年底，实现 DRG/DIP 支付方式覆盖所有符合条件的开展住院服务的医疗机构，基本实现病种、医保基金全覆盖。在此基础上，实现全面建立全国统一、上下联动、内外协同、标准规范、管用高效的医保支付新机制的目标。

（三）增强药品供应保障能力，严格药品耗材使用监管

落实短缺药品清单管理，基本药物目录按需动态调整。伴随短缺药品供应保障体系逐步建立健全，我国药品短缺矛盾有所缓解，以暂时性、局部性短缺为主。2020 年底，国家卫生健康委出台政策旨在加强短缺药品供应保障、落实短缺药品清单管理制度[①]，通过对短缺侧重品种进行规定，允许企业在省级药品集中采购平台上自主报价、直接挂网，医疗机构自主采购，增强了药品供应保障能力。在基本药物目录按需动态调整方面，国家卫生健康委也于 2021 年 11 月明确了建立完善以基本药物为重点的药品使用监测和临床综合评价体系，为动态优化基本药物目录和完善基本药物配备使用管理政策提供循证依据和技术支撑，并通过单列儿童基本用药保证儿童用药的配备供应，有效推进了健康中国战略的实施。[②]

落实属地监管责任，严格药品耗材使用监管。2021 年 9 月国家药监局印发《加强集中带量采购中选医疗器械质量监管工作方案》，强调省级药品监督管理部门落实属地监管责任，及时主动收集辖区内企业中选信息，并将其纳入重点监管范围，推动中选企业全面落实主体责任，切实保证中选品种质量安全。2021 年 11 月国家医疗保障局发布的《基本医疗保险医用耗材支付管理暂行办法（征求意见稿）》督促公立定点医疗机构在省级招采平台

① 《关于印发国家短缺药品清单的通知》，药物政策与基本药物制度司网站，2020 年 12 月 30 日，http://www.nhc.gov.cn/yaozs/s7653/202012/f30aad8ec4ba48a9afa2e559f4d20e7c.shtml。

② 《关于就〈国家基本药物目录管理办法（修订草案）〉公开征求意见的公告》，药物政策与基本药物制度司网站，2021 年 11 月 15 日，http://www.nhc.gov.cn/yaozs/s7656/202111/068c31b85cb7486b9f77057b3e358aae.shtml。

采购医保医用耗材，将医保医用耗材使用高风险科室、岗位及人员的监督管理纳入党风廉政建设范围，强化了定点医疗机构医用耗材使用管理责任，通过深化治理高值医用耗材改革，提高医保基金使用效益，增强人民群众获得感。

（四）深化基本医保制度改革，完善全民医保制度

2021年我国继续加强部门联动，优化参保缴费机制，扎实推进全民参保缴费。截至2021年底，基本医疗保险参保人数达136424万人，参保覆盖面稳定在95%以上，全年城镇职工基本医疗保险基金（含生育保险）收入18968.03亿元，城乡居民基本医保基金收入9742.25亿元。[①] 与此同时，为帮促企业有效应对疫情，切实减轻企业负担，部分地区持续推行基本医疗保险费减征政策[②]，发挥基本医保制度作为社会稳定器的支撑作用。在此基础上，为健全重特大疾病医疗保障制度以及应对当前人口年龄结构、就业结构不合理等一系列挑战，基本医保制度从强化基本医疗保险、大病保险、医疗救助综合保障，建立健全职工基本医疗保险门诊共济保障机制，拓展门诊跨省异地就医直接结算，规范基本医疗保险关系转移接续管理，完善医保定点医疗机构和定点零售药店协议管理，建立医疗保障待遇清单制度等方面持续发力。2021年，25个原承担医保脱贫攻坚任务的省（区、市）共资助8519.72万人参加基本医疗保险，支出176.69亿元，基本医疗保险、大病保险、医疗救助三重制度累计惠及农村低收入人口就医1.23亿人次，减轻医疗费用负担1189.63亿元。[③] 31个省（区、市）和新疆生产建设兵团所有统筹地区已开通普通门诊费用跨省直接结算，每

---

① 《2021年医疗保障事业发展统计快报》，国家医疗保障局网站，2022年3月4日，http://www.nhsa.gov.cn/art/2022/3/4/art_7_7927.html。
② 《南京职工基本医疗保险费减征3个月》，《南京晨报》2021年8月24日；《扬州市医保局：职工基本医疗保险费减征4个月》，光明网，2021年8月21日，https://m.gmw.cn/baijia/2021-08/21/1302502281.htm。
③ 《2021年医疗保障事业发展统计快报》，国家医疗保障局网站，2022年3月4日，http://www.nhsa.gov.cn/art/2022/3/4/art_7_7927.html。

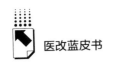

个省（区、市）至少有一个统筹地区启动门诊慢特病相关治疗费用跨省直接结算试点。截至 2021 年底，全国门诊费用跨省累计直接结算 1251.44 万人次，涉及医疗总费用 31.28 亿元，医保基金支付 17.50 亿元。① 一系列改革进一步完善中国特色医疗保障制度，促进管理服务提质增效、群众待遇稳步改善、制度运行总体平稳。

五 持续推进疾控体系改革，加强公共卫生体系建设

（一）推进疾控体系改革，多地组建疾病预防控制局

成立国家疾病预防控制局。2021 年 5 月 13 日，国家疾病预防控制局正式揭牌成立，意味着疾控机构职能从单纯预防控制疾病向全面维护和促进全人群健康转变，新机构将承担制定传染病防控政策等五大职能②，同时标志着我国疾控体系的改革发展正式拉开序幕。国家疾病预防控制局成立后，将全面落实方案部署，高质高效完成国家、省、市、县四级机构组建工作，强化上级疾控机构对下级疾控机构的业务领导和工作协同，将传染病防控和应急处置作为核心职能，强化监测预警、流行病学调查、风险评估、检验检测、应急处置和监督监管等主要职能，建立能有效应对重大传染病及突发公共卫生事件、服务支撑健康中国建设、基本满足国家公共安全需要的责权清晰、功能完善、运转高效、协同联动、保障有力的疾控体系。

地方积极推进疾控体系改革。各省（区、市）针对新冠肺炎疫情暴露的问题与不足，抓紧补短板、堵漏洞、强弱项，从加强顶层设计、推进硬件建设、完善体制机制、深化改革创新等方面发力，积极推进疾控体系改革。2021 年 8 月，福建省率先筹建省级疾病预防控制局，为全国首个挂牌的省

① 《全国医疗保障跨省异地就医直接结算公共服务信息发布（第四十三期）》，国家医疗保障局网站，2022 年 1 月 26 日，http://www.nhsa.gov.cn/art/2022/1/26/art_ 114_ 7807.html。
② 《亮相！国家疾病预防控制局正式挂牌》，人民网，2021 年 5 月 13 日，http://politics.people.com.cn/n1/2021/0513/c1001-32102059.html。

级疾病预防控制局，整合疾病预防控制、应急处置、公共卫生监督等相关职责和机构，能够更好地统筹各方资源、更加迅速高效地应对重大疫情和突发公共卫生事件。2021年7月，河北省人民政府办公厅印发了《河北省深化医药卫生体制改革2021年重点工作任务》，其中"深化疾病预防控制体系改革"部分提到，"组建河北省疾病预防控制局，理顺体制机制、明确功能定位，提升早期监测预警、风险评估研判、现场流行病学调查、检查检测、应急处置等能力"①。2021年12月，《"十四五"时期健康北京建设规划》面向社会发布，北京将构建新型传染病防治体系，按照中央疾控体系改革部署和市委、市政府的工作安排，成立北京市疾病预防控制局。

（二）以人民健康为中心，加强公共卫生体系建设

整体规划，全面部署。2021年3月11日，十三届全国人大四次会议表决通过了《中华人民共和国国民经济和社会发展第十四个五年规划和2035年远景目标纲要》的决议。②"十四五"规划提出，构建强大公共卫生体系。除落实《中共中央关于制定国民经济和社会发展第十四个五年规划和二〇三五年远景目标的建议》要求外，"十四五"规划还提出建立分级分层分流的传染病救治网络，建立健全统一的国家公共卫生应急物资储备体系，大型公共建筑应预设平疫结合改造接口。持续筑牢口岸防疫防线。继续加强公共卫生学院和人才队伍建设。不断完善公共卫生服务项目，持续扩大国家免疫规划，强化慢性病预防、早期筛查和综合干预，以及完善心理健康和精神卫生服务体系。

加大投入力度，强化体系建设。国家高度重视公共卫生体系建设工作，不断加大投入力度。2021年7月，国家发展改革委会同国家卫生健康委、

---

① 《河北今年将深化疾病预防控制体系改革，组建省疾病预防控制局》，"澎湃新闻"百家号，2021年7月15日，https：//baijiahao. baidu. com/s？ id ＝1705359430925543474&wfr ＝spider&for ＝pc。

② 《时政快讯丨十三届全国人大四次会议表决通过关于国民经济和社会发展第十四个五年规划和2035年远景目标纲要的决议》，"央视新闻"百家号，2021年3月11日，https：//baijiahao. baidu. com/s？ id ＝1693918745962935738&wfr ＝spider&for ＝pc。

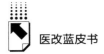

国家中医药局、国家疾病预防控制局印发实施《"十四五"优质高效医疗卫生服务体系建设实施方案》（发改社会〔2021〕893号）。该建设方案认为，我国公共卫生体系不完善，重大疫情防控救治能力不强，医防协同不充分，平急结合不紧密。因此，"更加注重早期预防和医防协同"就是制订该建设方案的指导思想之一。该建设方案提出，"十四五"期间，中央预算内投资将重点支持各级疾控体系、国家重大传染病防治基地和国家紧急医学救援基地等方面的建设，推动地方加强本地疾控机构能力、医疗机构公共卫生能力、基层公共卫生体系和卫生监督体系建设，健全以疾控机构和各类专科疾病防治机构为骨干、以综合性医疗机构为依托、以基层医疗卫生机构为网底、防治结合的强大公共卫生体系。2021年中央预算内投资300亿元支持卫生健康工作，其中，针对新冠肺炎疫情防控暴露的短板弱项，参照疾控机构建设标准，安排中央投资84.44亿元，支持省、市、县三级疾控中心建设，旨在提升省级、人口大市疾控中心检测和应急处置"一锤定音"能力，筑牢基层公共卫生防控"第一道关口"。①

（三）创新医防协同机制，形成医防合力

积极推动落实改革举措。《"健康中国2030"规划纲要》提出，要建立专业公共卫生机构、综合和专科医院、基层医疗卫生机构"三位一体"的重大疾病防控机制。建立不同层级、不同类别、不同举办主体医疗卫生机构间的目标明确、权责清晰的分工协作机制。② 国家卫生健康委积极推动落实改革举措，一是强化疾控中心技术指导、人员培训和督导评价等职能，督促各级医疗机构落实疾病预防控制职责，明确县级医院公共卫生服务职能，加强基层公共卫生体系建设。二是创新医防协同机制，推动医防机构人员通、信息通、资源通。

地方探索创新，建立医防融合新机制。目前，福建、山东、安徽等多个

---

① 《2021年中央预算内投资300亿元支持卫生健康工作》，"中国发展网"百家号，2021年9月16日，https://baijiahao.baidu.com/s? id=1711021103292358531&wfr=spider&for=pc。

② 《中共中央 国务院印发〈"健康中国2030"规划纲要〉》，中国政府网，2016年10月25日，http://www.gov.cn/xinwen/2016-10/25/content_5124174.htm。

省（区、市）启动了医防融合试点。福建省三明市把以疾控改革为重点的医防协同融合作为深化三明医改 3.0 版的重要举措，推动医防人员、服务、资源、工作、培训和考核等"六个融合"，探索建立疾病预防、医疗救治、健康管理"三位一体"的医防协同融合服务新机制；医联体和二级以上公立医疗卫生机构明确统筹管理公共卫生工作的部门，推动疾控与医疗队伍、资源、服务、信息"四个协同"；建立健全分级分层分流的重大疫情救治体系，提高重大突发公共卫生事件应急处置能力。[①] 山东省在医防融合试点地区和单位探索建立疾控中心和医疗机构人员流动机制、公共卫生机构和医疗机构协同监测机制、公共卫生检测实验室质控中心与临床检验中心资源共享机制，开展医防联合科研攻关及人才培养，推进疾控中心和医疗机构信息共享与业务协同。[②] 安徽省淮北市濉溪县建立协同管理、资源整合的医防融合运行机制，成立了基本公共卫生管理中心，医共体牵头医院管理基本公共卫生工作，统筹疾控中心、卫生综合执法大队、妇幼保健院协同落实医防融合工作；加强包干医保资金和公共卫生经费的整合，明确包干公共卫生经费总额的 5%用于医共体指导公共卫生服务支出，专业公共卫生机构按照 5%的份额分享包干医保资金结余，共同促进"以治病为中心"向"以健康为中心"转变。[③]

六　统筹推进一揽子改革

（一）不断完善医疗卫生行业综合监管制度

1.完善医疗卫生行业综合监管督查机制，推动各地工作落实

国家医疗卫生行业综合监管督察机制实现对 31 个省（区、市）的实地

① 《国家卫生健康委办公厅关于推广三明市分级诊疗和医疗联合体建设经验的通知》，医政医管局网站，2021 年 11 月 22 日，http://www.nhc.gov.cn/yzygj/s3594q/202111/7deb2791d4974ffe82328dbc15eebbfd.shtml。
② 《对十三届全国人大四次会议第 6837 号建议的答复》，国家卫生健康委员会网站，2022 年 1 月 20 日，http://www.nhc.gov.cn/wjw/jiany/202201/03fbd40ebf6a481d8404d09d7ead12e6.shtml。
③ 《国家卫生健康委就紧密型县域医共体建设试点进展有关情况举行发布会（实录全文）》，"健康中国"百家号，2021 年 11 月 30 日，https://baijiahao.baidu.com/s？id＝1717835108898715934&wfr＝spider&for＝pc。

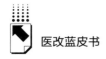

督察全覆盖和通报反馈，各省（区、市）对照问题清单制订整改方案并公示，将督察整改作为提高医疗卫生行业综合监管水平的重要抓手。整体来看，省级层面已全面建立由政府主导的医疗卫生行业综合监管制度，初步形成多部门协调配合、协同监管的工作机制。省级层面的医疗卫生行业综合监管督察机制也逐渐建立，纳入重大事项督察范围开展专项督查，推动医疗卫生行业综合监管各项措施的落实。

2. 全面推动开展医疗服务多元化监管工作，充分发挥多元主体作用

2021年3月，《国家卫生健康委办公厅关于开展医疗服务多元化监管工作的通知》（国卫办监督函〔2021〕150号）出台，该通知指出在全国范围推动开展医疗服务多元化监管工作。目前，31个省（区、市）和新疆生产建设兵团均以多种形式部署落实此项工作并取得一定进展。机构自治方面，多地建立了医疗机构依法执业组织管理体系和自查信息系统，并结合信用体系建设建立医疗机构和医务人员依法执业承诺制度，个别地区还探索将医务人员依法执业情况与绩效分配、评优评先、职称评聘挂钩。行业自律方面，以医疗美容、社会办医等领域为重点，推动医疗卫生行业组织转换职能，发挥在行业标准规范制定、机构信用评价、机构依法执业培训等方面的作用。政府监管方面，加强多部门协同监管和监管结果协同运用，如浙江省卫生健康委与市场监管局建立医疗广告协查机制，四川省将医疗机构违反医保协议行为纳入卫生健康部门记分管理。社会监督方面，多地利用信息系统公开查询和通报制度等推进医疗机构信息和监管结果信息公开，广泛召集各行各业人员建立社会监督员制度，对医疗行风、医保基金开展社会监督。

3. 推行"互联网+监管"机制，促进动态精准监管

在国家层面，国家卫生健康委建成"互联网+监管"系统，联通卫生健康监管业务系统，实现监管事项全覆盖、监管过程全记录、监管数据可共享，为"双随机、一公开"监管、重点监管、信用监管提供了强有力的平台支撑。[1] 在

---

[1] 《对十三届全国人大四次会议第6607号建议的答复》，国家卫生健康委员会网站，2021年11月17日，http://www.nhc.gov.cn/wjw/jiany/202111/e20cdff0773c4f81b455e69ef5ed9b84.shtml。

地方层面，各地充分利用信息技术对医疗卫生行业的重点机构、关键环节进行全程、动态、实时监管。如深圳全市统一的"智慧卫监"平台实现对执法人员、执法行为、管理相对人、经营（执业）行为等全程信息化动态化监管；苏州市"卫生健康综合监管信息平台"针对医疗服务要素准入、质量安全和行业秩序建立了全市医疗机构、医务人员"一户一档"动态电子监管档案；湖北省在全省二级以上公立医疗机构全面应用"医疗服务智能监管系统"，并逐步向全省所有基层医疗机构扩展。

（二）全民健康信息化基础设施进一步完善

以互联互通为核心的全民健康信息化基础设施建设初具成效。全国7000多家二级以上公立医院接入区域全民健康信息平台，258个地级市依托区域平台实现医疗机构就诊"一卡通"，2200多家三级医院初步实现院内信息互通共享，10个省（区、市）与国家基层卫生综合管理信息平台联通并实现数据稳定上传，5个省（区、市）已完成接口对接和部分数据上传，7个省（区、市）已完成初步对接。制定二级以上医院和基层医疗机构信息化建设标准与规范，已发布227项有效卫生健康信息化标准。[1]

智慧医院建设提质增效，惠及民生。《医院智慧管理分级评估标准体系（试行）》印发，加强对智慧医院建设工作的指导，积极发挥大数据、人工智能在辅助诊疗方面的作用，以"智慧服务"建设为抓手，积极推进转诊服务、远程医疗、药品配送、患者管理等功能建设与应用，实现临床诊疗与患者服务的有机衔接。

互联网诊疗服务不断向优质化、规范化发展。远程医疗县（区、市）覆盖率达到90%以上[2]，2400多个医联体牵头医院建立远程医疗中心，

---

[1] 《对十三届全国人大四次会议第6902号建议的答复》，国家卫生健康委员会网站，2022年2月9日，http：//www.nhc.gov.cn/wjw/jiany/202202/2c43d83f5d8043a1a23661bba2ebe64f.shtml.。

[2] 《对十三届全国人大四次会议第9500号建议的答复》，国家卫生健康委员会网站，2022年2月9日，http：//www.nhc.gov.cn/wjw/jiany/202202/6243bc7dd0844d378305db5ad40eeee0.shtml。

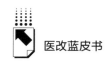

城市大医院的优质医疗资源不断向基层下沉。① 2021 年,《互联网诊疗监管细则》向社会公开征求意见,"互联网+监管"系统基本建成,30 个省(区、市)已建立省级互联网医疗服务监管平台,通过信息互联、数据互通共享、决策辅助分析等方式,达到完善互联网诊疗服务监管、风险预警机制的目的。②

(三)多项政策措施落地,进一步改善群众服务体验

2021 年,全国各地积极落实"互联网+医疗健康"、"五个一"服务行动要求,聚焦群众看病就医的急难愁盼问题,充分运用互联网、大数据等信息技术拓展医疗服务空间和内容,持续推动便民惠民服务向纵深发展。通过建设云平台,打通卫生健康、民政、医保等政府部门,医疗机构以及商业保险公司等之间的信息壁垒,真正实现了一次就医、一次付费、一张单据。2022 年初,国家卫生健康委等部门印发《医疗机构检查检验结果互认管理办法》,从组织管理、互认规则、质量控制、支持保障、监督管理等方面对医疗机构检查检验结果互认的各项要求进行了明确,为进一步提高医疗资源利用率、减轻人民群众就医负担、确保医疗质量和安全提供了有力保障。

宁夏搭建"互联网+医疗健康"一体化服务平台,在全区二级以上医疗机构全面推行电子健康码,备案注册全国医师 5 万多名,推进了各级诊断数据共享和结果互认,群众不出家门就能享受全国优质医疗专家的资源。各级医疗机构诊前、诊中、诊后就医服务流程优化贯通,患者就医体验得到有效改善。此外,宁夏整合医保、商保、民政、残联、扶贫等机构医疗费用报销补助政策,实现先诊疗、后付费的一站式即时结算支付方式。③ 浙江省打造"浙医互认"信息平台,实现医生对检查检验结果全省域实时校验、重复提

① 《关于政协十三届全国委员会第四次会议第 3198 号(医疗体育类 227 号)提案答复的函》,国家卫生健康委员会网站,2022 年 2 月 9 日,http://www.nhc.gov.cn/wjw/tia/202202/7025371b4a634cb99ed4d97a98ddcb42.shtml。
② 《对十三届全国人大四次会议第 4862 号建议的答复》,国家卫生健康委员会网站,2022 年 2 月 9 日,http://www.nhc.gov.cn/wjw/jiany/202111/640ddf11051c42e69b1ec05be01ba29f.shtml。。
③ 马秀珍:《建设"互联网+医疗健康"西部地区"样板间"》,《中国卫生》2021 年第 1 期。

醒、快速调阅、互认确认等，为患者节省了就医费用、缩短了预约等待大型检查设备的时间、避免了短期内多次检查对身体造成的损害、减少了跨院就医重复检查的顾虑。[①]

（四）医学人才培养和使用得到加强

人才是支撑卫生事业发展的核心要素。新医改以来，政府围绕人才结构、评价体系、人才流动、薪酬激励等方面，出台一系列政策措施，提前谋划、统一部署，助推卫生人才队伍发展。在 2021 年医改重点任务中，卫生人才队伍建设被列为重点改革内容，涉及全科医生培养、免试申请乡村医生执业注册、农村订单定向医学生就业管理等。[②]

近两年，政策的集成效应和协同作用得到充分发挥，卫生人才队伍建设成效显著，主要体现在以下几个方面。人才队伍规模稳步增长。截至 2020 年底，我国共有卫生人员 1347.5 万人，每千人口执业（助理）医师 2.90 人、注册护士 3.34 人，每千人口专业公共卫生机构人员 0.65 人，全科医师数量达到 40.9 万人。[③] 人才结构不断优化。2011～2020 年，卫生技术人员占卫生人员的比重由 71.6% 提高到 79.2%，村卫生室执业（助理）医师占村卫生室人员的比重由 13.4% 提高到 32.3%，注册护士占比由 2.1% 提高到 12.8%。[④] 此外，非公医疗机构人才队伍得到较快发展，区域卫生人才结构也趋于平衡。培养评价体系日臻完善。通过订单定向规培、在职培训、项目参与等方式多途径培养基层卫生人员，围绕基层卫生人员评价结果，调整优化评价标准和岗位结构。人才流动配置灵活。开展对口支援等各类援助项目，以及区域人才"一体化"、医联体、柔性引进、县管乡用、特设岗位、多点执业等，引导各类人才赴基层任职任教。薪酬制度改革不断深入。各地

---

① 《信息化倒逼检查检验结果互认，这家医院从倒数逆袭为 No.1》，腾讯网，2022 年 4 月 20 日，https：//new.qq.com/omn/20220420/20220420A0169L00.html。
② 《国务院办公厅印发〈深化医药卫生体制改革 2021 年重点工作任务〉》，中国政府网，2021 年 6 月 17 日，http：//www.gov.cn/xinwen/2021-06/17/content_ 5618822.htm。
③ 《中国卫生健康统计年鉴 2021》，中国协和医科大学出版社，2021。
④ 《中国卫生健康统计年鉴 2021》，中国协和医科大学出版社，2021。

开始积极探索建立与岗位职责、工作业绩、实际贡献紧密联系的分配激励机制，"薪酬制度应合理体现医务人员技术劳务"的共识逐步达成。①

与此同时，面对健康中国战略对医学人才培养和教育的新要求，高层次复合型医学人才的培养越发紧迫。2020年，《国务院办公厅关于加快医学教育创新发展的指导意见》提出，要加快高层次复合型医学人才培养、健全以职业需求为导向的人才培养体系。2021年，习近平总书记在中央人才工作会议上强调，"加快建设世界重要人才中心和创新高地"，"面向人民生命健康，深入实施新时代人才强国战略"。② 在政策的指引下，各地积极探索新时代高层次复合型医学人才的培养模式。如浙江大学医学院优化"非医本科、八年一贯、两段完整"的医学博士培养模式，创建临床医学博士后培养体系，打造高品质学科交叉背景的师资队伍和创新策源地③；广西医科大学以知识探究为驱动的教学方法，推动教学范式由以教师为中心向以学生发展为中心转变，激发医学生前沿交叉领域开拓潜力，保障临床医学人才的可持续发展④。

（五）科技创新促进卫生健康事业发展

医学科技创新不仅推动医学进步，也事关百姓健康福祉。医学基础研究着重关注原始创新，围绕复杂生命体系重大科学问题和当前公共健康突出问题，创新药物和治疗技术。我国在干细胞与转化研究等领域涌现一系列重要科研成果，研究水平居国际前列。⑤ 新药创新已跻身全球医药创新第二梯队

① 李雯：《卫生健康人才发展十年成效　访国家卫生健康委卫生发展研究中心张光鹏研究员》，《中国卫生人才》2021年第2期。
② 《习近平：深入实施新时代人才强国战略 加快建设世界重要人才中心和创新高地》，中国政府网，2021年12月15日，http://www.gov.cn/xinwen/2021-12/15/content_5660938.htm。
③ 方向明等：《迭代创新赋能新时代高层次复合型临床医学人才培养——以浙江大学医学院为例》，《协和医学杂志》2022年第1期。
④ 赵劲民等：《基于"卓越医生教育培养计划"的地方医学院校临床医学人才培养的探索与实践》，《广西医科大学学报》2022年第2期。
⑤ 《对十三届全国人大四次会议第7090号建议的答复》，国家卫生健康委员会网站，2021年12月8日，http://www.nhc.gov.cn/wjw/jiany/202112/95d15354f601466893cfff3bfcbc6074.shtml。

的前列。^① 积极推进重点病种/技术领域的国家临床医学研究中心建设，促进医疗机构科技创新和疾病防治水平提升。^② 新冠肺炎疫情发生以后，核酸、抗体、全基因组等检测方案，新冠病毒疫苗等疫情防控科研成果快速投入应用。在以"构建国家医学卫生健康战略科技力量"为主题的2022年中国医学发展大会上，遴选出4项具有较高学术影响力和社会影响力的"中国21世纪重要医学成就"和31项具有较高同行认可度的"中国2021年度重要医学进展"，体现了科技创新对改善和维护人民健康的重要价值和作用。

七　形势与展望

新时代、新征程，我国坚持中国特色社会主义道路，不断加强党的领导，统筹发展稳定大局，构建新发展格局，全面提高发展质量，坚定不移地推进社会主义现代化建设与民族复兴。"惟改革者进，惟创新者强，惟改革创新者胜"^③，深化医药卫生体制改革，担负"促进公平正义，增进人民福祉"的重要责任与使命，立足新发展阶段，展望现代化与复兴之路，医改工作目标清晰、责任重大、意义深远。

（一）面临的主要形势

我国进入高质量发展阶段，在"十四五"开局之年，党中央提出了"人民生活更加美好，人的全面发展、全体人民共同富裕取得更为明显的实质性进展"的远景目标，实施"创新驱动发展""全面深化改革""健康中国""乡村振兴""积极应对人口老龄化""人类卫生健康共同体"等重大

---

① 《2021年中国临床研究数字化行业研究报告》，亿欧网站，2021年12月27日，https：//www.iyiou.com/research/20211227952。
② 《关于政协十三届全国委员会第四次会议第4638号（医疗体育类568号）提案答复的函》，国家卫生健康委员会网站，2022年2月9日，http：www.nhc.gov.cn/wjw/tia/202202/ce48293661894c1da51f3d77756b2cce.shtml。
③ 《谋求持久发展　共筑亚太梦想》，人民网，2014年11月10日，http：//finance.people.com.cn/n/2014/1110/c1004-26000555.html。

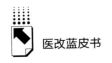

战略，深化医药卫生体制改革需要与时俱进、对标对表，引领卫生健康事业高质量发展。

1. 新冠肺炎疫情的发生提出守牢安全底线的新要求

全球流行的新冠肺炎疫情，对各国卫生健康体系的发展产生了深远而广泛的影响。我国打造了防控新冠肺炎疫情的全球典范，实践证明，坚持用中国式办法解决医药卫生体制改革难题，方向正确、路径明晰、措施得力、成效显著，改革成就令世界瞩目。未来，有效防范公共卫生危机、守牢公共卫生安全底线，将是卫生健康事业高质量发展的基本目标和重点任务。结合此次医疗机构应对新冠肺炎疫情的短板和不足，需要进一步改革相关的筹资、运行、考核机制，特别是针对公共卫生机构、公共卫生服务的可持续发展机制，保证相关体制机制在和平时期高质量发展、运行良好、具有良好的服务能力和应对能力，在重大公共卫生事件发生后可以从容应对。不断增强整个卫生系统应对危机的弹性、综合服务的刚性、可持续发展的韧性等，将是未来医药卫生体制改革需要重点关注的方面。

2. "十四五"规划开启全面推进健康中国建设新阶段

推进健康中国建设是党和国家对人民群众的郑重承诺，开启新征程，我国进一步明确了2035年远景发展目标。着眼于第二个百年发展目标，医药卫生体制改革需要深入探索根本性、制度性措施，破解改革难点、堵点，建立完善的制度体系和运行机制，形成高效、可持续的卫生健康事业发展模式。首先需要重点考虑构建"预防是最经济最有效的健康策略"的实施机制，推动健康关口前移，完善国民健康促进政策，广泛开展全民健身运动，织牢国家公共卫生防护网，构建强大的公共卫生体系等。其次是构建新时期爱国卫生运动的推进机制，完善医防融合、医养结合、医体融合等发展机制，不断形成"大卫生、大健康"的发展格局。最后是实施系统化、全面化、综合化的改革措施，转变卫生健康事业发展模式，建立以人民健康为中心的发展机制，为全体居民提供高质量、公平公益、可负担、全方位全生命周期的卫生健康服务，不断提高健康水平，夯实社会主义现代化和民族复兴的健康根基。

3. 全面推进高质量发展，实现共同富裕提出新标准

习近平总书记强调，共同富裕是社会主义的本质要求，是中国式现代化的重要特征；全民健康是共同富裕的应有之义和基本内容，是共同富裕的首要性、基础性目标。因此，需要根据共同富裕的基本要求与核心内容，确定深化医药卫生体制改革的原则和道路。共同富裕充分强调全体人民公平享有改革发展成果，医药卫生体制改革工作必须注重提高全民健康的公平性，不以少数人群的高水平拉高整体居民的健康水平，而是注重不断缩小不同人群之间的健康水平差距，以此为重点，对于农村居民、贫困居民、妇幼儿童、老年人群等弱势群体给予充分的关注。同时，从实现共同富裕的阶段性目标看，强调基本公共卫生服务利用的均等化、卫生资源配置的均等化等。因此，医药卫生体制改革需要进一步关注城乡间、不同地区间、不同收入群体间的服务利用和资源配置的公平性等问题。另外，共同富裕强调制度安排的合理性、有效性、精准性，我国的医药卫生体制改革，同样需要充分重视法治化、规范化管理制度的建设，结合经济发展水平，坚持适度可行原则，按需配置医疗资源、提供健康服务，避免平均主义，不搞数字游戏，聚焦人民群众的急难愁盼和切身感受，不断增强改革获得感、幸福感、安全感。

4. 人口老龄化的新形势

医改工作需要助力积极应对人口老龄化的国家宏观战略，根据第七次全国人口普查数据，我国 2020 年 0 ~ 14 岁人口占 17.95%，老年人口占 18.7%，近些年来人口呈现快速老龄化的趋势。我国积极调整生育政策，2016 年新出生人口数量达到 1786 万人，随后几年呈现连续下降的趋势，2021 年下降到 1062 万人。未来的医药卫生体制改革，需要充分重视人口老龄化这样的宏观发展环境的转变，针对新的生育政策不断完善体制机制改革，提高对老龄健康服务的关注程度，提高人口生育健康服务质量和水平等，探索更加友好的生育政策、儿童医疗政策，有效推动我国积极应对人口老龄化。另外，我国人口呈现向城市集中的趋势，农村地区卫生健康事业的可持续发展以及保证底线公平，也是需要重点关注的。

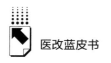

（二）存在的主要问题

我国深化医药卫生体制改革工作进入攻坚克难的新阶段，创新关键体制机制改革举措、完善基础性制度安排、提高改革联动性与协同性、促进改革措施的落地见效等新的改革任务仍然较为艰巨，未来需要进一步聚焦核心问题。

1. 卫生健康系统高质量发展的协同推进机制需要进一步完善

医药耗材流通采购改革大大降低了医疗服务成本，医疗服务价格调整进一步转变了公立医院的补偿机制，但仍然存在价格调整不到位、药品耗材补偿转向检验检查补偿的问题，卫生健康改革与构建以人民健康为中心的发展目标仍然存在较大的差距，需要不断提高改革措施的系统性、联动性、协调性，促进政府投入、医保支付方式、价格机制等改革措施联动协同，提高整体效应。

2. 分级诊疗仍然面临艰巨的改革任务

我国持续加强基层医疗卫生体系建设，推进分级诊疗，从实际的改革成效看，仍未实现根本性突破。社区卫生服务中心（站）和乡镇卫生院诊疗人次占总诊疗人次的比重仍然没有明显变化，强基层的发展政策没有得到有效落实，社区卫生服务中心（站）和乡镇卫生院的财政拨款收入占医疗卫生机构财政拨款总收入的比重由2011年的29.72%下降到2020年的25.60%。基层医疗卫生服务机构的诊疗能力不足和服务水平较低仍是改革发展的主要短板。截至2021年，乡村具备执业（助理）医师资格的人员占比达38.4%，提高基层医疗卫生机构的服务能力仍然面临较大的人力配置挑战。

3. 公共卫生服务体系的改革发展机制仍需完善

从疾控中心的财政投入总量占医疗卫生机构的财政投入总量的比重看，其由2009年的12.74%下降到2020年的9.67%。2020年全国专业公共卫生机构人员数量仅占全国卫生人员总数量的6.86%，尚未完全体现公共卫生服务体系的重要地位。2009~2020年，疾控中心从业人员数量下降1.2%，不同类型的公共卫生机构人力短缺问题较为明显。在全球公共卫生危机凸显、新冠肺炎疫情防控进入常态化的背景下，构建强大的公共卫生服务体系需要更加全面的改革举措。

4. 医疗卫生服务体系发展改革的基本导向需要进一步调整

从我国医疗资源配置的发展情况看，其向大医院集中的趋势仍未改变。从医院床位数量看，由 2008 年的 288.29 万张迅速扩张至 2020 年的 713.12 万张，增长了 147.36%。而基层医疗卫生机构的床位数量增长幅度相对较小，由 2008 年的 97.10 万张增加到 2020 年的 164.94 万张，增长了 69.87%，基层医疗机构床位数量占总床位数量的比重从 2008 年的 24.04% 下降到 2020 年的 18.12%，下降了 5.92 个百分点。

5. 医药卫生体制改革为人民群众带来的切身感受不强烈

2018 年全国三级公立医院考核结果显示，作为医改的主力军，医务人员满意度仍然不高，尚未切实感受到医改带来的好处，特别是在薪酬福利、工作内容和环境等方面，医务人员积极性还需进一步调动。医务人员作为医改的主力军，处于被动执行政策的状态，医改的获得感不强、积极性有待于进一步调动。基本公共卫生服务等医药卫生体制改革成果给居民带来的实际感受不明显，在推进医药卫生体制改革工作中，需要更加切实地贯彻"人民至上、生命至上"的发展理念，不断完善体制机制，促进改革措施落地见效。

（三）面向新时代的改革战略构想

以习近平同志为核心的党中央总结百年发展经验，擘画健康中国宏伟蓝图，指明发展道路、坚持健康优先、强调改革创新、推进高质量发展。深化医药卫生体制改革作为卫生健康事业高质量发展的动力之源、发展之基，需要按照新要求、立足新形势、谋划新构想、实施新举措，助力百年发展目标更快、更好地实现。

1. 坚持改革创新推动高质量发展的基本原则

党的十九届六中全会指出，改革只有进行时、没有完成时。未来的医

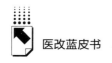

药卫生体制改革，需要坚持以突破创新为动力。我国进入新的发展阶段，国内经济社会快速发展，国际形势瞬息万变，面对百年未有之大变局、百年未遇之公共卫生事件，唯有坚持深化改革，才能适应不断变化的经济社会发展形势。未来的医药卫生体制改革，需要坚持以人民健康为中心，构建更加有效的体制机制，以人民健康为中心将成为新时代医药卫生体制改革的重要特征、主要工作。未来的医药卫生体制改革工作，需要全面贯彻新发展理念，即创新、协调、绿色、开放、共享，这是对医药卫生体制改革的基本要求，也是医药卫生体制改革需要坚持的基本原则。在制度设计过程中，要充分尊重和强调基层首创精神，推动多部门联动协调，注重提高卫生健康系统的效率，注重广泛吸收先进理念和先进思想，注重及时总结经验进行宣传推广等。未来的医药卫生体制改革，需要持续推动供给侧结构性改革，习近平总书记描绘了"十四五"时期以及未来更长一段时期的医药卫生体制改革宏伟蓝图，通过积极构建分级诊疗体系、强化职能和任务分工、注重运用制度建设等手段推动可持续发展，将是医药卫生体制改革的重要推进策略。未来的医药卫生体制改革，需要更加聚焦于关键问题、核心堵点，敢于突破利益藩篱、敢于动真碰硬、敢于触及深层次障碍，真刀真枪推进改革，有效破除体制机制弊端，不断促进社会公平正义、增进人民卫生健康福祉，形成更加成熟的中国特色社会主义卫生健康制度。未来的医药卫生体制改革，需要以全面融入国家宏观战略为实施路径，在实现第二个百年发展目标的征程中，构建更加全面的卫生健康改革发展机制，对接"乡村振兴""美丽中国""文化强国""教育强国""人才强国""科技强国""法制中国""构建人类卫生健康共同体"等宏观发展战略，通过适宜的契合点和切入点，进一步提高和强化卫生健康在国家战略全局中的地位和作用。

2. 建立完善人民至上的发展机制

预防是最经济最有效的健康策略，要推动健康关口前移。第一，推动卫生健康系统的动力机制的根本性转变，政府投入、医疗保障投入、个人付费的基础和标准，更加倾向基于健康绩效、筹资机制的转变，驱动医疗服务行为发生转变，卫生系统聚焦于疾病的早期防控、早期诊断和早期治疗，通过节约资源获得更大的收益，实现将医疗费用的增长控制在合理的范围和水平。第二，重视非医疗行为的干预，明确相关公共卫生服务的落实推进机制，不断提高人民群众的健康素养，使其具备充足的传染病防控、公共卫生应急等知识，自我健康管理意识和管理水平达到较高层次，自觉改善不良健康行为和生活方式；通过引导和宣传，发展全民健身等体育活动，人民身体素质不断提高。第三，改善健康环境，推广健康影响评估机制，有效防控环境污染、交通意外伤害、烟草消费、食品安全等影响居民健康的风险因素。

3. 牢牢守住公共卫生安全底线

重大突发公共卫生事件对经济社会发展、大局的稳定可能产生重大影响，下一步，需要树立底线思维，确定优先事项，明确各方责任，特别需要更加注重完善公共卫生服务体系的可持续发展机制，结合新冠肺炎疫情应对方面存在的不足和短板，建立公共卫生机构、公共卫生服务适宜的补偿机制、发展运行机制、考核机制，有效提高战略应对能力。完善以健康绩效为导向的考核机制，医疗机构要重视提供公共卫生服务，将健康教育融入日常工作；疾病预防机构等公共卫生机构要更加注意提供高质量、覆盖全面的公共卫生服务，将医防协同、医教协同、医体协同等纳入相关机构综合考核，形成有效的以健康为中心的发展监督机制。

4. 聚焦高质量发展完善体制机制

深入推进医药卫生体制改革工作，加强顶层设计和制度协调，聚焦高质量发展。首先是完善全民共享的发展机制，促进城乡间、不同地区间、不同收入群体间等资源均衡配置；完善相关制度保障措施，促进基本公共卫生服务、基本医疗服务以及人口发展服务等的公平利用；不断缩小健康水平的城乡差异、地区差异，不同收入水平、不同民族之间的差异。其次是完善分工协作机制，通过明确分工、加强协作、有效互动、信息共享等推进分级诊疗制度的完善。强化国家和区域医疗中心的医学科技创新、重症疑难杂症处理等职能，不断提高基层医疗服务机构的综合服务能力，卫生健康机构的公共

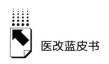

卫生风险监测、预警、应急处置能力以及紧急救治能力，增强公共卫生应急韧性、弹性，有效应对大规模公共卫生事件。最后是完善包容友好的发展机制，充分利用市场机制提供不同层次、不同种类的卫生健康服务，更好地满足人民群众多样化的卫生健康服务需求。

5. 围绕推动系统联动提高医改全面性、整合性、协同性

新时代的医药卫生体制改革工作需要进一步强调改革的系统性，着眼于卫生健康发展的核心问题，统筹推进各个领域、方面的改革。在推动分级诊疗方面，需要统筹明确国家医疗中心、医学中心的功能定位，按照习近平总书记的要求，强化市县级医疗机构的基本医疗服务能力建设、省域内的重大疾病救治能力建设。相应的医疗卫生机构的筹资机制和补偿机制应调整，绩效考核体系也应针对不同医疗机构的功能定位，制定针对性评价政策。在推动政策联动方面，需要推进医疗保障支付政策、卫生机构筹资补偿政策、卫生健康事业高质量发展的推进政策等协调统一。在推动改革的全民性方面，需要推进改革创新融入卫生健康领域的各个方面、各个角度、各个层面，不断提高医改的参与者、关注者、相关者的改革创新积极性。在深入贯彻健康融入所有政策的工作方针方面，不断完善"大卫生、大健康"的协调推动机制，部门合作、协同发力，形成强大的政策合力，有效推动医改工作。

6. 不断提高卫生健康治理能力和治理水平

推进卫生健康治理能力和治理体系现代化，需要注意利用数据化、智能化、互联网等卫生健康治理技术，不断提高卫生健康治理的效能和效率；需要不断完善远程医疗、预约服务、便捷诊间结算、多学科诊疗、日间手术、智能医疗、智能健康管理等管理措施和配套政策，提高卫生健康服务的便利性和友好性；需要加强医药卫生体制改革的舆论宣传引导，形成尊医重卫的良好社会环境，增强医务人员的职业获得感、成就感、荣誉感；需要更加注重个人健康意识的树立和维护，充分利用经济激励、制度约束等手段，提高个人参与自我健康管理的积极性和主动性，有效优化我国的卫生健康基层治理格局。

参考文献

沈红兵:《新型冠状病毒肺炎疫情后我国疾控机构改革发展需要思考的几个问题》,《中华流行病学杂志》2022年第1期。

《国务院医改领导小组秘书处、国家卫生健康委员会介绍推广三明医改经验等有关情况》,中国政府网,2021年7月6日,http://www.gov.cn/xinwen/2021-07/06/content_5622861.htm。

《推动药品集中带量采购常态化制度化 进一步减轻群众用药负担》,中国政府网,2022年1月30日,http://www.gov.cn/zhengce/2021-01/30/content_5583681.htm。

专题报告

Special Topics

B.2
以改革创新为动力推动卫生健康事业高质量发展

李 建 冯芮华 王 芳*

摘 要: 我国卫生健康改革发展道路更加明确,基本医疗卫生制度初步形成,医药卫生体制改革影响更加广泛深远。为了适应社会主要矛盾的变化、推进供给侧结构性改革、提高人民群众对医改的切身感受,在推进医药卫生体制改革、实现卫生健康事业高质量发展的过程中,需要坚持公益公平、协同整合、包容友好、改革引领的原则,落实以人民健康为中心的改革理念,强调公益性的改革导向,推进同质化的发展策略,完善基础性卫生健康制度体系,构建全民动员参与的治理机制。

* 李建,中国医学科学院医学信息研究所研究员,主要研究方向为卫生经济、卫生政策等;冯芮华,中国医学科学院医学信息研究所副研究员,主要研究方向为卫生改革、卫生经济评价等;王芳,中国医学科学院医学信息研究所研究员,硕士研究生导师,主要研究方向为基层卫生、妇幼卫生等。

关键词： 卫生健康　医药卫生体制改革　高质量发展

高质量发展关系我国社会主义现代化建设全局，是对未来经济社会发展方方面面的总要求。未来必须坚定不移走高质量发展之路，善于用改革的办法解决经济社会发展中的突出问题。[①] 党的十九届六中全会指出，实践发展永无止境，解放思想永无止境，改革开放也永无止境，改革只有进行时、没有完成时。

人民健康是民族昌盛和国家富强的重要标志，是我国社会主义现代化战略全局的基点。深化医药卫生体制改革，全力推进卫生与健康领域理论创新、制度创新、管理创新、技术创新，[②] 实现卫生健康事业高质量发展，对全面实现第二个百年发展目标和中华民族伟大复兴具有重要意义[③]。

一　卫生健康改革发展成效

党的十八大以来，以习近平同志为核心的党中央坚持以人民为中心的发展理念，把维护人民健康摆在更加突出的位置，坚持道路自信、理论自信、制度自信、文化自信，探索世界性难题的中国式解决办法，中国特色社会主义卫生健康制度不断完善发展，更加成熟定型。

（一）卫生健康改革发展道路更加明确

把人民健康放在优先发展的战略地位，坚信没有人民健康就没有全面小康，全面贯彻落实党的领导，确立了新时期卫生与健康工作方针，实施健康中国战略，积极应对人口老龄化、优化生育政策，增强公立医疗机构的公益

---

① 《促进我国社会保障事业高质量发展、可持续发展》，《求是》2022 年第 8 期。
② 梁万年：《以改革创新为动力　谱写健康中国建设壮丽篇章》，人民网，2019 年 10 月 1 日，http：//health.people.com.cn/n1/2019/1001/c14739-31382325.html。
③ 马晓伟：《全面推进健康中国建设》，《人民日报》2020 年 11 月 30 日。

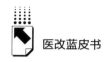

属性。新冠肺炎疫情发生后，坚持"人民至上、生命至上"的防控理念，全面做好疫情防控，不惜一切代价救治患者，为全国人民构筑了一道坚实的生命安全防线。中国特色的卫生健康改革发展道路在实践中得到了检验、在全球性公共卫生危机中承受住了压力，显示了巨大的制度优势，产生了广泛的社会影响。2019 年我国人均期望寿命达到 77.3 岁，2020 年我国孕产妇死亡率持续下降，为 16.9/10 万，[①] 达到中等发达国家水平。

（二）基本医疗卫生制度初步形成

深化医改 10 余年来，国家陆续出台 150 余个重要政策文件，各地积极开展探索，由点及面、从易到难、与时俱进、动态调整，逐步建立健全基本医疗卫生制度的政策框架。公共卫生服务体系、医疗服务体系、医疗保障体系、药品供应保障体系不断健全，医药卫生管理、运行、投入、价格、监管体制机制改革不断深化，科技与人才、信息、法制建设不断加强，基本医疗卫生制度逐步成型并巩固完善，特别是对于基本医疗卫生制度的价值理念，在改革实践中不断得到强化，坚持人民至上、生命至上，以人民健康为中心，坚持基本医疗卫生制度的公益属性等，进一步明确了基本医疗卫生制度改革发展的方向。2020 年 6 月 1 日起施行的《中华人民共和国基本医疗卫生与健康促进法》，以法的形式巩固了基本医疗卫生制度建设经验，形成了基本医疗卫生制度的法定框架，将制度发展全面纳入法治轨道。

（三）医药卫生体制改革影响更加广泛深入

2009~2020 年，全国医疗卫生机构数量从 91.7 万个增加到 102.29 万个，每千人口执业（助理）医师数量由 1.75 人增至 2.90 人，每千人口医疗卫生机构床位数量从 3.31 张增至 6.46 张，[②] 全国县域内常见病、多发病就

---

① 《2020 年我国卫生健康事业发展统计公报》，中国政府网，2021 年 7 月 22 日，http：// www.gov.cn/guoqing/2021-07/22/content_ 5626526. htm。
② 《2020 年我国卫生健康事业发展统计公报》，中国政府网，2021 年 7 月 22 日，http：// www.gov.cn/guoqing/2021-07/22/content_ 5626526. htm。

诊率已经达到94%左右①。我国卫生总费用持续增长，增速高于 GDP 增速，从 2009 年的 1.8 万亿元增加至 2020 年的 7.2 万亿元，年均增长 13.43%；卫生筹资结构优化明显，个人卫生支出占卫生总费用的比重持续下降，从 2009 年的 37.46% 降至 2020 年的 27.73%，② 初步达到了世界卫生组织全民覆盖所要求的低于 30%~40% 的目标③。

二 卫生健康改革发展的任务与挑战

我国社会经济发展进入新阶段，卫生健康在国家战略全局中的位置上升到新高度，人民群众对高品质生活向往提出新需求、对卫生健康事业高质量发展提出新要求。抓住和应对医药卫生体制改革面临的新机遇和挑战，需要抓住主要矛盾以及矛盾的主要方面，找准核心问题、明确工作重点、抓住关键环节、系统全面谋划改革举措。

（一）适应社会主要矛盾变化的新形势

"健康中国"是全面建设社会主义现代化国家的重要工作之一，卫生健康事业面临的突出问题集中体现在发展不平衡、不充分上，包括医疗卫生资源配置不均衡，优质医疗资源短缺，学科体系发展不充分，医教研协同不紧密，临床医学研究及转化能力与生命健康产业发展需求不适应，城乡卫生服务能力差距较大，"一老一小"服务体系不完善，居民健康管理制度不健全、水平有待提升，公共卫生体系建设薄弱等，着力解决发展不平衡、不充分问题是新时代医药卫生体制改革发展面临的主要任务。

---

① 《国家卫生健康委员会 2021 年 7 月 23 日新闻发布会文字实录》，中国政府网，2021 年 7 月 23 日，http：//www.gov.cn/xinwen/2021-07/23/content_ 5626971.htm。

② 《2020 年我国卫生健康事业发展统计公报》，中国政府网，2021 年 7 月 22 日，http：//www.gov.cn/guoqing/2021-07/22/content_ 5626526.htm。

③ 杨燕绥、常焙笙：《我国卫生总费用的国际比较与绩效研究》，《中国国情国力》2020 年第 10 期。

（二）供给侧改革攻坚克难的新任务

经过 10 多年的改革发展，医药卫生体制改革工作进入攻坚克难的关键时期，核心体制机制改革需要更多创新性举措、需要更大的勇气和决心。预防为主、以基层为重点的卫生工作方针是我国卫生健康事业长期以来遵循的基本原则，但公共卫生体系和基层医疗卫生体系尚未成为政府投入重点。根据历年《中国卫生健康统计年鉴》，基层医疗卫生机构的床位数量占总床位数量的比重从 2008 年的 24.04% 下降到 2020 年的 18.12%，社区卫生服务中心（站）和乡镇卫生院诊疗人次占全国总诊疗人次的比重几乎没有变化，诊疗服务格局尚未发生根本性转变；健康融入所有政策、大卫生与大健康的管理机制和治理体系等仍需要长时间的探索和完善；构建强大的公共卫生体系需要更加深入全面的改革举措；以人民健康为核心的改革发展机制、制度体系的关键环节仍存在不合理的要素，需要进一步改革与完善；医疗、医保和医药改革的协同性有待进一步提高等。

（三）提高人民群众切身感受的新要求

我国 2009 年启动的医药卫生体制改革坚持以人为本的发展理念和思想，不断提高居民的获得感、安全感和幸福感，但改革工作仍存在较大的提升空间。从居民以及医务人员的实际感受情况看，基本公共卫生服务等医药卫生体制改革成果给居民带来的实际感受不明显，对于居民健康档案、家庭医生签约服务等是否真正解决居民的医疗服务需求还有待进一步考证。2018 年全国三级公立医院考核结果显示，作为医改的主力军，医务人员满意度仍然不高，尚未切实感受到医改带来的好处，特别是在薪酬福利、工作内容和环境等方面，医务人员的积极性还需进一步被调动。

三　改革创新推动高质量发展核心要义

在全面推进高质量发展、实现共同富裕、建设中国特色社会主义卫生健康制度、推动卫生健康治理体系和治理能力现代化的宏观战略格局中，卫生健康事业高质量发展事关民生大事、事关人民群众的切身利益，只有更好地将党的理念、方针、政策贯彻落实到位，才能有效推动卫生健康事业高质量发展。关于高质量发展，阐明其基本内涵与核心要义，有利于指导医药卫生体制改革工作沿着正确的道路前进。

（一）公益公平发展

高质量发展需要强调卫生健康工作的公益性，从健康教育、健康促进、公共卫生服务与公共卫生应急、传染病防控、医疗卫生、人口发展服务等各个环节出发，构建以公益性为主导的卫生健康服务体系，保证底线公平。同时进一步加大在健康环境建设、食品等健康风险因素防控方面的工作力度，提高卫生健康工作的全面性。

高质量发展同时是公平地发展，体现在基本公共卫生服务、基本医疗服务以及人口发展服务等方面的均等化；卫生资源配置的均等化，城乡间、不同地区间、不同收入群体间等资源配置均衡；卫生健康水平的公平，卫生健康水平的城乡差异、地区差异，不同收入水平、不同民族之间的差异逐渐缩小等。

（二）协同整合发展

强调卫生健康服务体系整合发展，不同层级、不同类型的卫生健康机构明确分工、加强协作、有效互动、信息共享，实现健康促进和健康教育、卫生应急、传染病监测、医疗服务、中医药、基层卫生、健康环境建设等工作全面覆盖、全生命周期覆盖，推进医防融合、医养结合、体医融合等，落实预防为主、健康融入所有政策的工作方针。

强调卫生健康政策的协同效应。通过医疗保障制度的支付机制改革，实施战略支付，建立以健康为绩效的评估机制，推进医疗机构转变医疗服务行为。卫生健康治理强调形成"以健康为中心"的筹资补偿机制、考核机制，促进医疗机构更加重视公共卫生服务。同时积极构建完善的个人为自身健康

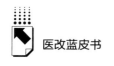

负责的激励机制，包括为自身的不健康行为支付更多费用等。不断完善健康风险评估机制，促进相关部门更加重视本部门发展政策对健康的影响。

（三）包容友好发展

进一步强调卫生健康事业与经济社会的协调发展，坚持尽力而为、量力而行，在经济社会可承受的范围内，不断提高卫生健康服务水平。处理好政府与市场的关系，用好政府和市场的"两只手"，充分利用社会资源、发挥市场机制作用，不断提高卫生健康服务的多样性，更好地满足人民群众多样化的卫生健康服务需求。充分发挥好政府的作用，注重解决居民卫生领域的急难愁盼问题。

系统全面提高卫生健康服务的友好性，包括利用优质医疗资源，通过远程医疗等形式服务更多群众，在预约服务、便捷诊间结算、多学科诊疗、日间手术等方面，推出更多方便群众的改革措施，不断提高人民群众的获得感、幸福感、安全感。不断优化卫生健康事业发展的环境。不断提高卫生人员的职业素养和培育其人文服务精神，建立良好的医患关系。加强对卫生人员的人文关怀，改善其职业环境、完善其休假制度等，提高卫生人员的职业成就感。加大对伤医事件的处罚力度和防范力度，营造安全的职业环境。营造良好的舆论环境，加强对先进事迹的宣传推广，营造尊医重卫的社会环境。

（四）改革引领发展

我国卫生健康系统经过世纪疫情之重大公共卫生事件的洗礼，一系列的事实和经验进一步证明，改革发展仍是解决问题的基础和关键。只有坚持改革创新发展的硬道理，更好地适应不断变化的宏观环境，提高自身的软实力和硬条件，才能在瞬息万变的世界发展潮流中立于不败之地。医药卫生体制改革只有进行时、没有完成时，卫生健康事业工作需要适应不断变化的人民群众的健康需求，准确识别判断、有效应对各种新的公共卫生安全风险，只有坚持改革统领、创新驱动的策略，用新的技术、办法解决新的问题、挑战，用新的体制、机制解决新的矛盾、堵点，才能给予卫生健康系统高质量发展的强大活力和动力。

四 改革创新驱动卫生健康事业高质量发展的基本路径

基于卫生健康事业高质量发展的宏观目标、基本内涵，明确医药卫生体制改革创新的价值导向，坚持正确的原则、理念，抓住关键问题、环节等，针对卫生健康事业发展面临的主要矛盾、关键问题、核心堵点，采取有效措施，完善体制机制，不断增强发展动力，提高系统活力，推动卫生健康治理体系和治理能力现代化，才能实现卫生健康事业高质量发展。

（一）推动以人民健康为中心的改革理念落到实处

党始终坚持为人民服务的宗旨，坚持以人民健康为中心，实现卫生健康发展方式从"以治病为中心"向"以健康为中心"转变、从"以医院为重点"向"以基层为重点"转变，着重从以下几个方面推进医药卫生体制改革工作。一是以人民群众的获得感、幸福感、安全感作为医药卫生体制改革的目标、检验改革成效的"金标准"，让人民群众真真切切感受到改革发展的成果。二是始终坚定不移地提高服务质量，切实提高解决疑难重症、急症的能力，有效满足居民医疗服务需求；为居民提供更加优质、全面、系统的卫生健康服务和人口发展服务。三是推动预防接种等公共服务提质扩面，扩大和提高公共卫生服务覆盖范围和水平，例如提高可预防疾病的疫苗接种普及率，利用人乳头瘤病毒（HPV）疫苗预防宫颈癌等[1]；提高出生缺陷防治水平，探索将基因检测等产前筛查纳入公共卫生服务项目或者民生项目等；制定和实施国家儿童健康战略，继续推进健康饮食战略；开展食品、烟草、酒精产品等包装和标签改革，充分发挥警示作用；实施更加严格的烟草控制策略，有效控制风险因素；不断提高托育服务水平等。四是充分利用信息

---

[1] "NHS Long Term Plan", NHS, 7 Jan. 2019, http://www. longtermplan. nhs. uk/.

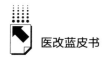

化、云计算、大数据、智能化等手段，改变服务方式、提高服务精准性和效率、延伸服务链条，为人民群众提供全方位、全周期的健康服务。

（二）强调以公益性为导向的特色改革道路

我国的医药卫生体制改革工作应毫不动摇地把公益性写在医疗卫生事业的旗帜上，重点做好以下几个方面的工作：一是明确政府与市场的定位，进一步强调公共卫生健康体系占主导地位，加强公立医院和公共卫生机构建设，社会性医疗卫生服务体系发挥重要补充作用，提供多样化服务；二是政府将贫困群体、妇女儿童、老年群体、残疾人群等作为优先保障对象，不断提高公益性保障水平，直至实现有限度的免费，例如将 6 岁以下儿童等脆弱群体纳入有限度的免费医疗范围等；三是将中西部以及农村地区作为资源配置的重点，特别是针对农村人口流失、老年人口集中等问题，制定差别化政策，例如政府全额保证基本运行经费、人员工资薪酬等，保证上述薄弱地区基本的卫生资源配置和服务供给，实现底线公平。

（三）进一步推进卫生健康系统同质化发展

强化医疗卫生服务体系的整合协同，建立职能定位明确、分工负责的卫生健康服务体系，全方位推动同质化发展。一是强化国家级与区域级医学中心的科技创新和重大疾病诊治能力，打造国际领先的医疗技术高地和区域影响力明显的疑难重症疾病诊治高地；市县级医疗机构强化基本医疗服务诊疗能力，鼓励支持县级医院争创三级医院，持续做强做大做优县域医疗卫生综合服务能力。二是加强医联体、医共体建设，形成利益共同体、责任共同体、服务共同体、管理共同体等，持续提升县域医疗服务能力和水平，提升基本医疗服务、公共卫生服务、卫生应急处置、人口健康发展服务等综合服务能力。三是持续推进卫生健康服务的标准化管理，通过知名医疗机构设立分院、分中心、专科联盟等形式，完善远程医疗、远程培训等协作形式，推进区域间卫生健康服务同质化发展，提高短板弱势地区的医疗服务能力，形成同质化发展的格局。

（四）完善基础性卫生健康制度体系

不断深化医药卫生体制改革，完善基础性制度体系，建立可持续发展机制，更好地服务经济社会发展大局。一是发挥医保基金战略购买作用，通过医疗服务价格调整、医保资金结余留用等措施，促进医疗保障和卫生健康服务高质量协同发展，夯实以健康为中心的发展机制，推进服务模式和服务行为转变。二是进一步筑牢医疗保障"安全网"，不断提高防范"因病致贫、因病返贫"的能力，持续降低病人自付比例，努力实现《"健康中国2030"规划纲要》提出的到2030年卫生总费用中个人自付降到25%的目标。三是进一步改革卫生健康系统的筹资补偿机制，包括鼓励探索医疗服务与药品、耗材与检验分开支付等，医疗服务机构劳务性收费与成本消耗类收费分开核算等，形成以公益为导向的筹资补偿机制，体现公益属性；逐步实现医疗保障的全民统筹，按收入水平缴纳保险费，形成更加公平的筹资机制。四是推进"大卫生、大健康"管理机制建设，多部门协作控制健康影响因素，包括建立健康融入所有政策的协调机构，明确工作机制和资金人力保障机制；大力推进健康影响评估制度；深入开展新时代爱国卫生工作，完善社会卫生健康治理机制等。五是完善卫生健康大数据共享机制，强化卫生健康领域数据治理，促进医疗健康数据跨层级、跨领域、跨部门互通共享，逐步实现互联互通、信息共享和业务协同。

（五）构建全民动员参与的治理机制

加强居民个人的主观能动性、为自己的健康负责是我国医药卫生体制改革需要重点完善和加强的薄弱环节。一是不断增强人民群众健康的自我维护意识，通过完善健康教育、健康促进等公共卫生服务的补偿机制、考核机制，确保相关公共卫生服务覆盖更多居民，取得实效。二是完善经济激励措施，促进个人更加重视健康管理，形成良好的行为生活方式，例如为不良健康行为支付更多的卫生健康费用，实施烟酒健康税、高脂高盐高糖食品健康税；注意进行体育锻炼，在一定时期内未就诊、未住院可以减免一定的保险

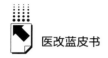

费等。三是积极推动更多居民参与卫生健康治理，例如鼓励居民改善工作生活周边的环境卫生、参加公共卫生志愿者、参与急救知识培训、参与自身治疗方案的制订等，提高社区卫生健康治理水平和治理能力，形成全民动员参与卫生健康治理的局面。

参考文献

尹俊：《必须牢牢把握高质量发展主题》，《光明日报》2022年1月7日。

房宁、张君：《中国特色社会主义制度更加成熟更加定型》，《人民日报》2019年1月16日。

《李克强在第九届全球健康促进大会开幕式上的致辞》，中国政府网，2016年11月23日，http://www.gov.cn/premier/2016-11-23/content_5136625.htm。

B.3
全国紧密型县域医共体建设的
进展与成效

黄二丹　秦江梅　张艳春　农圣*

摘　要： 2019 年，国家卫生健康委在全国选取了 754 个区县试点推进紧密型医共体改革，县域医疗卫生服务体系发生了明显变化。作为牵头医院的县级医院与乡镇卫生院构建责任、管理、服务、利益共同体，形成了县域内一体化的医疗卫生服务网络。责任共同体创新了县域医疗卫生治理架构，管理共同体提升了县域牵头医院的龙头作用，服务共同体为居民提供整合型的连续的健康服务，利益共同体创新了县域医疗卫生机构的运营模式。经过两年的探索实践，试点县县域内住院患者占比提升，医保资金回流，提升了基层新冠肺炎疫情防控能力，提高了基层卫生服务能力，有利于实现全民健康覆盖的目标。

关键词： 医共体　县域医疗卫生服务体系　医疗卫生

为系统、客观地评价紧密型县域医疗卫生共同体（以下简称"医共体"）建设试点工作，国家卫生健康委卫生发展研究中心依据《紧密型县域医疗卫生共同体建设评判标准和监测指标体系》建立了监测信息平台，试图通过线

---

* 黄二丹，国家卫生健康委卫生发展研究中心研究员，主要研究方向为公立医院治理；秦江梅，博士，国家卫生健康委卫生发展研究中心二级研究员，主要研究方向为基层卫生；张艳春，博士，国家卫生健康委卫生发展研究中心研究员，主要研究方向为慢病管理；农圣，博士，广西右江民族医学院公共卫生学院教授，主要研究方向为分级诊疗。

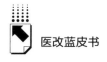
下专家督导结合线上监测评价的方式，了解全国医共体建设进展情况，找出亮点和堵点，持续推进改革。国家卫生健康委卫生发展研究中心在国家卫生健康委基层卫生健康司的支持下收集了国家紧密型县域医共体建设试点资料，结合监测评价数据对全国紧密型县域医共体建设试点进展进行初步评估。

一　背景

为了落实分级诊疗制度，构建优质高效整合型医疗卫生服务体系，2017年以来，卫生领域开展了以医联体建设和家庭医生签约制度为重点的系统改革。随着改革的深入，各方都认为医联体建设的关键在于利益机制，要建立利益机制就有必要在医疗机构之间形成紧密协作关系。为此，2019年之后，依据《关于推进紧密型县域医疗卫生共同体建设的通知》和《关于印发紧密型县域医疗卫生共同体建设评判标准和监测指标体系（试行）的通知》的政策安排，全国紧密型县域医共体建设工作快速推进。

2020年，在疫情防控形势极端严峻的环境下，国家卫生健康委、国家中医药管理局联合发布《医疗联合体管理办法（试行）》（国卫医发〔2020〕13号），指出城市医疗集团和县域医共体实施网格化布局管理。2021年，国家卫生健康委发布《关于加强紧密型县域医疗卫生共同体建设监测工作的通知》，联合国家医保局、国家中医药局共同组织开展2020年度县域医共体建设数据填报工作。2021年是国家政策聚焦县域医共体建设，形成实际成效的关键一年，以绩效"指挥棒"在重点领域和关键环节发挥引导作用，深层次推进改革工作。

二　政策和实施进展

（一）省级层面政策固化，全面推开趋势明显

一是山西、浙江两省人大常委会出台规范性文件固化改革成果。作为以

省为单位全面试点医共体改革的省份，山西省出台《山西省保障和促进县域医疗卫生一体化办法》，为深化县域医疗卫生一体化改革奠定法制基础，推动改革红利进一步惠及百姓健康；浙江省出台《关于促进县域医疗卫生服务共同体健康发展的决定》，将浙江省三年来改革实践经验进一步固化，推动县域医共体建设更加成熟定型。二是多个省（区）全面推进医共体建设。新疆、安徽、广东、河南等省·（区）于 2020 年已经出台相关改革文件，全面启动县域医共体建设工作；海南、西藏、云南、新疆生产建设兵团积极筹备全面推动工作；江苏、山东、福建、湖南、广西、四川、陕西、青海、黑龙江等省（区）开展了跨部门的联合试点，探索具有利益机制的医共体方案。紧密型县域医共体改革已经在大部分省份达成共识，全面推开趋势明显。三是多个省份狠抓落实，建立改革的绩效监测体系和问责机制。山西、浙江、安徽、河南、新疆、辽宁、江苏、江西、山东等省（区）把县域医共体建设工作纳入了对地方党政领导在健康领域的主要考核内容。为此，大部分省份都建立了省级医共体绩效监测体系，如广东省卫生健康委会同财政厅、人社厅、中医药局印发《广东省紧密型县域医疗卫生共同体建设绩效评价工作方案（试行）》，率先建立了省级医共体绩效考核平台。从各省份发力情况上看，2020 年云南、山东、广东和湖北等省份管理共同体改善的区县数增加明显，为医共体建设的管理现代化和治理机制改革提供了较丰富的案例和可借鉴的经验。从各省份改善情况上看，东部地区落实较快，中西部地区在 2020 年开始发力追赶。如湖北、山东、四川、云南和新疆等省（区）实施服务共同体，从有制度建设到落实执行的区县数均超过 4 个，为分级诊疗奠定扎实基础。湖北、云南和新疆在 2020 年着力加强医保管理改革，每个省（区）有 4 个区县推进了医保打包支付的激励机制。

（二）县级层面政策实化，试点改革特色鲜明

一是国家试点区县中 71.0% 的达到紧密型县域医共体标准。2021 年，全国试点地区通过监测平台新上传各类政策文件 44188 件。依据责任共同体、管理共同体、服务共同体、利益共同体 4 个维度 11 项评判标准的评价

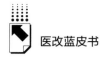

结果，在 2021 年全国 754 个试点区县（山西省 117 个，浙江省 70 个，其余省份 567 个）中，达到紧密型县域医共体标准①的区县达到 535 个，占 71.0%（比 2019 年高 9.0 个百分点），这一方面说明医共体改革政策具有指导性，另一方面也证明医共体评判标准的有效性。二是各试点区县医共体组织形式多样，近 60% 的为单一医共体。在 754 个国家级试点中，434 个试点地区（占 57.6%）采取"单一医共体"，310 个试点地区（占 41.1%②）采取了"多个医共体"的组织形式。医共体牵头医院性质多元，其中中医院（含中西医、民族医）参与医共体建设的试点地区有 514 个（占 68.2%），其中 347 个（占总试点地区的 46.0%）作为牵头医院；妇保院参与医共体建设的试点地区有 219 个，其中 29 个试点地区的妇保院作为牵头医院成立了独立的妇保院医共体；社会办医（股份、联营、民营）参与医共体建设的试点地区有 129 个，其中作为医共体牵头医院的试点地区有 13 个。此外，还有 10 个试点地区探索了以卫生院作为医共体牵头单位的组织形式③。三是试点通过多种形式完善县域卫生健康服务体系。各地优化整合医疗资源，重构县域医疗卫生服务体系，逐步解决县乡层级断裂、服务脱节的问题。山西省在保持法人资格不变的前提下，把县疾病预防控制中心、中医院、妇保院和基层医疗机构纳入集团统一管理，形成县乡一体、以乡带村、防治结合、分工协作、三级联动的医疗卫生服务体系；山东省以县域医共体建设为抓手，构建医、防、康、养结合，以及中西医并重的整合型服务体系，逐步向以健康为中心转变；安徽省濉溪县建立编制周转池，乡镇招聘人员在基层服务满 5 年后可择优回县医院工作；新疆拜城和富蕴县牵头医院下沉医师享受本院和分院"双绩效"待遇。

---

① 评判标准：1. 所有 11 项评判标准均达到 B 及以上；2. 至少 8 项评判标准达到 A；3. 每个维度至少有 1 项评判标准达到 A，且"医共体决策权限"达到 A。
② 有 10 个试点区县未填报完整医共体组织机构信息。
③ 山西省大同市平城区、江苏省徐州市邳州市、浙江省宁波市宁海县、安徽省阜阳市临泉县、山东省淄博市博山区、河南省信阳市固始县、湖南省娄底市涟源市、广西壮族自治区百色市凌云县、重庆市彭水县、贵州省铜仁市碧江区。

（三）构建四个"共同体"，县域医共体建设共识进一步凝聚

各地医共体建设试点地区针对重构县域医疗卫生服务体系过程中涉及体制机制转换和利益调整的问题，形成了多种探索模式、路径和政策创新，进入改革创新的"深水区"。

一是以"一把手工程"夯实"责任共同体"，创新县域卫生治理。各地政府对县域医共体的重视程度不断提高，医共体建设的制度化、规范化、精细化水平进一步提高。93.1%（比2019年高3.8个百分点）的试点地区成立党委政府牵头的县域医共体管理委员会，强化了政府领导作用；86.9%（比2019年高6.0个百分点）的试点地区拥有自主决策权，增强成员单位对人、财、物的统筹能力；75.7%（比2019年高8.8个百分点）的试点地区开展针对医共体评价的考核，充分发挥绩效"指挥棒"的作用。各地以"对医共体绩效考核"为促进成效的关键抓手，进一步发挥了政府的"放管服"作用，明确了医共体建设的目标和方向，理顺了医共体相关主体的责权利关系，从而形成"责任共同体"的合力。二是以人、财、物整合落实"管理共同体"，提高管理效率。各试点地区持续强化医共体的统一管理，进一步建立、完善和规范医共体内部人员、财务和药品等关键环节的管理办法，以组织一体化突破体制束缚的效果显著。75.2%（比2019年高7.4个百分点）的试点地区落实人员统一管理，加大对县域卫生人员的统筹力度；70.6%（比2019年高5.8个百分点）的试点地区落实财务统一管理，提高了管理精细化水平；72.0%（比2019年高5.6个百分点）的试点地区开展了药品统一管理，提高了基本医疗卫生服务的可及性。在拥有内部人事管理自主权的基础上，多地探索人员统筹使用，包括医共体内合理轮岗、上下流转等。三是以服务同质化措施打造"服务共同体"，为分级诊疗奠定基础。"服务共同体"在上一轮完成度较高的基础上整体继续提升。87.3%的试点地区落实双向转诊的标准和规范，76.5%的试点地区落实信息互联互通，78.4%的地区落实医防融合的体系建设和能力提升内容，"县乡村"医疗服务整体质量进一步提高，形成了医疗卫生能力提升的长效机制。从数据上看，

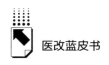

医共体的服务协同更多依赖专业协作、牵头医院的资源输出和基层医疗卫生机构的自身基础，能提供双向转诊服务佐证材料的试点地区超过70.0%，但提供医疗质量的同质化佐证材料的试点地区仅占60.0%，"信息互联互通""促进医防融合"有制度但未落实的试点地区占65.0%，"服务共同体"的落地实施是改革的下一步重点。四是以医保打包支付激活"利益共同体"，医保协同改革作用显著。实施医保打包、开展利益机制改革的试点地区数量增加，成为医共体建设的"攻坚"项目。2020年，65.4%（比2019年高6.6个百分点）的试点地区出台相应制度并落实了收入统一管理，65.4%（比2019年高3.8个百分点）的试点地区开展了医保统筹管理改革探索。从医共体各分组数据看，实施了收入统一管理和医保管理改革的试点地区各方面表现更佳，医保管理改革与各项工作存在较强的联动和交互作用，且实施医保管理改革与试点区县筹资水平没有相关性，医保协同改革是医共体改革的关键激励机制。在统一收入管理的情况下，各项试点区县提交"分别记账、统一收入"的材料较完整，但"增加基层收费项目""明确上下转诊的起付线计算方式""放宽基层基本药物使用"等政策的推进难度仍较大。

三　初步成效

2020年，县域医共体建设促进了县域卫生服务体系的高质量发展，不仅加强了"治病救人"，更体现了向"关注健康"的服务模式转变，真正起到了分级诊疗作用。聚焦4个目标，县域优质高效服务体系逐步成型，县域医疗服务利用和效率受疫情影响，其他3个目标取得阶段性成效。

（一）县域医共体建设试点促进患者回流和下沉

一是县域患者回流改善，就医格局持续好转。试点地区县域内住院人次占78.05%（比2019年高2.48个百分点），县域内就诊率为90.24%（比2019年高5.98个百分点）。与没有建立医共体的区县相比，试点地区不但县域内住院率较高，而且2020年仍然增长，而非医共体试点地区县域外流趋势仍未好转①。从特征上看，人口密度较大、筹资金额较多的试点地区呈现疑难重症回流、小病下沉基层的良好格局。从内在动力上看，试点区县建立管理委员会、医保管理改革、对医共体有绩效考核三项措施与县域内业务量增加有较强的相关性。二是县域患者和资源下沉改善，基层人员待遇提高。医共体试点地区基层患者占比下降的趋势出现整体性逆转。试点地区基层门急诊占比为 55.13%（比 2019 年高 2.32 个百分点），试点地区县域内基层医疗卫生机构中医药门急诊占比为 19.47%（比 2019 年高 3.05 个百分点），基层医疗卫生机构慢病患者管理率为 76.85%（比 2019 年高 2.24 个百分点），同期非紧密型县域医共体和非医共体的基层医疗卫生机构总业务量和中医药服务占比仍呈下降趋势。2020 年，牵头医院的资源下沉和帮扶力度加大，许多试点地区即使牵头医院下沉患者减少，基层医疗卫生机构业务量仍在增加，这证明基层医疗卫生机构自我造血功能逐渐恢复，就医格局进一步改善。中医药适宜服务增加与基层医疗卫生机构业务量增加有较强的相关性，鼓励居民选择中医药服务并设计方便快捷的报销制度，可以较快提升医共体的基层医疗卫生机构服务量占比。2020 年，基层医疗卫生机构人均收入与牵头医院人均收入的比值为 0.81（比 2019 年提升 0.38），县域医共体内基层医疗卫生机构与牵头医院的人均收入差距变小，而非医共体地区的差距仍在增大，这意味着医共体改革为基层医疗卫生机构带来了实际的经济改善。

（二）县域卫生服务能力增强，服务可及性和公平性提高

一是牵头医院能力持续提升。牵头医院出院患者三四级手术的占比从 2019 年的 38.25% 提升至 2020 年的 41.71%（高 3.46 个百分点），牵头医院进一步提高专科能力；2020 年国家卫生健康委公布了第二批符合县医院医疗服务能力推荐标准县医院名单，其中医共体试点地区有 169 个医院进入名

---

① 非国家试点地区"县域内住院人次占比"2020 年为 72.71%，相较于 2019 年降低了 0.17 个百分点；"县域内就诊率"为 81.13%，相较于 2019 年降低了 0.55 个百分点。

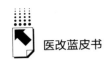

单，县级医院能力得到进一步提升。二是县域基层医疗服务能力得到加强。全国牵头医院帮助基层医疗卫生机构开展新技术、新项目的平均数量从 2019 年的 9.51 个提升到 2020 年的 11.38 个；2020 年，72.3% 的试点地区万人口全科医生数量较 2019 年有所增加，医疗资源覆盖率有所提高。2020 年，国家基本公共卫生服务项目实施情况试点得分均值为 88.84，有 46.7% 的试点得分较 2019 年有所提高。县域医疗服务能力特别是基层医疗服务能力的增强，提高了试点地区基本医疗卫生服务的可及性和公平性。三是牵头医院人员待遇有所提高。牵头医院人员经费占业务支出的比重从 2019 年的 38.48% 提升到 2020 年的 39.67%，其中有 55.6% 的试点地区牵头医院人员经费得到提升。这表明在公立医院管理体制、医务人员人事薪酬制度、绩效考核体系、医保支付方式改革、价格调整机制等重点环节取得了一定的突破，在一定程度上释放了医院的运行活力。

（三）医保和医疗协同改革，医保资金管理效能持续提升

一是医保基金县域内支出率逐步提升。试点县县域医保基金的"拉回"效应显著。医保基金县域内支出率从 2019 年的 64.76% 提升到 2020 年的 65.81%，其中有 45.8% 的试点地区医保基金县域内支出率得到了提升；2020 年，基层医保基金占比为 16.49%，与 2019 年相比变化不大，43.0% 的试点地区基层机构医保基金占比有所提升。医共体建设让更多的医保基金支出发生在县域内，也将会使更多的基金流向基层，可以提高医保基金的安全性和使用效率。二是县域内总住院率下降且实际报销比例提高。医共体试点地区参保人员的年住院率从 2019 年的 24% 下降至 2020 年的 15.04%（全国 2019 年的住院率为 19%），试点中仅有 17.2% 的地区出现了住院率上升的情况，扭转了我国住院率虚高趋势；2020 年，县域医共体建设试点地区参保人的实际报销比例提高到 61.18%（高于全国卫生健康财务年报 55% 的水平），不合理住院、小病大治等现象有所缓解，群众费用负担得到减轻。医保基金县域内支出率是随着实际报销比例的提高而提升的，体现了医共体建设提高医疗服务水平及健康管理效果，并且减少医保基金支出，实现医保和群众的双赢。

（四）医共体在县域疫情防控中发挥重要作用

县域医共体的"一把手工程""资源纵向整合""信息互联互通"等特点与疫情防控工作高度契合。2020年，各试点区县以医共体为抓手统筹疫情防控，建立公共卫生管理协调机制，经受了高强度的常态化疫情防控考验，实现了医防结合制度化。2020年，浙江发布的《浙江省突发公共卫生事件应急预案》和《浙江省突发急性呼吸道传染病事件应急预案》明确指出，"由疾控机构向同级医院、县域医共体派驻公共卫生专员，以提高对传染病的前端发现、早期预警和应急反应能力"。浙江省东阳医共体统一指导制定规范，牵头医院加强技术管理、质量控制，每月开展一次培训学习，要求各哨点卫生院每周组织一次业务学习，使医护人员熟练掌握各项规范流程，为哨点工作打下扎实的基础。山东和云南等省份紧紧围绕治理体系现代化的要求，进一步落实医共体的自主决策权，以县域医共体建设为契机深化县级公立医院改革，以绩效考核为抓手促进医共体发展。县域医共体在县乡村基层组织治理中具有独特优势，利用医共体政策转承县域卫生治理、整合县域卫生资源，建立横向到边、纵向到底的网格化疫情防控工作机制。

四　发挥的作用

（一）县域医共体建设成为"三医联动"落地的结合点

由党委政府主导成立的医共体管理委员会成为各方面利益和需求的协商平台，将县域医疗卫生重构中面临的管理体制、服务体系改革事项通过正式的工作机制推动解决，彻底改变了原来多头管理的局面。大批试点地区启动了医保制度与医共体建设衔接改革的尝试。浙江省、山东省、广东省等普遍推动医保报销制度与医共体相结合，通过提高基层医疗卫生机构医保支付比例、医共体内住院合并起付线等策略，引导群众有序就诊。开展医保"总额预付"改革的试点地区数量进一步增加，并开始探索在医共体下医保基

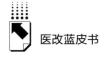

金管理模式创新。江苏省镇江市将医共体绩效考核结果作为安排财政补助资金、医保结算、院长薪酬、院长任免、医院绩效工资总量的重要依据。安徽省濉溪县和宣城市等地通过建立医共体共管账户，加强紧密型县域医共体医保基金拨付管理，确保医共体医保基金合理、合法使用；金寨县结合本地实际，探索创新派驻县域医共体"医保基金监管特派员"制度，明确其在政策宣传、基金监管、问题收集和医疗服务等方面的工作职责。云南省云县建立了医共体的药事工作机制，通过形成新的"医共体用药目录"，解决了过去县域内服务衔接的关键"卡点"问题，为逐步推动药品配送管理、合理用药、成本控制等奠定了科学化管理基础。浙江省瑞安市通过党委政府主要领导牵头总抓，高位推进医共体中"三医联动"统筹改革，将"治药"主动权交给医共体，建立医疗机构总账号作为唯一采购账户，实行药品耗材统一采购、配送、预结算。

（二）县域医共体促进了县域卫生人事制度改革

在推进"乡聘村用"管理方面，贵州省将全省已获得乡村医生执业资格的村卫生室医务工作人员纳入县域医共体编制，并改善和提升乡村医生居住条件，探索为全省乡村已获得执业资格并纳入县域医共体编制的在岗医务人员在县城提供"岗位性住房"。在利用编制支持资源下沉方面，青海省在基层探索"一类保障、二类管理"改革。2020 年统筹盘活编制资源，跨层级、跨地域调剂 183 个事业编制安排到省级公立医院，长期支援青南地区，受援医院门急诊、住院和手术人次较上年分别增加 9%、10% 和 20%，服务能力明显增强。实现市（州）、县级公立医院远程诊疗全覆盖，373 个基层医疗卫生机构开展远程会诊，偏远地区群众看病远的难题得到明显缓解。在以利益机制促进医共体整合方面，浙江台州市路桥区通过薪酬制度改革实现资源整合、管理聚合、医防融合，推动医共体建设走深走实。医共体内以"积分制"标准来评价医务人员工作数量和质量，充分体现公益性导向及医务人员的价值输出。

（三）县域医共体建设推动基层卫生人才队伍建设

随着县乡一体化管理的实施，试点地区县医院投入人力和物力，强化乡镇卫生院人才培养。安徽省宣城市实施村医育才工程。与相关医学院校联合开展乡村医生订单定向免费培养，2020~2022 年，全市计划招录 360 名具有本地户籍的高中毕业生，2020 年已录取 71 名学生，学杂费由县级财政承担，住宿费由学校全免，学生毕业后安排到乡镇卫生院乡村医生工作岗位，6 年服务期满后可参加乡镇卫生院定向入编招考并在医共体内部进行交流。浙江省东阳市县域医共体内开展"模块化培训"，将基层医疗卫生机构常见疾病分门别类，实施"小班制"教学，考试合格后颁发每个模块培训合格证书，每月工资增加 50 元，促使基层卫生人员从"不愿学"到"争着学"。

（四）县域医共体建设深化了绩效评价工作

大部分试点地区都把绩效评价改革作为医共体建设的核心环节。例如，浙江省兰溪市人民医院医共体将改革目标内化为内部绩效制度，医共体补偿机制绩效考核、医共体绩效评价、医共体基本服务项目标准工作当量评价等三个方面形成了一个绩效评价的综合系统，形成了院区、院长、员工三个层面的绩效评价机制，逐层压实工作。内外部绩效协同从理念、方法、行为等方面呈现渐趋相融态势，使绩效评价改革形成的激励性内生动力逐渐转化为引导卫生健康服务高质量发展的原动力。

五　存在的问题

县域医共体建设在取得积极进展的同时，依然面临不少亟须解决的问题，主要表现在以下方面。

（一）患者回流县域多，但下沉基层少

2021 年紧密型县域医共体建设监测数据显示，与 2019 年相比，2020

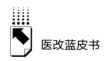

年，国家紧密型医共体建设试点地区县域内住院人次占比上升 2.48 个百分点，县域内基层医疗卫生机构门急诊占比上升 2.32 个百分点，医保基金县域内支出率上升 1.05 个百分点，但县域内基层医疗卫生机构医保基金占比反而下降 0.12 个百分点。在调研中也发现，医共体改革中基层医疗卫生机构处于被动地位，是被改革和整合的对象，在医共体决策中难以发挥作用。要防止牵头医院强而侵占基层医疗卫生机构业务的不良现象。

（二）基层医疗卫生机构住院服务减少、运行效率降低

2020 年，县域医共体建设试点地区基层医疗卫生机构的医师日均担负诊疗 8.90 人次（比 2019 年的 10.18 人次低 1.28 人次），床位使用率为 49.33%（比 2019 年低 4.76 个百分点），财政补助收入占总收入的比重为 49.33%（比 2019 年低 1.10 个百分点）。基层医疗卫生机构医师人均业务量降低、床位使用率降低的情况需要引起注意，康复服务、医养结合类医疗需求下沉到基层医疗卫生机构的趋势尚未形成，意味着医共体内的利益共享机制建设比较滞后。

（三）县域牵头医院医疗服务性收入占比没有得到提高

县域医共体建设试点地区牵头医院的医疗服务收入占医疗总收入的比重从 2019 年的 36.98% 下降到 2020 年的 33.24%，基层医疗卫生机构的医疗服务收入占医疗总收入的比重从 2019 年的 35.54% 下降到 2020 年的 29.26%。一方面县域和基层的服务量增加、分级诊疗好转，另一方面医疗服务性收入占比下降，这说明医疗服务价格补偿相对滞后。药品和检查化验仍是县域各类医疗卫生机构收入的主要来源，也说明牵头医院在患者回流和患者下沉的过程中没有获得相应的价格补偿，以鼓励其继续实施有利于群众利益的改革行为。服务体系"腾空间、调结构"的总体转型，除了需要专科能力的提升，还需要医疗服务价格调整等外部政策的支持。

（四）医共体试点地区改革目标的设定不合理与监测不到位

分析各试点地区上报县域医共体建设实施方案，结合典型地区调研发

现，各试点县的改革目标往往简单照搬国家文件内容，导致后期监测与评价困难。

六　政策建议

医共体是整合型优质高效服务体系在县域的实现途径，利益共享机制的本质是县级医院综合改革的持续深化，虽然涉及面广，难度大，但有其内在逻辑：创新县域治理结构是减小体制阻力形成持续共享的治理机制，医保管理制度改革是构建愿意共享的动力机制，纵向服务协同是形成能够共享的能力机制，政府投入监管是强化主动共享的压力机制。因此，本报告提出以下建议。

一是县域医共体在党委层面加强基层医疗卫生机构决策权。试点地区应因地制宜，不断调整和完善治理框架，确立医共体党建组织架构，医共体党委应吸纳基层医疗卫生机构党组织负责人，并由其担任党委委员，加强基层医疗卫生机构决策权。

二是推进医共体医保基金总额预算绩效管理。科学合理地选择一些具有指导性和引领性的综合指标，逐步建立可考核、易评价的县域医共体医保基金总额预算绩效管理体系，使医保基金用出成绩、管出效益，推动县域医共体医保基金总额预算绩效管理可持续发展。

三是建立医疗服务价格动态调整机制。在腾出调价空间的基础上，积极推进医疗服务价格动态调整，进一步优化县域内牵头医院和基层医疗卫生机构的收支结构，逐步提高医疗技术服务收入占比，不断理顺医疗服务比价关系。

四是细化医共体成员单位功能定位及分配机制。完善县域医共体牵头医院和成员单位的功能定位和责任分工，建立责任共担和利益分配机制，推进基层首诊、双向转诊、急慢分治、上下联动的就医模式。

五是落实医共体内部薪酬分配自主权。鼓励各地尝试探索有利于医共体发展的薪酬模式，落实内部统筹使用分配自主权，在核定的薪酬总量内，医

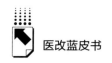

共体拥有完全的内部分配自主权，可打通乡镇卫生院（社区卫生服务中心）、县级公立医院等不同医疗主体进行统筹分配。

六是创新医共体财政保障与监测评价机制。由于医共体建设需要多部门协作、分类管理并给予一定的时间不断完善和细化政策才能完成，本报告建议政府与医共体管理团队签订多年度目标与实现路径绩效管理合同，目标长短结合、改革分步实施、结果与财政投入机制挂钩。

B.4
药品集中带量采购对利益相关方的影响研究

金春林　陈珉惺　徐　源　何阿妹　吴卿仪*

摘　要： 药品集中带量采购是深化医药卫生体制改革的重要制度安排之一，涉及各方利益的再调整和再分配，目前，国家层面已完成了六批七轮的药品集中带量采购工作，影响巨大。本报告通过利益相关方视角，分析药品集中带量采购对患者、医疗机构、医保部门、企业这四大主要利益相关方的积极影响及潜在风险。并建议在政策实施中仍需加大政策宣传力度，守住药品质量和供应红线，制定医疗机构精细化管理策略，制定医保支付标准和进行支付方式改革，促进行业可持续良性发展；在未来改革中形成立体化采购格局，建立全方位监管网络，通过"三医联动"来持续推动国家药品带量采购工作常态化制度化发展及执行落地。

关键词： 集中带量采购　"三医联动"　利益相关方

一　背景

国家组织药品集中带量采购（以下简称"集采"）是遵循"国家组织、

* 金春林，博士，研究员，上海市卫生和健康发展研究中心（上海市医学科学技术情报研究所）主任，主要研究领域为卫生经济、医保政策、医院管理等；陈珉惺，博士，副研究员，上海市卫生和健康发展研究中心医学科技情报部主任，主要研究领域为医学情报研究、药物政策等；徐源，上海市卫生和健康发展研究中心助理研究员，主要研究领域为药物政策、卫生规划等；何阿妹，上海市卫生和健康发展研究中心研究实习员，主要研究领域为卫生规划、药物政策等；吴卿仪，上海市卫生和健康发展研究中心研究助理，主要研究领域为药物政策、卫生规划等。

联盟采购、平台操作"的工作指导思想,根据质量和疗效一致性评价选择出集采药品;探索"招采合一、量价挂钩"的市场价格形成机制,签订合同明确各个中选药品的约定采购量与采购价格;建立医保基金预付制度,医保将采购金额30%以上的资金提前支付给医疗机构,加上医保基金结余留用激励等机制减轻医疗机构资金周转压力;卫健和医保相关部门对医疗机构使用集采中选的药品实行双重监测监管和考核机制,保供应保质量。目前,国家层面已完成六批七轮的集采工作,纳入化学药品加胰岛素共234个品种,其中化学药品覆盖多个治疗领域,价格平均降幅53%,其采购金额占公立医疗机构化学药品年采购总额的30%(见表1、图1)。国家集采由试点区域开始深化到全国,采购规则逐步完善,保障机制更加健全,医药行业生态环境有所改善,产业由营销驱动升级为创新驱动,市场格局得到重塑。

表1 六批七轮国家组织药品集中带量采购历程

	第一批("4+7"试点)	第一批("4+7"试点及扩围)	第二批	第三批	第四批	第五批	第六批
开标时间	2018年12月	2019年9月	2019年12月	2020年8月	2021年2月	2021年6月	2021年11月
执行时间	2019年3月	2019年12月	2020年4月	2020年11月	2021年5月	2021年9月	2022年5月
实施范围	11个试点城市	25个省份	全国	全国	全国	全国	全国
中选品种数	25个	25个	32个	55个	45个	61个	16个通用名42个产品
平均降幅(%)	52	59	53	53	52	56	48
最高降幅(%)	96	98	93	95	98	98	74

资料来源:根据上海阳光医药采购网数据,由上海市卫生和健康发展研究中心(上海市医学科学技术情报研究所)整理得到。

在国家集采精神的指引下,以省或省际联盟为单位的地方集采陆续全面铺开。各省份均已开展省级代理采购,包括上海、安徽、福建、江苏、浙江、山东等18个省(市)的单一采购,以及京津冀"3+N"联盟、八省二

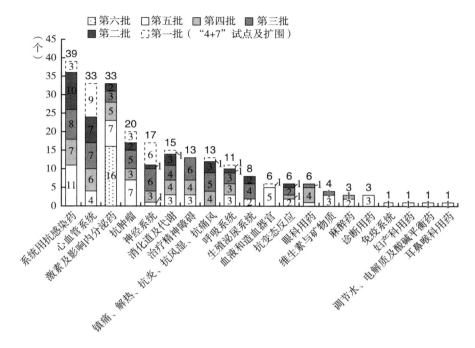

图1 六批七轮国家组织药品集中带量采购治疗领域及中选品种数

资料来源：根据上海阳光医药采购网数据，由上海市卫生和健康发展研究中心（上海市医学科学技术情报研究所）整理得到。

区、重庆联盟、广东10省联盟等12个省际联盟。当前地方集采以借鉴国家集采的经验为主，对采购规则有所探索，但由于各地差异性较大，地方集采范式仍未形成。在品种范围方面，地方集采品种范围以化学药品为主，且均不涉及国家集采品种。在质量分层方面，地方集采打破国家集采仿制药一致性评价的界限，以未过评仿制药为主。地方集采在一定程度上实现了国家集采以外的补充、衔接与先行探索，建立国家与地方的多层级采购格局。

药品集中带量采购工作已走向常态化制度化发展，并不断拓展至医用耗材领域。国家层面已先后完成冠脉支架和人工关节集采，省级或省际联盟开始探索冠脉球囊、眼科人工晶体、种植牙等品种。除药品与高值医用耗材之外，CT和MRI等大型设备、超声监护等中小型设备以及体外诊断试剂（IVD）等也在地方进行试点采购。在医改有序推进的趋势下，临床用量大、

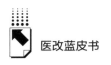

采购金额多、技术成熟的医疗产品都将逐步纳入集采范围。"万物皆可集采"时代已经来临,人民群众对其期待越来越高,制药企业纷纷转型、流通环境不断更新,集采成为时代风向标。

集采既是推动医药服务供给侧结构性改革的重要环节,也是促进深化医药卫生体制改革的关键制度安排。集采政策通过建立完善以市场为主导的药品价格形成机制和完善"招采合一、量价挂钩"的工作机制,最终实现四大效应,即药品价格降低质量提升、药品行业转型升级、公立医院深化改革、医疗保障减负提效。通过上述效应,深化"三医联动"改革,加速医保"腾笼换鸟",并进一步为扩大医疗保障范围、提高群众的医疗保障水平创造了条件,最终促进医药行业健康可持续发展。集采将各方利益进行了再调整与再分配,各方协调合作是集采执行的重要因素。本报告拟通过利益相关方视角,分析药品集中带量采购对患者、医疗机构、医保部门、企业这四大主要利益相关方的积极影响以及有待化解的潜在风险,为国家药品集中带量采购工作常态化制度化发展以及国家药品采购制度的完善、推广和实施提供政策建议。

二 药品集中带量采购对利益相关方的影响

(一)药品集中带量采购对患者的影响

1. 药品价格降低,减轻患者药品费用负担

集采降低了药品价格,显著减轻了患者药品费用负担,让群众充分享受政策红利。从"4+7"试点落地至今,各地都对药品费用情况进行监测研究,均得到可喜的效果。如深圳"4+7"试点落地3月余,25个中选药品的用药频度 DDDs 总值增长107.5%,费用下降41.7%;厦门"4+7"试点实施半年,相关药品费用与上年同期相比减少7647.30万元,人均费用下降60.25%;福建"4+7"试点实施后,高血压患者负担的总医疗费用下降11.4%,其中负担药品费用下降了13.8%,非药品费用没有出现显著上涨,

患者负担自付费用下降。① 也有研究对 4 个试点直辖市集中带量采购后药品费用进行分析，发现 25 个中选品种在 2019 年第二季度至第四季度的总体销售额比上年同期减少了 12.8 亿元，降幅 42.10%，总销量则增加了 6147.73 万片（或支），升幅 15.9%。②

2. 患者用药选择受限，需要重建用药习惯

集中带量采购中选药品的高效执行，有赖于患者对医生换药处方的理解和支持。集中带量采购显著减轻了患者的用药经济负担，大部分患者选择接受更换药品，这也对中选药品的临床表现给予正面评价。而政策预期外的，也出现了患者接受度和药品疗效的问题。少部分患者出现二次换药情况，即更换中选药品后出现疗效减弱或副作用加剧的情况，需由医生进行药品用量加量或再次更换药品，这在心脑血管疾病和糖尿病用药中最为突出。也有部分患者因固有观念、担心药品临床表现不佳等拒绝接受使用中选药品，多集中在高危/极高危的患者、病情复杂的患者、心脏手术术后的患者、血脂血压严重超标的患者等，北上广等支付能力较高的地区拒绝换药的患者占比相对较高。此外，中选药品的极低价格造成了极端患者出现大量囤药等的一些套利行为。

（二）药品集中带量采购对医院的影响

1. 临床用药结构调整，规范化程度进一步提高

（1）有利于促进医院合理用药

药品集采将药品的价格透明化，并确定了具体采购量，转变了药品流通模式，规范了配送和采购形式，扭转了以往"带金销售"的模式，切断了药品流通的相关利益链，也压缩了灰色收入空间，在减少行风事件发生方面

---

① 《深圳落实国家组织药品集中采购和使用试点分析》，《中国医疗保险》2019 年第 8 期；《厦门药品集中采购和使用试点的创新与成效》，《中国医疗保险》2020 年第 2 期；李玉水等：《药品带量采购对患者医疗负担的政策效应研究》，《卫生经济研究》2021 年第 4 期。

② 谢金平等：《国家药品集中采购政策对四直辖市药品价格、费用及仿制药替代的影响分析》，《中国卫生经济》2021 年第 9 期。

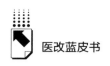

有积极意义，从而也减少了从业风险，净化了医务人员行医环境，规范了临床用药行为。此外，集采加大了医疗机构对中选药品的审方和处方点评力度，引导促进医院合理用药，为深化公立医院改革创造条件。

（2）医生对集采药品认可度逐渐提高

集采药品的一致性评价，最大限度地保证了仿制药和参比制剂在疗效与安全性上的一致性。2021年6月，国家医保局集采中选药品疗效和安全性真实世界课题研究成果显示，在临床真实诊疗环境中14个中选仿制药与原研药在临床疗效上具有等效性。① 临床医生对仿制药的认知逐渐改变，对集采药品接受度随之提高。2020年全国所有的二级、三级公立医院和55%的基层医疗卫生机构，优先配备使用了第一批、第二批国家集采中选药品，并超额完成约定采购量。其中，第一批完成约定采购量的227.1%，占同年该25个药品使用量的79.1%；第二批完成约定采购量的168.9%，占同年该32个药品使用量的63.6%。② 各地医院临床用药行为发生了较大变化，医保目录内药品使用率、金额占比不断上升，集采药品使用人次大幅增长，用药质量水平大幅提升，未过评药品市场份额骤减，部分原研药品等被相同通用名的集采药品替代，用药逐步回归合理。

2.院内使用面临多重考验，精细化管理有待加强

（1）集采药品使用动力不足

虽然中选药品临床接受度逐渐提高，但仍有部分医生在使用集采药品方面缺乏积极性，主要原因包括以下五个方面：一是中选药品虽均通过了一致性评价，但仅说明仿制药和参比制剂在疗效和安全性上的一致性，并不等于临床有效性；二是原研药认可度高，急危重症的经验用药会首选原研药，集采药品在急危重症患者使用中的疗效存疑；三是患者会因对价格大幅下调的中选药品质量存疑，拒绝用药方案调整，这需要更多的沟通成本和额外的药

① 《国家医保局召开集采中选药品疗效和安全性真实世界研究成果发布会》，国家医疗保障局网站，2021年6月11日，http://www.nhsa.gov.cn/art/2021/6/11/art_98_5265.html。
② 《深化药品和高值医用耗材集中带量采购改革进展国务院政策例行吹风会》，国家医疗保障局网站，2022年2月11日，http://www.nhsa.gov.cn/art/2022/2/11/art_14_7835.htm。

学服务，甚至可能会引发医患矛盾；四是集采药品降价后药品销售公司利润减少，对医师科研、继续教育等方面的支持服务缩减或中止，使得医师利益受损而对集采药品使用存在不满情绪；五是激励政策在实际中并未落实，结余留用的医保资金是否落实到各家医疗机构，落实后在何时、以何种比例分配等仍缺乏统一规定。

（2）"一刀切"行政管理导致处方受限

为了完成中选药品的约定采购量，确保考核指标达标，各家医院通过采用进院管控、处方限制、绩效考核和预警督导等形式来规范医生开具处方的行为，导致医生自主开具处方权受限，自主性降低。部分医疗机构给不同科室规定中选药品使用量，采取院、科两级负责制，有些医疗机构对医院信息系统进行更改，优先突出集采中选品种，少数医疗机构为了完成集采中选药品使用量指标，制定"只能开具中选品种"和"先开具中选品种"的规定，完成指标后才可以开具非中选品种。个别医院会因政策指标压力直接停止原研药进院。为了尽早完成集采中选药品使用量，部分医生增加开具处方中选药品种类和数量，个别医生可能开具不必要的处方，影响合理用药。

（3）院内药品目录管理难度增加

随着集采品种的不断增加，中选品种与医院原有品种重复度不高，同一通用名药品的品规增多，增加了药师调剂的差错风险。集采药品到期后，部分企业若未能成功续约，中选产品就会被替换，造成医院药品目录频繁更换，医生和患者需要重新熟悉新的中选品种，给医院药品储存、日常管理等工作也带来更多困难。现有政策规定，医疗机构需及时结算集采药款，部分医疗机构若是资金流转压力较大，可能会对医疗机构的正常运营造成不良影响，将导致医院对集采的政策落实缺乏积极性。

（三）药品集中带量采购对医保部门的影响

1. 切实减轻医保基金压力，推动实现"腾笼换鸟"

集采促使药品价格大幅下调，助力医保腾出基金空间，实现医保基金控费，提升基金使用效率，为医保基金可持续使用提供保障，同时协同取消药

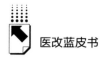

品耗材加成等措施，降低医院药品耗材收入占比，优化医疗机构收入结构，完善医疗服务价格体系。"组合拳"合力降低药价，腾出的空间用来调整医疗服务价格，转换成医务人员薪酬，进行激励分配，调动医疗机构、医务人员的积极性。节省的医保基金可以覆盖更多优质创新药，增加国家医保目录扩容空间，为医保目录动态调整、谈判纳入高价独家创新药等方面提供支撑。目前，国家医保目录已逐步建立动态调整机制和规则，将对药品可及性和医保基金有效使用产生深远的影响。

2. 深化集采制度改革，完善"招采合一、量价挂钩"的工作机制

为解决以往药品只招不采及保证回款相关问题，国家集采要求所有公立医疗机构参照年度药品总使用量的 60%~70% 为估算采购量，并保证采购量执行，切实做到"以量换价"，形成与医保支付制度共同改革的局面。同时，落实采购结算环节中的医疗机构主体责任制，加快医疗机构向企业回款的速度，缩短回款周期，保障药品稳定供应。探索在省级药品集中带量采购机构设立电子结算中心，一方面推进医保基金与药企直接结算，另一方面医保相关部门要对医疗机构申请结算的医疗费用进行及时审核并足额支付合理的医疗费用。

3. 制定医保支付标准，建立以市场为主导的药品价格形成机制

集采配套政策创新性地提出了制定医保支付标准，将集采的实际中选价作为药品医保支付标准制定的重要依据。统一要求同一通用名下，原则上医保基金需按相同支付标准进行结算。在各地具体执行过程中，价格略高于医保支付标准的药品，超出部分由患者自付，价格差异较大的情况需制定额外的配套措施，不断优化支付标准。科学合理制定医保支付标准可以有效促使医疗机构使用中选药品，逐步引导医疗机构转变理念，从"价格医疗"转换为"价值医疗"。

（四）药品集中带量采购对企业的影响

1. 流通企业集中度提高，配送能力面临更大挑战

药品流通企业通过参与国家集采，获得品种配送权以增加企业整体的市

场份额，拓展企业营销渠道覆盖的广度和深度。由于集采对药品流通企业的配送条件、实效和能力提出较高要求，大型药品流通企业优势更为明显，小型药品流通企业逐步失去市场，产业集中度进一步提高。此外，国家集采对医疗机构30日内的回款要求，改变了流通企业长期垫资的情况。但部分医疗机构在实际操作中未能做到，并且在中选结果执行初期大量备货，以致于后期出现滞销而退货等情况，增加了流通企业的运营压力。

2. 中选企业面临质量供应压力，极低价背离政策初衷

根据全国医疗保障事业发展统计公报，2019年国家集采"4+7"试点25个品种和2020年前三批112个品种的实际采购量分别达约定采购量的1.83倍和2.40倍，供应压力比预期增加。为减少供应风险，自"4+7"试点扩围已允许多家企业中选来扩大药品供应来源，对于中选企业较少的药品品种，适当降低约定采购量比例来减少供应风险。虽有充分的政策设计，但中选药品短缺的现象仍偶有发生。在集采以药价大幅降低来换取较大市场规模的规则激励下，个别中选企业可能会以极低价格投标以赢取药品中选后的附加获益，导致药品的中选价格与药品成本之间产生偏离，背离政策的降价初衷。目前，国内制药企业的全生命周期质量管理体系尚处于持续建设之中，药物警戒系统亟待持续完善，需关注供应与成本压力是否向药品质量管理体系传导。

3. 未中选企业激烈竞争剩余市场份额，积极寻求转型升级

多数未中选企业只能争夺剩余的市场份额，竞争激烈，甚至会被挤压出局。集采结果实施一年后，未中选原研药全国年总采购量较集采结果实施前一年平均下降46%，未中选仿制药年采购量降幅更大，平均降幅超过80%。2021年9月，上海率先将第五批国家组织药品集采中主动降价至上海市中选价（含）以下的未中选企业的药品，不作为"价高药"，提高个人自负比例，对应中选药品完成约定采购量后，不受优先采购限制和相关考核影响，集采份额之外的市场，更成为未中选企业的必争之地。同时，各地根据中选价格联动下调相应非中选原研药价格，或锚定全国最低价，引导非中选原研药价格螺旋式下降。随着国家集采不断拓宽采购范围，更多临床常用大品种药品被纳入，面临市场份额和降价双重压力的原研药企业集采参与度显著提

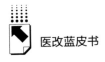
高。而未中选仿制药企业需要进一步提升品质，促进企业创新研发，从普通仿制药向高端仿制药转型。此外，积极发掘集采之外的市场，如零售终端、互联网销售渠道等，这将成为集采未中选品种接下来重点布局的方向。

4. 整体产业集中度提高，行业竞争格局得以重塑

集采政策的降价压力叠加医保控费的约束，企业间竞争加剧，规模化发展成为趋势，行业集中度进一步提升。2019 年，中国医药行业并购交易金额达到 221 亿美元，同比增长 12%，"散、乱、多"的中小型医药企业逐渐被市场淘汰或被大型企业吞并。集采下中选企业呈现的"盆地效应"，即集中在头部和尾部企业（见图 2），已显示强烈的"强者恒强"的市场格局。国内头部企业获益最大，尾部企业基于降价占有市场一席之地，而中部企业的谷底位置是政策预期之外的。中尾部企业都将面临未来布局战略的转型，特别是在以仿制药为主体业务的企业中，以一致性评价为代表的质量提升和工艺优化的投资活动可能持续减少，这将在一定程度上影响中国仿制药产业的长期发展。

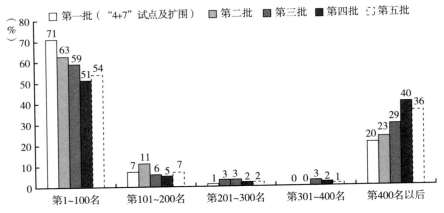

图 2　五批六轮国家组织药品集中带量采购企业排名与中选产品占比分布

注：第六批为胰岛素，非化学药品，与前五批不在一个统计维度，故该图为五批六轮。

资料来源：根据国家医疗保障局官网中选数据及工信部 2018 年中国医药统计年报医药工业主营业务收入排序数据，其中国外药企不参与工信部排名的不计入统计，有委托生产的以委托生产企业计入统计，由上海市卫生和健康发展研究中心（上海市医学科学技术情报研究所）整理得到。

　　集采通过汇总药品的市场需求量，再科学分配给制药企业，压缩了销售、推广支出和进院成本，医药企业为了获取标的需要降价来获取集采带来的增量收入，其成本构成和利润来源发生重大变化。因此，随着集采政策不断推进，国内药企纷纷开始转型，力求形成适合自身的发展战略。许多医药企业转型为技术创新型企业，更加注重药物研发和生产高端仿制药；有的医药企业开始转让生产线，加速聚焦优势业务，剥离非优势业务，以形成有效的品牌区隔和竞争区隔；部分以医院终端为主要销售渠道的企业开始转向药店等零售市场，2020 年零售药品市场规模 433 亿元，占药品终端市场的26.3%，并保持继续增长趋势。此外，部分企业通过其他管线补充、平衡收益，压低中选价格，也有少数企业放慢质量优化进程，暂缓生产线升级，以缩减成本并缓解降价压力。

三　政策建议

　　目前，以集采为突破口，通过不同利益主体的多方共治，构建药品价格动态均衡管理新格局，逐步实现多中心治理模式。集采面临参与主体多、环节链条长、区域差异大等方面的多重挑战，只有充分发挥"三医联动"的系统性和联动性，才能充分释放改革红利。

（一）国家药品集采政策落地的建议

1. 聚焦民众、关注热点，继续加大集采政策解释与宣传力度

　　政府、医院和媒体应加大集中带量采购政策的宣传力度，提高民众的知晓程度，从而进一步提高民众对政策的认可程度，特别是以一致性评价、中选药品的质量、同通用名下药品的替换等使用中选药品的患者最关注的点，以及集采政策促使药品价格大幅下降，减轻患者用药的经济负担的政策作用为宣传点。减少临床一线医务人员的政策解释工作，提高患者的接受度和满意度，有利于政策的顺利推进。

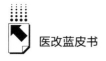

2. 围绕药品全生命周期重点环节，守住药品质量和供应保障红线

提升药品质量水平，积极提高仿制药质量和疗效的一致性评价，加快建设药品信息化追溯系统。确保药品稳定供应，对中选药品的供应情况予以动态监测，持续关注中选药品长期稳定供应的影响因素与区域短缺情况，加强监测中选药品的供应短缺情况，逐步建立中选生产企业应急储备、库存和产能报告制度。同时建立高效运行的医药物流配送系统，通过推动药品流通企业转型升级，积极发挥"互联网+药品流通"的优势。对中选药品的生产、流通、使用实施长效的质控机制，对中选药品的使用进行全周期质量管理，定期公布中选药品的不良反应监测报告，保障覆盖全国的中选药品。

3. 制定医疗机构中选药品精细化管理策略与激励约束措施

加强医疗机构临床服务的精细化管理，制定基于大数据的公立医院医保监督管理方案，深入推进公立医疗机构绩效考核，制定实施合理用药监测指标体系，通过医保支付规则的制定，构建与集采执行相关的激励和约束机制，并制订具体操作方案。将薪酬制度改革、"两个允许"要求落地执行，给予医疗机构分配自主权，继续推动人事绩效改革，构建精细化绩效考核体系，建立符合行业特点的薪酬制度和分配机制。切忌为完成中选药品约定采购量而出现只采购和使用中选药品、"一刀切"停供非中选药品的简单做法，转"行政硬性要求"为"制度常态化"，促进合理用药机制的形成，利用信息化手段和大数据运算做出合理医嘱决策，实施全程跟踪与控制的药品管理闭环系统。将中选药品纳入临床路径管理，鼓励和指导公立医疗机构结合基础积累、技术特长和自身需求制定用药指南，促进医疗机构科学合理用药；指导医疗机构药品采购和上下级医疗机构用药衔接，不断优化医疗机构用药结构，提高卫生健康资源配置效率。

4. 围绕"腾笼换鸟"，制定医保支付标准和深化支付方式改革

集采落地成功为医保腾出空间，为后续战略性购买和提高绩效打下基础、创造条件。持续推进医疗服务价格动态调整等联动改革，稳妥有序的在试点探索优化医疗服务价格。探索以价值为导向，战略性购买群众急需的高性价比、高价值药品。提升医保支付的合理性和完善性，推动理念由"价格医疗"到"价值医疗"的转变，按照《国家医保局办公室关于开展医保药品支付标准试点工作的通知》最新文件精神，探索量价加权等支付标准创新测算方法，构建全维度的药品价格与医保支付制度的协同调整机制。同时深化医保支付方式改革，加快建立多元复合的医保支付方式，扩大开展按疾病诊断相关分组付费的国家试点范围，为集中招标采购药品的合理优先使用提供内源动力。

5. 关注仿制药产业的发展趋势，促进行业可持续良性发展

带量采购政策形成明显的价格压力，提高市场集中度，非中选企业的市场份额和利润空间面临明显挑战。制药企业特别是在以生产仿制药为主体业务的企业中，以一致性评价为代表的质量提升和工艺优化的投资活动可能持续减少，将在一定程度上影响中国仿制药产业的长期发展。因此，需重视制药产业竞争格局与发展趋势的变化。落实仿制药质量和疗效一致性评价鼓励配套政策，推动制药企业的良好发展，以促进制药产业的可持续发展。一方面，鼓励并保持产业良好竞争态势，关注中选企业利润水平的稳定性，对"以低于成本的报价竞标"等扰乱集采秩序的行为采取降低企业的信用评级等措施；另一方面，推动产业升级和研发创新，鼓励有研发能力的大型企业进行创新药研发布局，中小型企业通过技术升级布局高端仿制药，在仿创结合、发掘创新制剂等方面，逐步成长转型。未中选企业可尝试扩大下游渠道销量，或开拓医药电商、院外药店等新发展途径。

（二）国家药品采购制度未来改革的建议

1. 围绕药品分类分级采购原则，构建立体化的采购格局

全面深化和优化集采模式，应采尽采有序扩大药品品种范围，对未纳入国家集采范围的药品，依托各地省级或联盟平台开展集采，形成全国药品公共采购市场和多方联动的采购立体化新格局。（1）纵向形成国家和地方集中带量采购相互促进的工作格局。国家和地方有机联动、统筹协同、规范有序，形成相互补位、相互促进的分类分级采购，随着集采的常态化推进不断补齐现有的短板。夯实国家分级采购机制，国家集采不断更新基本原则、组

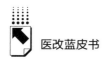

织架构、采购规则、落地配套措施，地方集采除了借鉴国家经验更要勇于在规则制定、产品选择等方面贡献智慧，如开展跨区域联盟采购解决地方议价能力和议价动力不足等问题。随着采购行为的不断规范，推动医保的角色从具体采购者转变为支付标准的制定者。（2）横向完善药品遴选原则，根据药品特点进行分类采购。随着药品监管体系不断完善，且不同类别药品产业发展阶段不同，只有对不同类别药品采取不同的采购策略，才能促使形成有序的供应保障体系。按照国家坚持"需求导向，质量优先，市场主导，促进竞争"的基本原则，基于应采尽采的指导方针，综合考虑质量评价、可替代性、竞争强度三大维度。质量评价以是否通过一致性评价或生物药相似性评价为临界，可替代性和竞争强度均以从弱至强分类。对不同类别的药品基于三大维度的组合象限进行综合评价，制定不同竞争强度的采购策略，以达到降费、保供、促进产业发展、保障患者安全的目标。

不同类别药品的采购策略分析如图3所示。

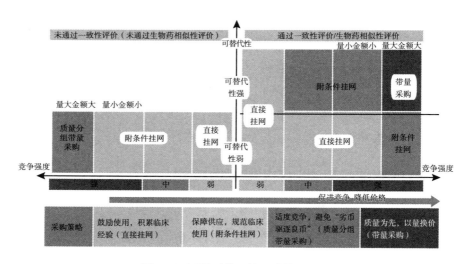

图3　不同类别药品的采购策略分析

资料来源：由上海市卫生和健康发展研究中心（上海市医学科学技术情报研究所）设计构建。

2. 推动信息化标准化建设，建立全方位的监管网络

在集采常态化规范化形势下，打造"1123"网络布局，即一套完整的

国家统一的集采信息系统来解决信息不对称问题；一套全国统一的医疗保障信息业务编码，推进医保信息标准化规范化工作，形成保障标准清单和标准研制；两级平台，包括国家和省级招采管理平台，加快推进国家与省级平台对接，实现数据共享；三级操作，包括国家集采、省级/联盟集采和地市/医联体集采。同时加快推进信息化建设，制订基于大数据的公立医院医保监督管理体系方案。此外还需健全全国药品价格监测体系，加强国内采购价格动态监测和国外药品价格追踪，严厉查处价格违法和垄断行为并及时公开。

3. 持续推进"三医联动"，制定贯彻多方协同的配套措施

国家集采是一项系统工程，不仅是系列改革部署中的一环，同时涉及各方利益的再调整、再分配，需要在不同诉求中追求整体利益最大化。为了国家集采政策更好地推进，必须科学制定配套措施，协同其他政策打出改革组合拳，持续推进"三医联动"形成改革合力。在药品价格管理领域，进一步推动和完善药品价格管理政策，包括参考定价、政府定价、差价率管制等；在公立医院改革领域，加快推动医疗机构补偿机制改革、医疗服务价格改革、医院内部分配制度改革等，以此来激发医疗机构执行动力；在医保领域，推动按疾病诊断相关分组付费的医保支付方式改革、医保支付标准改革等。

参考文献

安媛媛等：《我国药品采购制度的演变及当前带量采购制度的实施与完善》，《中国药事》2021 年第 8 期。

陈政等：《医保资金结余留用的法律问题与对策建议》，《中国医疗保险》2022 年第 3 期。

张乐君等：《新制度经济学视角下的我国药品集中采购政策分析》，《中国卫生经济》2020 年第 4 期。

陈仰东：《新体制下的"三医联动"及实现路径》，《中国医疗保险》2018 年第 11 期。

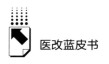
何江江等：《国家组织药品集中采购和使用试点对临床用药管理与使用的影响》，《中国卫生资源》2021年第1期。

张录法：《多中心治理的利益逻辑——以药品医保支付价改革为例》，《中国行政管理》2019年第6期。

张建忠：《未中选产品走势如何？集采份额外市场成必争之地》，《医药经济报》2021年10月11日。

陈珉惺等：《国家药品集中采购中标企业规模结构分析及启示》，《中国卫生经济》2022年第4期。

贡雪芃等：《公立医院药品集中带量采购中存在的问题及对策》，《中华医院管理杂志》2021年第10期。

周茜：《药品集中带量采购政策分析与思考——基于三医联动的视角》，《中国医疗保险》2020年第8期。

周菁菁、谈在祥：《我国药品带量采购政策实施效果研究——以S医院为例》，《卫生经济研究》2021年第10期。

胡希家等：《药品集中带量采购的政策内涵及改革挑战——"药品集中带量采购政策研讨会"综述》，《卫生经济研究》2020年第12期。

胡善联：《带量采购的经济学理论基础和影响分析》，《卫生软科学》2019年第1期。

徐源等：《药品集中采购国际经验及对我国国家层面带量采购的启示》，《中国卫生经济》2021年第4期。

谈在祥、范舜：《药品"4+7"带量集中采购背景下医药企业的挑战与应对》，《卫生经济研究》2019年第8期。

谢金平等：《国家药品集中采购政策的主要利益相关者分析》，《中国药房》2021年第21期。

蒋昌松等：《带量采购的部分经济学原理解析》，《卫生经济研究》2021年第6期。

雒敏：《药品带量采购新政下医药企业如何应对挑战研究》，《上海商业》2021年第12期。

谭清立、高江源、林岱衡：《药品集中带量采购政策与我国医保支付制度的协同作用探讨》，《中国药房》2021年第2期。

谭清立等：《药品集中带量采购与医保谈判政策的协同作用》，《中国药房》2021年第15期。

武瑛港：《集采"分水岭"：中选仿制药采购升53%未中选仿制药采购降80%》，"21世纪经济报道"百家号，2021年12月16日，https：//baijiahao. baidu. com/s？id＝1719305000 156004420&wfr＝spider&for＝pc. html。

《卫健委：通过绩效考核引导和强化国家集采药品的使用》，"金融界"百家号，2022年2月11日，https：//baijiahao. baidu. com/s？id＝1724446866491491488&wfr＝spider&for＝pc. html。

B.5
西部地区公立医院薪酬制度改革的
实践与创新

张光鹏　赵明阳*

摘　要： 按照"两个允许"的要求，西部地区积极推进公立医院薪酬制
度改革，围绕合理确定薪酬水平、落实薪酬分配自主权、健全负
责人薪酬激励约束机制、完善考核评价机制以及拓宽经费来源渠
道等方面进行积极有益的探索，建立与工作职责和业绩充分联系
的分配激励制度，不断完善财政补偿、绩效考核等相关的配套制
度，这在一定程度上提高了医务人员的薪酬水平，保障了医务人
员的稳定性，有效调动了医务人员工作积极性。同时，改革中也
面临诸如薪酬经费来源渠道较少、奖励基金的提取与使用不合理、
人员编制与社保配套不完善等突出问题，需要进一步创新和完善。

关键词： 公立医院　薪酬制度　西部地区

一　背景

2016 年 8 月在北京召开的全国卫生与健康大会上，习近平总书记要求从
医务人员的薪酬待遇、职业发展空间、执业环境以及社会地位等方面入手，
充分调动当前广大医务人员积极性，"允许医疗卫生机构突破现行事业单位工

---

* 张光鹏，博士，国家卫生健康委干部培训中心（国家卫生健康委党校）副主任（副校长）、
研究员，主要研究方向为卫生政策、卫生人力；赵明阳，国家卫生健康委干部培训中心（国
家卫生健康委党校）研究实习员，主要研究方向为卫生人力资源。

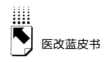

资调控水平，允许医疗服务收入扣除成本并按规定提取各项基金后主要用于人员奖励"（以下简称"两个允许"）。按照"两个允许"的要求，2017年1月，《人力资源社会保障部 财政部 国家卫生计生委 国家中医药管理局关于开展公立医院薪酬制度改革试点工作的指导意见》（人社部发〔2017〕10号）的印发，启动了我国公立医院薪酬制度改革试点，在我国11个综合医改试点省份各自选择3个市（州、区），而在除西藏外的其他省份各自选择1个公立医院综合改革试点城市进行薪酬制度改革试点。2017年12月，《人力资源社会保障部 财政部 国家卫生计生委 国家中医药管理局关于扩大公立医院薪酬制度改革试点的通知》（人社部发〔2017〕92号）印发，要求除按照旧指导意见明确的试点城市外，我国其他城市要至少选择1家公立医院来开展薪酬制度改革试点。2021年7月，《人力资源社会保障部 财政部 国家卫生健康委 国家医保局 国家中医药局关于深化公立医院薪酬制度改革的指导意见》（人社部发〔2021〕52号）印发，该指导意见进一步巩固和推行试点成果、深化全国公立医院薪酬制度改革。

根据试点和指导意见，西部地区积极选择试点地区和医院（见表1），围绕合理确定薪酬水平、落实薪酬分配自主权、健全负责人薪酬激励约束机制、完善考核评价机制、拓宽经费来源渠道等内容进行积极有益的改革探索，建立与人员岗位责任、工作绩效、实际贡献和劳动价值紧密联系的公立医院薪酬分配激励机制，涌现重庆市、四川绵阳、宁夏回族自治区人民医院等一些典型做法。本报告基于课题组收集的部分西部地区公立医院薪酬制度改革的政策文件、调研报告和相关进展资料，对西部地区推进公立医院薪酬制度改革情况进行分析，为进一步推进改革提供些许参考。

表1 西部地区公立医院薪酬制度改革试点范围（部分）

省（区、市）	试点范围
内蒙古	1. 首批试点：鄂尔多斯市26家公立医院 2. 扩大试点：已确定了试点公立医院名单
广 西	1. 首批试点：柳州市8家市属公立医院；部分省直医院 2. 扩大试点：其他13个地市各选定一个县开展试点（共40余家县级公立医院）

续表

省（区、市）	试点范围
重 庆	1. 首批试点：巴南、永川、垫江等多家公立医院 2. 扩大试点：市属公立医院4家，其他区县至少1家，共50余家区县级公立医院
四 川	1. 首批试点：绵阳、泸州、宜宾、南充20家公立医院 2. 扩大试点：其他市州选择1~3家公立医院
贵 州	1. 首批试点：遵义市二级以上公立医院（30余家） 2. 扩大试点：每个市州本级所属公立医院和1家以上县本级所属公立医院
云 南	1. 首批试点：玉溪市6家公立医院 2. 扩大试点：16个州市的19家公立医院
陕 西	1. 首批试点：汉中市28家公立医院；宝鸡市6家市直公立医院，以及区县政府办公立医院；延安市4家市属公立医院和各区县人民医院、中医医院、妇幼保健院 2. 扩大试点：新纳入的市至少选择1家
甘 肃	1. 首批试点：酒泉市3家市直医院 2. 扩大试点：其他市州的22家医院
青 海	1. 首批试点：西宁市、海西州、黄南州30多家公立医院 2. 扩大试点：全省各级公立医院
宁 夏	1. 首批试点：银川市、石嘴山市和吴忠市所辖28家公立医院 2. 扩大试点：固原、中卫市属公立医院及区直二类公立医院约27家
新 疆	1. 首批试点：吐鲁番市8家公立医院 2. 扩大试点：每个地市至少选择1家公立医院

资料来源：根据课题组收集的改革方案和调研报告归纳。

二 改革实践与探索

（一）合理确定薪酬水平

合理确定薪酬水平是当前深化我国公立医院薪酬制度改革的主要任务之一。科学核定薪酬水平需要综合四方面情况：一要坚持按劳分配，坚持劳动、知识、技术、管理等要素按贡献共同参与分配，注重体现医务人员知识、技术价值；二要考虑医疗行业特点、公益性目标任务、教学科研工作等情况，并与公立医院实际功能定位相符合；三要考虑当地经济社会发展实际，与当前医药卫生行业发展状况相适应；四要考虑当前医院资金运行、承

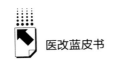

担任务量、公益性及其他目标完成状况、业务成本、考核评价结果等相关因素，引导医院良性运行与可持续发展，促进其医疗服务水平不断提高。

西部地区在推进改革中，对公立医院总体薪酬水平和绩效工资总额的核定方法主要有按同级事业单位或社会平均工资一定倍数的核定法、按以医院收支结余为考核基础的超额绩效工资核定法、预算比例法等（见表2）。

表2 西部部分地区公立医院薪酬水平核定办法

地区	核定办法	水平/关系
内蒙古鄂尔多斯	全市事业单位上年度绩效工资总额	4倍以内
广西柳州	按照医院基准线设定绩效工资控高线	4倍
四川泸州	同级事业单位平均工资	2~3倍
贵州遵义	以公立医院上年度发放工资总额为基数	提高3%~5%
云南	参照同级事业单位薪酬	2倍以内
玉溪	参照在岗职工平均工资	3倍
陕西	同级事业单位绩效工资	3倍以内
宝鸡	同级其他事业单位人均绩效工资	3倍以内
甘肃酒泉	其他事业单位在岗职工平均绩效工资	2.5~3倍
青海	公务员年平均工资	核定增长的绩效工资调控水平提高到不超过40%
宁夏	公立医院水平；当地在岗职工平均工资	按公立医院上一年绩效工资10%~20%的增长；2.5~3倍
银川	上年度医院总额基础；当地人员平均工资	上浮20%；3倍
吴忠	当地事业单位在岗职工平均工资	3倍以内

资料来源：根据课题组收集的改革方案和调研报告归纳。

改革意见要求，各地可建立医院薪酬水平及绩效工资总额的动态管理机制，根据当年医院医疗诊疗服务收入扣除相关成本并按医院规定提取各项专门基金后，按照不同层级、不同性质的医院，按照"两个允许"的要求通过科学核算后，自主提高绩效工资总额，不纳入医院薪酬总额核定基数。目前，公立医院可提取的基金主要有医院滚存事业基金和职工福利专门基金等，使用范围有限制，一般不用于人员奖励。改革中，四川省确定了公立医院专用基金计提的原则，提出医院当年收支结余部分待分配提取医院坏账准备、固定资产大型修缮基金、医疗风险基金等项目后，可计提事业基金、职工福利基金、奖励基金等薪酬分配项目，促进了医院专用基金管理和薪酬分配模式的改革。其中事业基金年终按医院收支结余待分配总额的60%提取，专门用于促进医院事业发展及弥补亏损；职工福利基金年终按待分配额的10%提取，专门用于完善职工集体基础福利设施和提高集体福利待遇；奖励基金年终按待分配总额的30%提取，主要用于人员激励。

（二）落实公立医院薪酬内部分配自主权

落实薪酬内部分配自主权是当前深化我国公立医院薪酬制度改革的主要任务之二。在核定的医院薪酬总额内，允许公立医院自行确定更科学有效的薪酬工资分配模式，可探索实行负责人年薪制、协议工资制、项目工资制等形式多样的薪酬分配方法，可自行设置符合事业单位特点、体现我国医疗卫生行业特点的项目，体现效率优先、兼顾公平的原则，逐步建立起符合岗位责任的医院工资分配制度。

改革中，各地区以完善岗位绩效工资制度为主：一是由医院自由核定基础性与奖励性的绩效工资的比例；二是在绩效工资总额内，医院自行设置岗位职责、技术科研与职业津贴，延时加班、值班、夜班补助等项目（见表3），体现行业和岗位特点；三是部分医院结合医院情况，自主确定实行负责人年薪制、协议工资制、项目工资制等形式更加多样、更加有效的薪酬分配方式，还有部分地区的医院在执行中将岗位工资和薪级工资记作档案工资，实际薪酬发放按院内绩效考核办法统一实施，自行确定院内各岗位人员的薪酬项目。

表3　西部部分地区公立医院设置的体现行业特点的津补贴或绩效项目

地区	津补贴或绩效项目
广西柳州	高层次人才和特殊专家不占用绩效工资总额管理；允许公立医院从当年收支结余中，按不高于30%的比例提取奖励经费，奖励有突出贡献的医护人员和管理人员，不纳入绩效工资总额管理

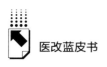
续表

地区	津补贴或绩效项目
重庆	超工作量奖励、加班（值班）补贴等；科技成果转化收益、向高层次人才发放的一次性安家补助和岗位津贴、高层次人才激励性报酬、多点执业或合法兼职的合法报酬等，不纳入医院绩效工资总额管理
四川	科技成果转化的收益中按规定划归成果完成人及其团队的部分，不纳入绩效工资总额管理
四川宜宾	按规定发放的各类奖励、补贴和完成教学任务、援藏任务、援外任务、救灾任务、公卫任务等取得的额外报酬，不纳入薪酬总额管理
贵州遵义	当年医院收支有结余的（不含财政基本支出补助），可提取结余的15%作为院长基金，用于奖励先进科室和优秀个人
甘肃	卫生科研人员取得职务发明成果的，用于对科研负责人、骨干技术人员等重要贡献人员和团队进行奖励的部分，不纳入绩效工资总额管理
甘肃酒泉	岗位津贴、生活补贴、科研津贴、医疗卫生职业津贴、延时加班补贴、值班补贴、夜班补贴等
新疆吐鲁番	岗位津贴、生活补贴、科研津贴、医疗卫生职业津贴、延时加班补贴、值班补贴等；综合目标考核奖励、科研成果奖励等

资料来源：根据课题组收集的改革方案和调研报告归纳。

（三）健全公立医院负责人薪酬激励约束机制

建立健全负责人薪酬激励约束机制是当前深化我国公立医院薪酬制度改革的主要任务之三。根据当地经济社会发展、医院绩效考核结果、个人履行职责状况、内部职工对负责人的工作评价等，科学划定薪酬分配系数、科学核定负责人的薪酬水平，同时注意与其他负责人、本单位职工薪酬水平保持合理关系，鼓励实行年薪制。

改革中，各地重点调动公立医院负责人的工作积极性，强化负责人代表政府对医院的管理职能，不少地区均推行了主要负责人年薪制（见表4）。一是对公立医院院长实行年薪制，二是对公立医院承担主要管理职能的负责人（一般包括院长、书记）实行年薪制，三是对所有领导班子成员实行年薪制。其中，公立医院负责人的薪酬工资水平多以"本院所有职工平均薪酬水平"为参照，一般设定为职工平均薪酬的2~5倍，其他领导班子的成员以院长年薪为参考，按照其的 70%~80% 设定，根据年度考核评价结果发放。也有地区提出院长年薪具体标准，如四川彭州实行医院主要负责人绩效工资审核制度，主要负责人年绩效工资 = 全体职工年均绩效工资 × 绩效系数，根据考核得分，绩效系数为 1~3.5；宁夏银川按照"权、责、利"相统一的原则，实行年度绩效考核结果与院长年薪挂钩，确定院长税、"五险一金"后年薪为 30 万元，其中年薪的 40% 作为院长的基础年薪按月度发放，剩余 60% 作为院长的绩效奖励按年度考核结果发放，同时发放院长年度任期目标奖金 5 万元。

表 4 西部部分地区公立医院主要负责人年薪制

地区	年薪核定办法
广西柳州	院长的绩效工资控制在本单位在编工作人员平均绩效工资的 5 倍以内
四川泸州	1. 院长薪酬不超过本院职工年平均薪酬的 3 倍 2. 基本年薪按不低于本院职工平均薪酬确定,绩效年薪根据主管部门考核结果确定,按不超过本院职工平均薪酬的 2 倍确定
贵州遵义	1. 院长的基本年薪按上年度本医院职工平均薪酬的 2 倍确定 2. 院长绩效年薪以基本年薪为基数,根据年度考核评价结果确定,系数不得超过 0.9
陕西延安	1. 三级医院主要负责人的薪酬控制在本院医务人员平均薪酬的 5 倍以内 2. 二级以下医院控制在 3.5 倍以内 3. 医院党委书记年薪标准为院长年薪的 80% 4. 其他班子成员为院长年薪的 70%
陕西宝鸡	院长薪酬不超过本院上年度医务人员平均薪酬的 3 倍

资料来源：根据课题组收集的改革方案和调研报告归纳。

（四）健全以公益性为导向的考核评价机制

健全考核评价机制是当前深化我国公立医院薪酬制度改革的主要任务之四，包括对公立医院的考核、对主要负责人的考核以及对医务人员的考核三个层次，分别制定科学的考核评价体系，相关考核结果与薪酬总额/个人薪酬挂钩。

改革中，各地着力完善医院考核评价体系（见表 5）。一是加强对公立

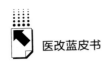
医院的相关考核评价。制定合理、有效的评价指标体系，定期组织考核，使其能够全面、客观地反映医院服务能力、资源消耗、运营效率等信息，从而提升医院精细化的管理水平和整体效率，同时相关考核结果与医院薪酬/绩效工资总额挂钩，个别地区与财政补助挂钩。如新疆建立以岗位评价为基础，以工作量、医疗质量、效率、难度风险、学科建设与科研教学能力评价为核心的评价体系，同时以医院经济发展战略为目标，强化成本管控，考核结果与公立医院薪酬/绩效工资总额挂钩，指导各医院以绩效考核为杠杆，优化专业结构，培育特色学科、发展重点专科，拓展新技术和新项目。二是加强对公立医院相关负责人的考核评价。综合考虑工作岗位、医院运行实际状况、完成公益性目标任务、医院相关考核结果和负责人工作目标实现状况等因素，定期考核，结果与薪酬挂钩。三是加强医院内部的人员绩效考核评价。根据调研了解，绝大多数的医院制定了内部绩效考核与绩效分配的管理办法，综合考虑医务人员岗位劳动价值、医疗服务的质量、医疗服务行为与技术规范、专业技术能力、医务人员医德与医风和患者满意度等因素，考核结果与医务人员薪酬挂钩，优化医院内部分配方式，从而有效发挥医院内部考核的激励促进和行为导向功能。

表5 西部部分地区根据考核结果调整公立医院薪酬/绩效工资总额的办法

地区	薪酬/绩效工资总额调整办法
重庆	超额绩效工资总额核定与考核结果挂钩： 考核优秀，按超额绩效经费基数的100%核定超额绩效总额； 考核良好，按90%； 考核合格，按80%（高层次人才聚集、公益目标等，可按85%）； 基本合格，按70%； 不合格，按不超过50%，并较上年适度核减
四川泸州	年度绩效考核结果与薪酬总额挂钩： 优秀，次年薪酬总额按不超过同级事业单位上年平均薪酬10%的幅度提高； 良好，按不超过7%提高； 合格，不予提高； 不合格，按不低于5%的幅度降低

续表

地区	薪酬/绩效工资总额调整办法
贵州遵义	绩效考核结果与薪酬总额挂钩： 绩效考核得80分，兑现基本薪酬总额； 高于80分，每高10分，增加上年度薪酬总额的1%，作为奖励性绩效； 80分以下，70分(含)以上的，只发放上年度薪酬总额； 低于80分，每低过10分，减少上年度薪酬总额的1%，作为当年发放总额
陕西延安	初次核定绩效水平由医院在控制线内自主申报，一个年度结束后，在不超过同级事业单位绩效工资3倍的前提下，按照绩效考核结果进行调整： 优秀，次年人均绩效工资总额可在上年基础上提高30%以内； 良好，提高20%以内； 合格，不予提高； 不合格，下降30%
陕西宝鸡	考核结果与薪酬总额挂钩(市属公立医院)： 优秀，次年人均绩效工资可在上年度实发的7%以内适度提高； 良好，在5%以内适度提高； 合格，不予提高； 不合格，下降5%
青海海西	绩效考核评价结果与绩效工资总额挂钩： 未超过调控水平的公立医院：优秀，可按上年度全省公务员年平均薪酬6%~10%的幅度提高；良好，可按3%~5%的幅度提高；合格，不予提高； 超过调控水平的公立医院，适当控制绩效工资的增长：优秀，按上年度全省公务员年平均薪酬3%~5%的幅度提高；良好和合格，不予提高； 考核不合格，均按上年度全省公务员年平均薪酬3%~5%的幅度降低
宁夏石嘴山	绩效考核结果与薪酬总额挂钩： 优秀，薪酬总额在正常调整的基础上提高5%~10%； 合格，薪酬总额按照正常比例调整，不予奖励； 不合格，薪酬总额按5%~10%予以降低

资料来源：根据课题组收集的改革方案和调研报告归纳。

（五）拓宽公立医院薪酬制度改革的经费来源渠道

拓宽薪酬经费来源渠道是当前深化我国公立医院薪酬制度改革的主要任务之五。要落实政府投入政策，加强公立医院预算管理，不断提高中医、护

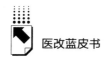

理、诊疗、手术等项目收入在总收入中的占比；对一些医院规范实施药品集中采购使用而减少医保资金支出的，当年度的医保资金总额预算额度可不做调减；完善医院业务收入中可用于医务人员绩效工资分配的相关制度等。通过一系列举措，科学确定人员支出占公立医院总支出的比重，更好地发挥薪酬制度的保障功能。

改革中，一是加大对公立医院的财政投入和保障力度，或如重庆强调各级财政部门要落实对医院基本建设和大型设备购买、人才培养、重点学科建设与发展、离退休人员相关费用、政策性亏损以及承担公共卫生、紧急救治、支边、支农等项目的资金投入规定与政策。二是有的地区对承担公共卫生任务、政府指令性工作、公益性较强的公立医院实行差别化补偿，如鄂尔多斯为保障传染病、精神疾病、妇幼保健等医院的人才队伍建设，依据公立专科医院的发展情况，在财政上给予适当倾斜。三是有的地区直接增加了对人员经费的保障，如银川市当前市属医院的职工薪酬总额，由市财政部门承担其中的40%；延安市级的综合医院人员基础薪酬的70%由财政部门承担，财政部门对中医院和剩余专科医院分别承担薪酬总额的80%、100%，而县级医院100%由财政部门承担等；余庆县的公立医院基本薪酬和基础性绩效工资由财政部门100%承担。四是有的地区由财政部保障主要领导负责人的年薪，如陕西等院长年薪由财政部100%承担、泸州规定院长基础年薪由财政部定额保障。五是重庆、陕西、青海、云南、甘肃、新疆、四川、宁夏、广西等省（区、市）均提出完善公立医院资金管理政策，允许医院的业务收入在扣除相关成本并按规定提取各项专门基金后可用于职工的薪酬奖励，从而加强公立医院全面预算和精细化管理。

三 部分典型做法

（一）重庆市创新公立医院薪酬构成和水平核定机制

重庆市在改革试点的基础上，大力推动薪酬制度改革。在薪酬水平与结构方面，创新性提出"2+2"薪酬构成，即薪酬总额由基本薪酬和绩效薪酬构成。在此基础上，根据各公立医院实际，设立追加薪酬和奖励薪酬，不纳入薪酬总额基数。其中，（1）基本薪酬主要体现基本保障，用于保障人员的稳定性，包括基本工资（岗位基础工资、薪酬级别工资）以及各项津贴补贴。（2）绩效薪酬主要体现工作业绩、实际贡献，注重对人才的激励，包括基础绩效和超额绩效。基础绩效按照当地事业单位的同一水平核定；超额绩效综合考虑当地经济发展、医疗行业特点、医院财务状况、功能定位、工作量、医务人员服务质量、工作目标的完成状况、医院运行成本、职业风险、绩效考核结果等综合因素动态核定。（3）追加薪酬，主要体现对高层次人才、科技创新，以及应对突发重大公共卫生事件等特定对象、特定事项的激励，按照薪酬总额（基本薪酬+绩效薪酬）的8%~15%核定，实施以3年为周期的自主调剂管理。既有效实现总量控制，又给予公立医院一定的灵活性。（4）奖励薪酬，主要体现落实"两个允许"要求的人员奖励，按照公立医院业务收入在扣除相关成本并按规定提取各项专门基金后可用于人员薪酬奖励的要求，在控制幅度以内核定。

（二）四川绵阳动态调整公立医院薪酬总额[①]

四川绵阳推进公立医院薪酬制度改革5年来，不断完善改革政策和制度。一是构建市属公立医院薪酬制度体系。自2017年开始，四川绵阳持续出台"1+X"系列配套制度，包括《绵阳市公立医院薪酬制度改革试点工作实施方案》《绵阳市市属公立医院薪酬总额核定办法》《市属公立医院薪酬总额动态调整办法》《关于市属公立医院内部薪酬分配的指导意见》《市属公立医院薪酬管理监督检查办法》《绵阳市市属公立医院综合绩效考核管理办法》等。二是合理核定和动态调整公立医院薪酬总额。2017年底，四川绵阳核增各公立医院薪酬总额，最少按5%的比例进行核增，最高核增比例达到30%。薪酬总额核定后，市属公立医院编内人员平均绩效工资由2016年备案的12.11万元核定为13.15万元，是其他事业单位绩效工资基

---

① 该部分数据来源于课题组收集的薪酬相关资料或调研报告。

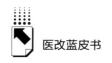
数 3.2 万元的 4.1 倍；编外人员平均绩效工资由 2016 年备案的 7.37 万元核定为了 8.15 万元，人均增长 8000~10000 元。2018 年至今，在其他事业单位绩效工资水平未调整的情况下，四川绵阳先后三次对市属公立医院薪酬总额进行动态调整。其中，2018 年薪酬总额调整后，市属公立医院人均工资比 2017 年的核定工资增长 1 万元；2019 年调整后，比 2018 年的核定工资增长 1.33 万元；2020 年调整后，比 2019 年的核定工资增长 2.50 万元。2020 年底，相比 2016 年市属公立医院薪酬制度改革之前，市属公立医院编内人员实际平均薪酬由 2016 年备案的 15.94 万元调整至 22.47 万元（其中平均绩效工资由 12.11 万元调整至 14.3 万元），编外人员实际平均薪酬由 2016 年备案的 7.37 万元调整至 10.32 万元。动态调整的因素各年度略有不同，主要包括年度考核结果、编内人员增减、国家基本工资变动等固定调整内容，为逐步实现编内外人员同工同酬、高层次人才激励、住院医师规范化培训保障等突破性调整，如在 2019 年调整中，给予编外人员 10% 的额外增长调整；在 2020 年调整中，给予高层次人才绩效工资 30%~50% 的倾斜调整，新增"住院医师规范化培训基地（带教医院）带教师资人员经费保障"项目。三是促进医院考核和内部薪酬分配不断科学化和规范化。加大对医院的考核力度，增加公益性指标的设置，引导公立医院进一步回归公益性。

（三）宁夏回族自治区人民医院优化薪酬结构坚持以岗定薪

宁夏回族自治区人民医院打破现行岗位工资、奖金分配办法，构建符合公立医院发展特点和实际情况的岗位薪酬制度。一是调整和优化薪酬分配结构，搭建符合当前公立医院发展规律和特点的薪酬体系。在当前已有的岗位薪酬制度上，将事业单位的各项岗位工资项目进行优化与整合，自行建立符合医药卫生行业特点的以岗位工资为基本，档案工资与实际工资相分离，体现注重知识、技术价值的新型公立医院岗位薪酬体系与制度，充分发挥公立医院各工资项目的基础保障和激励促进作用。其中，岗位工资属于保障性工资的占比为 70%，月初统一发放，保障医务人员的稳定性；绩效工资属于激励性工资的占比为 30%，次月经考核后发放，激发广大医务人员的动力与活力。二是更加有效地确定公立医院各岗位的工资水平，并建立薪酬的动态调整机制。实行总额控制、结构调整、动态管理的职工工资总额核算确定机制，以上年水平为参考，动态调整总额，核定医院不同岗位的工资总额，并科学合理地确定医疗岗位、医技医辅、护理岗位、管理和保障五大序列分配权重系数的比为 1.45∶1.00∶1.05∶1.10∶0.85，薪酬分配向重要和紧缺岗位、高风险和高强度岗位、业务骨干倾斜，使不同岗位级别之间保持合理差距。随着不同岗位等级的逐渐提高，工资总额和基本标准都会适度提高，2018 年、2019 年和 2020 年、2021 年按照职工支出占总体支出的 35%和 36%的比重进行总额控制。三是统筹推行编制内外职工平等薪酬及待遇。医院给编外职工在岗位设置、选拔与聘任、干部选拔、培训、工资收入等方面与在编职工提供同等待遇，按照相关规定参加并缴纳养老、基本医疗等各项社会保险及住房公积金，平等对待编制内外人员，增强医院职工的幸福感和获得感，提高单位凝聚力。四是设置特殊岗位薪酬分配项目，包括首席专家、学科带头人、学术带头人等各类高层次人才岗位工资和带教老师（住院医师规范化培训和专科医师培训等）指令性培训项目工资，更加体现技术、知识价值的分配导向，其中在高层次医药卫生人才项目人员工资中基础性工资占比达到 50%，每月发放；奖励性工资占比为 50%，经年度考核评价结果合格后统一发放；具有带教资格的老师基础性工资占比为 30%，每月进行发放，奖励性工资占比为 70%，根据带教考核结果一次性兑现，合理体现高层次人才岗位价值，保障高层次人才的稳定性，促进人力资源的持续性发展。

四　思考与建议

（一）西部地区推进薪酬制度改革的几点启示

一是加大改革力度，勇于探索创新。广大医务人员是推进医改和公立医院改革的主力军，薪酬制度改革是调动其积极性的重要举措。长期以来，国

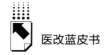

家对事业单位执行统一的薪酬制度，在薪酬制度形式、薪酬项目和标准等方面管控严格。各地在推动薪酬制度改革工作中，部分地区的口子开得太小、红线划得太多、下放医院自主权不够、改革空间不大。西部地区在推进试点和改革中，总体呈现较好的积极性和主动性，多数西部省份根据国家指导意见精神，积极行动和部署，精心选定试点城市。有的省（区）主动扩大试点范围，除了选择国家试点城市外，还选定了省级试点城市，快速部署落实深化改革意见，新疆、甘肃、宁夏等省（区）已全面推开，积极推进公立医院薪酬制度改革。

二是给予地方和医院薪酬管理自主权。在公立医院薪酬制度改革和试点中，在公立医院薪酬结构、薪酬模式、薪酬水平核定等方面，均给予地方和医院一定的自主权，鼓励地方结合实际改革创新。西部地区涌现了诸如重庆市创新薪酬构成、四川省完善基金提取和使用政策、四川省绵阳市动态调整薪酬总额、陕西省延安市推进一院一策管理、贵州省遵义市下放医疗服务价格调整权限、宁夏回族自治区人民医院优化薪酬结构等创新性做法，发挥了较好的示范作用。

三是强化保障，拓宽经费来源渠道。医院的人员工资经费来源是推动与深化公立医院薪酬制度改革的重中之重，相较而言，西部地区公立医院负债压力较大，收支结余率与东部、中部地区差距较大，优质资源不足，经济运行效果不佳，医院自我发展能力相对较弱。因此，财政补助是公立医院可持续发展的基础保障，也是推进薪酬制度改革的必要条件。2018年，全国医疗机构人均财政投入为569元，其中东、中、西部地区分别为664元、407元、617元。在薪酬制度改革中，西部地区更多地加大了对公立医院的财政投入支持或人员经费支持，为公立医院的长远发展提供了持续动力，对于建立薪酬决定机制具有积极意义。

四是针对特定人群实行差异化政策。公立医院的领导人员是事业发展的关键，对领导人员实行年薪制有利于长期激励和长远发展。年薪制来源由同级财政承担，有利于领导人员专心履职，确保事业单位的公益性。给予注重加强高层次人才培养、公益性及其他目标任务繁重、承担较多的科研教学任务以及需要大力扶持的单位薪酬激励倾斜，从而体现了知识技术、劳动、管理等要素的价值，也可以结合公立医院特点和地区实际，对特定群体（如一定比例的高层次人才等）探讨实行年薪制、协议工资制等多种模式。

（二）几个关键问题的思考与建议

1. 关于薪酬水平及其核定

总体上看，知识水平、岗位职责等要素参与分配体现不够，没有建立起有效的基于多种生产要素的薪酬水平核定体系和机制。改革文件已经明确当前医药卫生人才面临培养周期过长，所从事职业的各种风险高，执业技术的复杂程度高、难度大，职业所赋予的责任担当重等问题，但对于具体水平如何核定，不同公立医院之间、不同岗位之间、不同年资之间等的合理差距如何拉开以及如何全面调动医务人员的积极性等问题仍需进一步探讨。

对此，本课题组建议探讨根据行业特点提取薪酬要素，建立基于多种生产要素的医务人员薪酬水平决定机制（见图1），并进一步将其贯穿于薪酬结构、薪酬来源的设计。

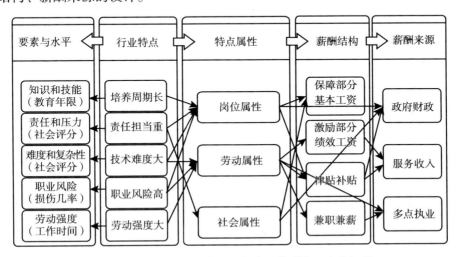

图1 基于多种生产要素的医务人员薪酬水平决定机制

资料来源：根据课题组收集的改革方案和调研报告归纳。

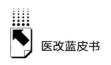

此外，进一步引导公立医院优化支出结构，提高人员支出占比。通过健全补偿政策、完善内部管理等，逐步提高人员支出占总支出的比重。在具体实施中，综合考虑医院类型及定位、当前实际发展情况、本地区财政经费保障情况、医疗服务价格调整等因素，占比分阶段逐步达到60%。

2. 关于薪酬结构中固定部分与激励部分的占比

公立医院岗位绩效工资由岗位工资、薪级工资、绩效工资和津贴补贴等组成，基本工资、绩效工资、津贴补贴分别发挥稳定保障、激励促进与调节作用。但发挥稳定保障作用的基本工资和在整体收入中的比重较低，不能充分体现医务人员的技术、知识等价值，弱化了薪酬最基本的作用；发挥激励促进作用的绩效工资限制多，且总额核定方法简单，普遍缺乏动态调整机制，没有体现公立医院服务数量、质量、效率等情况，绩效工资"激励不足"；发挥调节作用的津贴补贴标准不符合现实情况，且多年未调整。因此，在探究如何确定薪酬水平的过程中，需要进一步明确各项工资构成的占比，平衡固定部分与激励部分的比例关系。

根据国际经验，多数国家和地区的医务人员薪酬体系为基本性薪酬与变动性薪酬相结合。其中基本性薪酬占60%~80%，充分体现人员的知识和技术价值，较为稳定且水平较高，发挥较好的保障作用。根据课题组前期的意向调查，66.8%的医务人员期望且认为合理的固定收入占比应超过60%。

因此，在当前薪酬制度改革中，需要提高基本薪酬和固定部分的水平和占比，以反映岗位特点。要想提高基本保障部分的占比，可以在现有统一的岗位工资、薪级工资档次基础上，提高标准，反映"培养周期长"等特点。同时，动态调整医疗卫生津贴、护龄津贴标准，使得该项津贴能够有效调节和激励医务人员，与当前经济发展相符合，也可以建立完善符合当前行业特点的岗位设置制度，并核定不同岗位工资的分级分档和标准，自主设置薪酬项目，建立保障性薪酬不低于60%的薪酬结构。

3. 关于薪酬改革经费来源、结余使用

经费来源是薪酬制度的基础，也是制约公立医院薪酬制度改革深入推进的主要因素。一是公立医院普遍运行压力较大，薪酬制度改革的空间不足。

各地普遍对公立医院保障力度不够，尤其人员经费保障差距较大，人员经费投入严重不足，医务人员的大部分工资需要通过业务收入来解决。二是社会保险缴费负担大，尤其新增加的养老保险缴费多由医院自行承担，增加了成本。在下一步改革和薪酬制度设计中，还需要根据功能定位分层分类明确和完善薪酬来源。

对此，本课题组建议：一是落实政府办医责任，保障对公立医院的"六项投入"足额到位，加强对承担公共卫生、政府指令性工作等的公立医院给予相应人员经费保障；二是加大对人员经费的财政投入力度，对难以通过提高医疗服务价格和人员支出占比达到当地二类事业单位平均薪酬水平的，财政应予以托底，弥补经费不足的部分；三是设立人员奖励基金，允许公立医院将适当比例的收支结余用于事业发展基金、职工福利基金和人员奖励基金，给予公立医院人员奖励基金分配自主权；四是围绕落实"两个允许"，明确"医疗服务收支""提取的各项基金数""用于人员奖励的结余比例"等具体口径和计量。

B.6
DRG、DIP 支付方式改革
对医疗机构的影响分析

应亚珍 曹 庄 张立强 曹人元*

摘 要： 医保支付方式改革作为深化医改的重要内容，是调节规范医院管理和医疗服务行为、引导医疗资源科学配置的重要杠杆。医保不再是单纯的支付方，而是战略购买方，旨在为参保人购买有价值的医疗服务。本报告介绍了 DRG、DIP 的改革进展及行动计划，阐释了内涵特征、核心要素、实施要点等关键内容，分析了我国实施 DRG、DIP 改革对医疗机构基础数据质量、信息系统建设与维护、内部管理、临床科室建设、人才队伍配置等方面的要求，以及对医疗机构内部运营管理、临床路径管理、临床学科发展、绩效分配机制建立、医药新技术合理使用等方面的深刻影响。

关键词： DRG DIP 支付方式改革

医保支付方式改革作为深化医改的重要内容，是调节规范医院管理和医疗服务行为、引导医疗资源科学配置的重要杠杆。2021 年是国家医疗保障

---

* 应亚珍，研究员，经济学博士，首都医科大学国家医疗保障研究院副院长，主要研究方向为公共财政、卫生经济、医疗保障；曹庄，副研究员，首都医科大学国家医疗保障研究院医药管理室主任，主要研究方向为健康经济；张立强，研究员，首都医科大学国家医疗保障研究院智慧医保室主任，主要研究方向为医保基金运行评价及预测、信息化建设；曹人元，助理研究员，首都医科大学国家医疗保障研究院，主要研究方向为医保支付。

按疾病诊断相关分组（Diagnosis Related Groups，DRG）付费和按病种分值（Diagnosis-Intervention Packet，DIP）付费两大支付方式的试点年，也是30 个 DRG 国家试点城市和 71 个 DIP 国家试点城市完成实际付费的标志年。其中 DIP 国家试点仅用 1 年时间就进入实际付费阶段，得到医疗机构的高度关注和积极参与。在此过程中，医疗机构需要正确把握改革方向，全面了解 DRG、DIP 付费逻辑及其影响，主动适应和迎接支付方式改革任务等。基于此，本报告从 DRG、DIP 支付方式改革进展、实施关键，医疗机构运营现状和实施 DRG、DIP 需注意的问题等方面，重点对DRG、DIP 支付方式改革对医疗机构的影响进行了分析。

一　DRG、DIP 改革进展

深化医保支付方式改革是党中央、国务院做出的重要决策部署，是发展完善医疗保障制度、不断提高医保基金使用效能的重要举措，也是医改领域协同推进需求侧管理和供给侧改革的关键环节，更是促进医疗机构高质量发展的必然要求。

（一）历史演变

DRG 正式诞生于 20 世纪 60 年代末的美国，随后美国率先将 DRG 用于医保定额支付，如今许多发达国家社会医疗保险采用这一方式进行预算、资源配置管理或医疗服务购买。20 世纪 80 年代末，我国开始了对 DRG 的探索研究。经过 20 余年的发展，国内形成了四个主流权威版本：一是北京医疗保险协会的 BJ-DRG；二是国家卫生健康委医政医管局和北京市卫生健康委信息中心联合制定的 CN-DRG；三是国家卫生健康委基层卫生司的 CR-DRG；四是国家卫生健康委卫生发展研究中心的 C-DRG。国家医疗保障疾病诊断相关分组（CHS-DRG）则是在这四个版本基础上探索建立的 DRG 付费体系。

DIP 是具有中国特色、时代特征的我国原创的医保支付方式。早在 2003

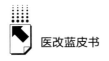

年，江苏省淮安市就已开始探索 DIP，最终确定了 892 种疾病的病种分值，涵盖超过 90% 的住院病例数，最终形成"病种赋值、总量控制、按月结算、质量考核、年终决算"的医保结算模式。进入大数据时代，上海市、广州市和南昌市等地陆续开始探索 DIP 支付方式改革。2018 年，国家医疗保障局（以下简称"国家医保局"）成立后，推动了国家层面医保支付方式改革新探索，首都医科大学国家医疗保障研究院受委托开展相关调研、论证等准备工作，研究制定了《国家医疗保障按病种分值付费（DIP）技术规范》，为 DIP 试点打下了坚实基础。

（二）改革试点

2019 年 6 月，国家医保局、财政部、国家卫生健康委和国家中医药局联合发布《关于印发按疾病诊断相关分组付费国家试点城市名单的通知》（医保发〔2019〕34 号），确定了 30 个城市作为 DRG 国家试点城市，提出了各国家试点城市在国家医保局的统一领导下，按照"顶层设计、模拟测试、实际付费"三步走的思路，确保完成各阶段的工作任务。

2020 年 10 月，国家医保局办公室发布《关于印发区域点数法总额预算和按病种分值付费试点工作方案的通知》（医保办发〔2020〕45 号），启动区域点数法总额预算和按病种分值付费试点工作，随之公布了 71 个 DIP 国家试点城市。《国家医疗保障按病种分值付费（DIP）技术规范》和《DIP 目录库（1.0 版）》相继发布，国家医保 DIP 专家库建立，《按病种分值付费（DIP）医疗保障经办管理规程（试行）》等发布，我国准确把握改革进度，做到政策统一、标准规范、步调一致。

截至 2021 年底，101 个国家试点城市已全部进入实际付费阶段，试点取得了初步成效。2021 年 12 月，国家医保局办公室发布《关于印发 DRG/DIP 付费示范点名单的通知》（医保办函〔2021〕15 号），推动医保支付方式改革向纵深发展，在提升医保治理现代化水平上充分发挥示范点的示范引领作用。

（三）三年行动计划

从单一支付方式转向区域总额预算分配下的复合支付方式是时代发展的要求（见图1）。DRG、DIP 支付方式改革是医保支付方式改革中的"牛鼻子"，在提高医保基金使用效能、提高医疗效率和医疗质量、减轻老百姓看病负担等方面将发挥重要作用。

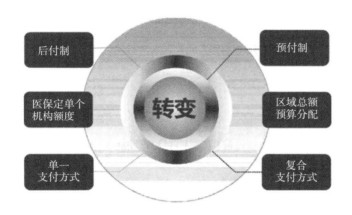

图1　支付方式三大转变

资料来源：《国家医疗保障按病种分值付费（DIP）技术规范》。

2021年11月，国家医疗保障局发布《关于印发 DRG/DIP 支付方式改革三年行动计划的通知》（医保发〔2021〕48号），明确"从2022到2024年，全面完成 DRG/DIP 付费方式改革任务，推动医保高质量发展。到2024年底，全国所有统筹地区全部开展 DRG/DIP 付费方式改革工作，先期启动试点地区不断巩固改革成果；到2025年底，DRG/DIP 支付方式覆盖所有符合条件的开展住院服务的医疗机构，基本实现病种、医保基金全覆盖"。同时，聚焦"抓扩面、建机制、打基础、推协同"四个方面，明确 DRG/DIP 支付方式改革进度安排和质量要求（见图2）。绘制了"十四五"时期 DRG/DIP 支付方式改革的时间表与路线图，也意味着改革进入了新阶段。

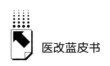
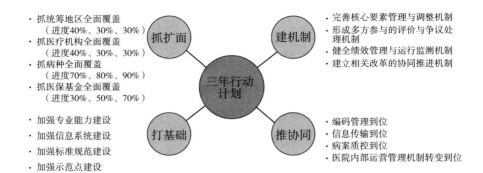

- 抓统筹地区全面覆盖
  （进度40%、30%、30%）
- 抓医疗机构全面覆盖
  （进度40%、30%、30%）
- 抓病种全面覆盖
  （进度70%、80%、90%）
- 抓医保基金全面覆盖
  （进度30%、50%、70%）
- 加强专业能力建设
- 加强信息系统建设
- 加强标准规范建设
- 加强示范点建设

抓扩面　建机制

三年行动计划

打基础　推协同

- 完善核心要素管理与调整机制
- 形成多方参与的评价与争议处理机制
- 健全绩效管理与运行监测机制
- 建立相关改革的协同推进机制

- 编码管理到位
- 信息传输到位
- 病案质控到位
- 医院内部运营管理机制转变到位

图2　《DRG/DIP 支付方式改革三年行动计划》内容概要

资料来源：《DRG/DIP 支付方式改革三年行动计划》。

二　DRG、DIP 实施关键

DRG、DIP 目前主要应用于医保部门向定点医疗机构付费结算，以实现医、保、患三方共赢为目标，发挥"经济杠杆"的作用，调整卫生资源配置总规模、结构，引导医疗机构管控成本，推进医疗费用和医疗质量"双控制"。在促进医疗机构高质量发展的同时，让人民群众得实惠，享受适宜的医疗服务，减轻疾病经济负担。

（一）内涵特征

DRG 以疾病诊断为主要分类轴，遵循"临床特征相似、资源消耗相近"的原则，依诊断、治疗手段和病情特征将患者分入若干诊断组进行管理。DIP 则是利用大数据所建立的完整管理体系，通过发掘和利用真实、全量数据对病例数据进行客观分类，在一定区域范围的全样本病例数据中形成每一种疾病与治疗方式组合的标准化定位，建立医疗服务的"度量衡"体系。DIP 技术架构见图3。

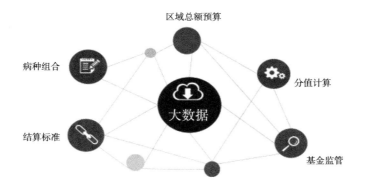

图 3　DIP 技术架构

资料来源：《国家医疗保障按病种分值付费（DIP）技术规范》。

（二）核心要素

1.病组/病种确定

DRG、DIP 均根据"疾病诊断+手术操作"进行分组，以病种组合作为计价单元和付费基础。其中，DRG 以临床经验为基础，对同一主要诊断大类的疾病，按照治疗方式主观归纳和区隔成具体的病种组合，具有"多病一组"或"多操作一组"及组内差异较大等特点。DIP 强调对临床客观真实数据的统计分析，通过对真实、全量历史数据中病例的疾病诊断和手术操作进行聚类，客观形成自然分组，具有"一病一操作一组"及组内差异较小等特点。

2.权重/分值计算

权重/分值是反映不同病种组合资源消耗程度的相对值，将不同医疗机构的医疗服务产出由不可比变为可比。DRG 病组的权重和 DIP 病种的分值均基于历史费用数据，一般按照每一个病组或病种的平均医疗费用水平相对于所有病例的平均医疗费用水平计算得到，平均医疗费用水平越高，赋予的数值越高。

3.费率/点值测算及系数设置

改革地区医保部门根据当地计划用于 DRG、DIP 的医保基金总预算，

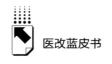

以及实行 DRG、DIP 支付方式改革的医疗机构所提供服务的权重/分值总和，测算得到费率/点值，即每个相对权重/分值对应支付的基金额度。另外，在 DRG、DIP 支付方式改革初期可结合平稳过渡需要，通过设置医疗机构调节系数等，合理体现资源消耗程度差异。

（三）实施要点

1. 预算管理

在医保总额预算前提下，改革地区医保部门对 DRG、DIP 进行单独预算、单独管理。其中，DIP 突出区域总额预算管理和支付限额，不再以医疗机构为单位分配基金。以病种为计价单元和付费基础，分别计算预算点值和结算点值，能够防范医保基金超支风险，同时有利于促进医疗机构精细化管理和按需提供医疗服务。

2. 数据采集与质量控制

DRG、DIP 支付方式改革的关键之一在于提高数据治理能力，两种支付方式使用的数据来源均为医保结算清单和收费明细，数据标准符合医疗保障信息业务编码标准。改革过程中需制定数据质控办法或建立数据治理机制，加强医疗机构病案、医务、财务等部门的数据规范化培训工作，完善数据的逻辑校验和智能审核标准，确保数据填报和使用的准确性。

3. 分组方案的分级管理

国家层面，国家医保局委托 DRG、DIP 技术指导组分别形成国家分组方案，即 CHS-DRG 分组方案和 DIP 目录库。地方层面，DRG 改革地区医保部门根据 CHS-DRG 分组方案，按照统一的细分组规则形成本地细分组。DIP 改革地区医保部门按照国家技术规范要求，使用历史数据进行 DIP 分组，建立本地 DIP 目录库。

4. 结算清算的激励约束

依据各定点医疗机构年度纳入 DRG、DIP 结算范围住院病例的权重/分值总和与改革地区医保部门设定的费率/点值计算得到 DRG、DIP 结算金额，结合审核结果计算各定点医疗机构年度清算应支付金额，并建立"结余留用，合理超支分担"的激励约束和风险分担机制。当各定点医疗机构实际垫付（与医保待结算）金额低于 DRG、DIP 结算金额且在合理区间时，该差额由各定点医疗机构留用；当实际垫付（与医保待结算）金额超出 DRG、DIP 结算金额时，对该差额进行审核，由医保经办机构按照经办结算规定，对服务量增加等导致的合理超支部分实行分担。

5. 监管审核与绩效评价

针对 DRG、DIP 支付方式改革的自身特点，需重点关注医疗机构服务行为、服务费用、病种结构、患者就医流向等方面的变化。一方面，通过医保智能监管和专家人工审核，对医疗机构申报的费用和违规行为进行审核；另一方面，从结算清单质量、医疗行为和医疗质量、费用控制和患者满意度等维度对医疗机构进行考核评价，并将考核结果应用于医保支付。

6. 协议管理与沟通协商

按照 DRG、DIP 支付方式改革要求，改革地区医保部门需将符合条件的开展住院服务的医疗机构全部纳入 DRG、DIP。一是在定点医疗机构签订的医疗保障服务协议中明确与 DRG、DIP 管理相关的要求。二是通过医保部门与医疗机构的定期沟通协商，建立基于客观数据和规则的对话机制，凝聚多方共识，确保 DRG、DIP 规则标准的科学性。

三　实施 DRG、DIP 对医疗机构的要求

DRG、DIP 的实施，给医疗机构带来了一系列挑战，可能出现改革认识不到位、准备不足、应对不当等问题，需要予以关注。同时，DRG、DIP 不仅是单纯的支付方式改革，也是一项系统工程，是对现有流程的优化改造，对医疗机构的基础数据质量、信息系统建设与维护、内部管理、临床科室建设、人才队伍配置等方面都具有较高的要求。

（一）对基础数据质量的要求

住院病案首页是患者住院诊断与治疗信息的汇总，是整份病案中信息最

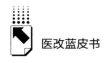

集中的部分，其涵盖了患者的基本信息和进行 DRG、DIP 付费所需的数据信息。近年来，国家卫生健康委将住院病案首页质量纳入绩效考核中，我国三级公立医院住院病案首页数据质量明显提升。2019 年三级公立医院住院病案首页数据完整率为 99.99%，较 2018 年提升 8.40 个百分点；数据准确率为 98.28%，较 2018 年提升 16.50 个百分点。与此同时，二级及以下医疗机构的住院病案首页数据质量还有很大改进与提升空间。

DRG、DIP 根据历史数据进行费用测算，并根据当年医疗数据进行医保基金结算，这些基础数据均来自医保结算清单、住院病案首页和费用信息等材料。为确保基础数据的规范性、完整性，并确保其及时上传，从而准确入组，医疗机构在内部管理过程中需注重四个关键环节。第一，临床医生要按照《住院病案首页数据填写质量规范（暂行）》要求，填写住院病案首页，特别是诊断及手术操作等诊疗信息。第二，编码人员要正确理解病案中的诊疗信息，按照国际疾病分类编码原则，准确编写疾病分类与手术操作代码。第三，财务人员要确保每笔费用类别清晰、准确，完整上传费用信息。第四，信息人员要按照数据传输接口标准，及时、准确上传医保结算清单、住院病案首页和费用结算数据。

从目前情况看，医疗机构普遍存在住院病案管理水平不高的问题：历史数据质量差，导致地区分组难以体现本院真实诊疗情况；实时数据质量差，导致分组结果存在偏差，出现补偿不足或虚高的情况；基层医疗机构缺乏专业编码人员进行日常住院病案规范化管理。面对 DRG、DIP 支付方式改革，这些问题都需要医疗机构持续不断予以改进。

（二）对信息系统建设与维护的要求

DRG、DIP 的实施对医疗机构信息系统建设与维护提出要求，主要体现在以下方面。第一，医疗机构需保证必要的信息系统支持，如硬件系统、软件系统等。第二，医疗机构需在实施 DRG、DIP 之前对数据标准和基础信息进行维护，如对医疗保障信息业务编码标准的维护、对医院信息系统（Hospital Information System，HIS）中基础信息的维护。第三，医疗机构需做好 DRG、DIP 相关业务的信息系统对接，对各项医保业务的模块进行规范。第四，在实现 DRG、DIP 付费流程正常化后，医疗机构应开展系统升级改造和业务流程优化，积极改善 DRG、DIP 信息化环境，优化 DRG、DIP 医保业务流程，以保障医保支付的快速、安全和平稳实施。

目前医疗机构的信息化建设水平仍有待提高，特别是二级及以下医疗机构的信息化建设还不够完善，一些乡镇卫生院甚至没有住院病案系统，不能即时上传疾病诊断、住院病案编码。基层和民营医疗机构在利用信息化手段进行内部控制方面的基础较差，实施 DRG、DIP 后，难以通过信息技术有效提升服务能力。

（三）对医疗机构内部管理的要求

DRG、DIP 的实施将改变医疗机构内部管理模式，从以科室管理为核心的模式逐步过渡到以病组（种）管理为核心的模式。尤其是医疗机构内部管理的几个关键领域——预算管理、成本管理与绩效管理，需要率先改变。

预算管理方面，医疗机构需要以病组（种）为单元，从收入、支出两个角度细化预算，这有利于形成预算编制、变更、控制、执行和绩效考核的闭环管理。成本管理方面，以医疗服务项目成本、药品成本、耗材成本为基础，核算病组（种）成本，进一步结合 DRG、DIP 病组（种）付费标准，为病组（种）结构调整、成本及费用控制、支付协商等提供支撑。绩效管理方面，需从医疗服务能力、服务效率、服务质量等多个角度衡量组织绩效，并使之与个人绩效相结合，从而实现个人绩效与组织绩效管理的统一。

目前很多医疗机构内部管理能力相对较弱，与医保支付方式改革紧密关联的疾病诊治临床路径管理、财务管理、药品耗材购销存管理等还不够规范、不够精准，医疗机构内部管理水平还达不到要求。此外，众多医疗机构在优势学科建设、多部门协作管理方面还有待加强。

（四）对临床科室建设的要求

DRG、DIP 的一个重要功能是通过病组（种）分析，区分不同医疗机构医

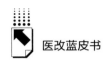

疗服务差异，引导医疗机构明确功能定位，从而推动其规范临床路径，优化优势病种，强化技术能力。相应地，医疗机构应在 DRG、DIP 分组病种与收治病种、主要治疗方式、费用差异、质量安全等方面进行对照分析，扬长避短、分工协作，合理优化临床科室设置和建设。通过与医疗机构自身功能定位相匹配，促进基层医疗机构合理分流患者，鼓励二级及以上医疗机构主动收治疑难复杂病患，有效推进专科建设，推进病种结构优化，充分体现医疗服务技术含量。

（五）对人才队伍配置的要求

DRG、DIP 的实施对医疗机构专业住院病案编码、统计分析人员提出更高要求。同时，DRG、DIP 对应的医疗成本管理体系是一个涉及临床业务、经济运行、质量控制等全方位的复合型管理体系，需组建复合型管理团队，包含财务、医务、信息、统计等方面人员，需要医疗机构新招录相关人员或者优化院内人力资源。

除了上述要求，很多医疗机构医务人员、工作人员还存在对 DRG、DIP 支付方式改革认识不到位的问题，尤其是在分组原理、分值确定、不同类型医疗机构系数等方面，他们只是在理论上形成概念，在具体认识上仍不清晰。同时，医疗机构面对 DRG、DIP 支付方式改革时应正确认识、主动适应，如出现申报数据不实、高靠分组、分解住院、推诿患者、服务不佳等违规行为，则是走到了改革的对立面，这些违规行为也是相关部门监管、稽核的重点。所以，医疗机构需要持续进行人员业务培训，适应改革要求。

四 DRG、DIP 支付方式改革对医疗机构的影响

医保支付作为调节医疗服务行为、引导医疗资源配置的重要机制，通过发挥"经济杠杆"的作用，促进医疗机构管控成本和实施精细化管理。DRG、DIP 支付理念与公立医院高质量发展要求契合，为公立医院制定发展目标和开展内部管理、更好地实现医疗卫生服务的公益性和可持续发展提供了明确指引。应通过医保支付方式改革，促进医疗机构改变过去粗放式、规

模扩张式的发展思路，转向更加注重内涵式发展和内部成本控制，为参保群众提供优质高效低耗的医疗服务。

（一）提升内部运营管理水平和效率

提高医疗机构内部运营管理水平和效率是推行 DRG、DIP 的题中应有之义。同时，医疗机构内部运营管理理念会体现在临床的医疗行为上。DRG、DIP 内在追求临床诊疗服务更加"优质高效低耗"，医疗机构也将从临床规范、治疗流程、质量管理等多个方面进行优化，全面体现降本增效的要求。

实施 DRG、DIP，医疗机构会加强对临床规范的管理，以临床路径为核心，以保障医疗效果、降低医疗费用及成本为目标，在临床路径的制定过程中融入卫生经济的因素，从而保障内部运营管理效率的提升和成本的降低。同时，内部的精细化管理需要医疗机构完善财务管理相关规定，推进业财融合，做实成本核算与管理等工作，进而提供真实、可靠的成本数据及运行数据。

（二）规范诊疗行为和优化临床路径

DRG、DIP 的重要目标和效果之一就是规范诊疗行为。DRG、DIP 均是基于历史数据，综合考虑疾病与治疗的内在规律与关联，以及不同病种组合资源消耗程度，形成权重/分值，使同一地区不同医疗机构间治疗同种疾病的资源消耗程度变得可比。在保证质量的前提下，医疗机构将倾向于提供诊疗更规范、费用更合理的服务。所以，实施 DRG、DIP 能够促进医疗机构不断优化临床路径，严格因病施治，由粗放型管理向内涵型管理转变，以获得更多的成本控制收益。通过对收治病种进行临床路径论证，分析医护人员的临床习惯、工作流程、作业数量并将之与相应成本相结合，从而制定相应病种最优的临床诊疗路径，形成统一的诊疗标准、规范指南，推进病种诊疗的同质化，降低病种的医疗成本。

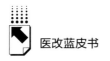

（三）推动临床学科发展与多学科协作

DRG、DIP 根据疾病严重程度和医疗行为规范对医疗服务的影响因素进行评估，对病组（种）付费标准体系进行校正。对于给定的疾病都有明确的付费标准，因此医疗机构要研究更优的治疗方案，并提高医疗技术水平，以保证在为患者看好病的同时还能有较多的财务结余。尤其是要更加重视优势学科发展，推动医疗机构以病种诊疗为中心，实现专病专治、规范流程、缩短患者住院时间，以性价比最高、疗效较好的方案开展诊疗。此外，DRG、DIP 支付方式改革将推动多学科诊疗（MDT）模式发展。针对某一疾病，同时进行多学科会诊，探索由相关学科或多学科联合执行最优诊治方案的诊疗模式，提升诊疗效率、节约时间成本和提高治疗效果。

（四）引导建立"优绩优酬"的绩效分配机制

随着医疗卫生体制改革的推进，合理推进公立医院薪酬制度改革，体现医务人员技术劳务价值并调动其工作积极性越来越重要。只有制定合理的绩效管理制度，建立有效的激励机制，才能保证医疗机构的可持续发展。DRG、DIP 直接影响医院收入进而与院内绩效考核及收入分配直接相关。采用按项目付费，医务人员和医疗机构都缺乏控费自主性，只能通过提供更多医疗服务来增加收入，这导致医疗机构一方面规模扩大，不断推升运行成本，另一方面强调业务收入，以收入为导向进行绩效考核和分配。

DRG、DIP 除了用于付费，还可以用于以病种、质量、疑难度、数量等为基准进行的临床绩效评估，进而进行绩效分配。基于 DRG、DIP 的绩效分配将更加体现技术劳务价值、"优绩优酬"，绩效考核的重心从以收入为导向转向以诊疗质量、治疗效果、成本管控、患者满意度为导向，需树立与之相适应的多维绩效分配评价指标新理念。医疗机构将出台相应的配套激励措施，如试点实施分级、分类医务人员年薪制，真正保障医务人员的技术劳务价值，减少影响医疗服务行为的外部因素，使医疗服务回归其本质：因病施治，实现价值医疗。

（五）促进医药新技术的合理使用

DRG、DIP 实施后，无论是医疗机构管理层还是临床医务人员都将更加"务实"。一是引进新技术、新药品时，将综合考量其能否减少住院床日数、提高病床使用率、降低诊疗成本、体现医疗服务技术含量等因素，以决定医药新技术能否在临床应用。二是在诊疗过程中对医药新技术的使用将更加理性，更加重视必要性、成本效益。只有能切实降低诊疗成本、更加适宜、更加经济、具有更高"性价比"的医药新技术才会得到普及。

新技术、新药品进入市场，可能需要等到市场充分验证、积累两三年病例数据，真正经济、有效后，才能进入医疗机构的日常诊疗中，这也对医疗机构的精细化管理能力提出了更大的挑战。

参考文献

白雪等：《公立医院医疗服务质量管理的问题与对策》，《医学信息》2018 年第 15 期。

陈亚慧：《复合式医疗保险支付方式绩效研究——以日照市为例》，博士学位论文，青岛大学，2016。

董乾、房耘耘、石学峰：《DRG 对医疗机构运行状况的影响研究》，《中国医院》2021 年第 12 期。

傅卫等：《DRG 与 DIP 比较及对医疗机构的影响分析》，《中国卫生经济》2020 年第 12 期。

何思忠：《医疗机构绩效考核工作的难点与对策》，《齐齐哈尔医学院学报》2013 年第 9 期。

黄凯、陆敏、顾钟祥：《国外医疗机构薪酬绩效管理的研究》，《中医药管理杂志》2019 年第 19 期。

唐齐鑫等：《我国卫生资源配置公平性与效率分析》，《现代预防医学》2018 年第 6 期。

王俊豪、贾婉文：《中国医疗卫生资源配置与利用效率分析》，《财贸经济》2021 年第 2 期。

应亚珍：《DIP 与 DRG：相同与差异》，《中国医疗保险》2021 年第 1 期。

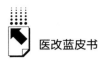
《应亚珍：如何看DIP改革》，"中国卫生杂志"微信公众号，2022年1月24日，https：//mp. weixin. qq. com/s/VqAUmfj1xKomET2T-N-qJA。

郑海萍等：《多维度视角下公立医院内部绩效管理优化路径研究》，《江苏卫生事业管理》2022年第1期。

周明华、肖政：《我国卫生资源配置状况及公平性分析》，《中国社会医学杂志》2019年第2期。

《国家卫生健康委办公厅关于2019年度全国三级公立医院绩效考核国家监测分析有关情况的通报》，中国政府网，2021年3月31日，http：//www. gov. cn/xinwen/2021-03/31/content_ 5597121. htm。

《国家卫生健康委办公厅关于2019年度全国二级公立医院绩效考核国家监测分析有关情况的通报》，搜狐网，2022年1月7日，https：//www. sohu. com/a/515036648_ 121123813。

国家卫生健康委员会编《中国卫生健康统计年鉴2021》，中国协和医科大学出版社，2021。

国家医保DIP付费技术指导组总编《按病种分值付费（DIP）操作参考（医保版1. 0）》，2021。

国家医保DIP付费技术指导组总编《按病种分值付费（DIP）操作参考（医院版1. 0）》，2021。

《关于印发疾病诊断相关分组（DRG）付费国家试点技术规范和分组方案的通知》，国家医疗保障局网站，2019年10月24日，http：//www. nhsa. gov. cn/art/2019/10/24/art_ 37_ 1878. html。

《国家医疗保障局办公室关于印发国家医疗保障按病种分值付费（DIP）技术规范和DIP病种目录库（1. 0版）的通知》，中国政府网，2020年11月9日，http：//www. gov. cn/zhengce/zhengceku/2020-11/30/content_ 5565845. htm。

《国家医疗保障局办公室关于印发按疾病诊断相关分组（DRG）付费医疗保障经办管理规程（试行）的通知》，国家医疗保障局网站，2021年4月16日，http：//www. nhsa. gov. cn/art/2021/4/16/art_ 37_ 7706. html。

《国家医疗保障局办公室关于印发按病种分值付费（DIP）医疗保障经办管理规程（试行）的通知》，国家医疗保障局网站，2021年7月15日，http：//www. nhsa. gov. cn/art/2021/7/15/art_ 37_ 5558. html。

B.7
以改革创新为动力推进中医药振兴发展

郑格琳　杨永生　肖梦熊*

摘　要： 本报告围绕 2021 年医改中医药重点工作，从突出重点任务、完善分级诊疗体系、加强公共卫生体系建设、推进"三医联动"改革以及统筹推进医改相关重点工作等方面，回顾分析了医改中医药工作如何推进中医药振兴发展，并总结了医改中医药工作取得的进展，进而对下一阶段医改中医药工作进行了展望。

关键词： 医改　中医药　中医药特色优势　中医药服务体系

　　2021 年是中国共产党成立 100 周年，也是实施"十四五"规划、开启全面建设社会主义现代化国家新征程的第 1 年。中医药行业坚持以习近平新时代中国特色社会主义思想为指导，全面贯彻党的十九大和十九届历次全会精神，落实《中共中央　国务院关于促进中医药传承创新发展的意见》和《中医药法》，将医改纳入中医药工作全局统筹谋划推进，通过研究总结推广福建省三明市医改中医药工作经验、推动公立中医医院高质量发展、制定医保支持中医药传承创新发展政策举措等，积极推动 2021 年深化医改中医药重点工作任务落地落实，满足人民群众高质量、多层次的中医药健康服务需求，加快中医药振兴发展，更好地为全面推进健康中国建设和全面建设社会主义现代化国家服务。

---

　　* 郑格琳，研究员，管理学硕士，中国中医科学院中医药发展研究中心硕士研究生导师，主要研究方向为中医药政策、中医医院管理；杨永生，助理研究员，中医学硕士，中国中医科学院中医药发展研究中心，主要研究方向为中医药政策、中医医院管理；肖梦熊，助理研究员，中医学硕士，中国中医科学院中医药发展研究中心，主要研究方向为中医药政策、中医医院管理。

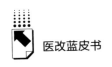

一 医改中医药工作取得的进展

（一）突出重点任务，着力推动中医药振兴发展

1. 推进中医药振兴发展重大工程建设实施方案编制

党中央连续两年对实施中医药振兴发展重大工程做出部署。着眼于贯彻落实党中央、国务院决策部署，国家中医药局联合国家发展改革委、国家卫生健康委编制《"十四五"中医药振兴发展重大工程建设实施方案》，谋划了中医药健康服务高质量发展工程、中西医协同推进工程等"八大工程"，明确年度目标任务、细化工作措施、找准载体抓手，推出一批牵引性、标志性举措。通过重大工程的实施，实现投入力度加大与体制机制创新并举，着力改善发展条件、破除体制机制障碍、发挥特色优势，让中医药成为建设健康中国的重要支撑、构建新发展格局的战略支点。

2. 推动落实优质高效医疗卫生服务体系建设中医项目

国家发展改革委等部门联合印发《"十四五"优质高效医疗卫生服务体系建设实施方案》，国家中医药局负责促进中医药传承创新工程中的国家中医药传承创新中心、国家中医疫病防治基地、中医特色重点医院、中西医协同"旗舰"医院、名医堂工程等5个中医项目的建设目标、建设任务、配套措施等的编制工作，并配合国家发展改革委编制各项目的遴选方案和建设方案。国家中医药传承创新中心建设，重点提升中医药基础研究、优势病种诊疗、高层次人才培养、中医药装备和中药新药研发、科技成果转化等能力，打造"医产学研用"紧密结合的中医药传承创新高地。国家中医疫病防治基地建设，按照平战结合、专兼结合、协调联动、快速反应的总体要求，依托高水平中医医院，建设35个国家中医疫病防治基地和33个国家中医紧急医学救援基地，覆盖所有省份，切实提高中医药应急和救治能力。中医特色重点医院建设，以名医、名科、名药带动医院特色发展，打造中医特色突出、临床疗效显著、示范带动作用明显的中医特色重点医院。中西医协同"旗舰"医院建设，建成全国重大疑难疾病中西医结合诊疗、人才队伍培养和医疗模式推广的中心，在区域内乃至全国发挥中西医协同发展"旗舰"引领作用。名医堂工程建设，以中国中医科学院等优势中医机构及其团队为依托，创新政策措施，发挥示范带动作用，分层级规划布局建设一批名医堂，推动名医团队入驻，服务广大基层群众。2021 年，国家中医疫病防治基地、中医特色重点医院的遴选与建设工作正式启动，其中 2 个国家中医疫病防治基地单位、48 个中医特色重点医院单位已获得 2021 年中央预算内投资并启动建设；国家中医药传承创新中心完成了遴选工作，即将公示；中西医协同"旗舰"医院即将启动遴选工作；依托中国中医科学院编制形成名医堂工程试点建设方案。

3. 积极推进布局国家中医药综合改革示范区

2019 年 10 月发布的《中共中央 国务院关于促进中医药传承创新发展的意见》提出，围绕以较低费用取得较大健康收益目标，规划建设一批国家中医药综合改革示范区，鼓励在服务模式、产业发展、质量监管等方面先行先试。2021 年 2 月发布的《国务院办公厅关于加快中医药特色发展的若干政策措施》明确部署了"建设国家中医药综合改革示范区"的重点任务。2021 年国家中医药局会同国家发展改革委、国家卫生健康委、工业和信息化部、国家药监局等部门，批复同意上海、浙江、江西、山东、湖南、广东、四川首批建设国家中医药综合改革示范区，以体制机制创新为核心，通过健全符合中医药规律的管理体制机制、形成符合中医药特点的评价体系、健全特色优势鲜明的中医药服务体系、创新中西医协作的医疗服务模式等，总结可复制可推广的经验，着力打造一批中医药事业和产业发展高地。国家中医药局会同有关部门建立成果推广清单制度，定期编发工作简报，召开经验交流会，及时挖掘好经验、好做法并向各地推广。"十四五"期间将力争在每个国家中医药综合改革示范区布局建设一个国家中医药传承创新中心、一家中西医协同"旗舰"医院、一个国家中医疫病防治基地、若干家中医特色重点医院，推动首批国家中医药综合改革示范区尽快建立健全集预防保健、疾病治疗和康复于一体的中医药服务体系。

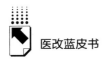

（二）均衡布局优质中医医疗资源，健全中医药服务体系

1. 推动优质中医医疗资源扩容和均衡布局

以建设中医药高地为目标，国家中医药局会同国家发展改革委推动国家医学中心、国家区域医疗中心建设。将6家中医医院（广东省中医院、上海中医药大学附属龙华医院、北京中医药大学东直门医院、中国中医科学院广安门医院、中国中医科学院西苑医院、天津中医药大学第一附属医院）纳入"辅导类"国家医学中心创建范围。将12家中医医院（中国中医科学院西苑医院、中国中医科学院广安门医院、上海中医药大学附属龙华医院、中国中医科学院望京医院、北京中医药大学东直门医院、首都医科大学附属北京中医医院、天津中医药大学第一附属医院、上海中医药大学附属曙光医院、江苏省中医院、浙江省中医院、广东省中医院、广州中医药大学第一附属医院）纳入国家区域医疗中心输出医院范围，其中2个中医项目已获国家正式批复。推动四川、贵州、云南、黑龙江等省中医医疗机构纳入省级区域医疗中心建设项目，有力推动了优质中医医疗资源扩容和均衡布局。

2. 推进县级中医医院服务和管理能力建设

支持县级中医医院建设。截至2020年底，全国共有县办中医医院2060家，占全国政府办中医医院的78%。2009年国家发展改革委、卫生部、国家中医药局联合印发《中央预算内专项资金项目县中医医院建设指导意见》等5个建设指导意见，启动县级中医医院标准化建设，2016年国家发展改革委、国家卫生健康委、国家中医药局联合印发《全民健康保障工程建设规划》，启动了"十三五"期间的健康扶贫等6个工程建设，其中的健康扶贫工程即是支持县级医院建设。2009～2021年中央预算内投资共计472.79亿元，支持全国2058个县级中医医院建设项目，有80%以上的县级中医医院获得中央预算内投资。加强脱贫县中医医院建设。截至2020年底，全国832个脱贫县中，有685个脱贫县设置了县级中医医院，覆盖率为82.33%。据统计，2009～2021年中央对610家贫困县中医类医院投资了 181.07 亿元。提升县级中医医院传染病防治能力。国家安排抗疫特别国债 15 亿元，用于支持县级中医医院开展传染病防治能力建设，加强发热门诊建设、传染病防治及急诊急救能力建设、院感防控人员培训，提高县级中医医院对传染病的筛查、预警和防治能力及对突发公共卫生事件的应急能力。加强三级医院对口帮扶县级中医医院。联合国家卫生健康委制定《"十四五"时期三级医院对口帮扶县级医院工作方案》，推进三级医院对口帮扶县级中医医院工作。组建 8 支国家中医医疗队赴"三区三州"开展巡回医疗工作，提升脱贫地区中医药服务能力。推进县级中医医院牵头组建医疗联合体。推进县域医共体建设试点中医药工作评估，试点县已有 514 家县级中医医院参与县域医共体建设，其中 347 家县级中医医院作为牵头医院组建县域医共体。

3. 强基固本，多措并举，提升基层中医药服务能力

完善顶层设计，完成基层中医药服务能力提升工程"十三五"行动计划总结评估，制订"十四五"行动计划，明确提出"五个全覆盖"的发展目标。夯实基础，继续推动基层医疗卫生机构中医馆建设，2021 年累计支持 7030 家中医馆建设。示范引领，完成全国基层中医药工作先进单位评审工作，制定全国基层中医药工作示范市（县）管理办法和建设标准。2020 年全国基层中医类别执业（助理）医师达 183912 人，比 2019 年增加 18603 人，增幅为 11.3%；占同类机构执业（助理）医师总数的 18.8%，占比较 2019 年增加 1.2 个百分点。2020 年提供中医服务的社区卫生服务中心、社区卫生服务站、乡镇卫生院、村卫生室分别为 7201 个、10868 个、34068 家、423492 个，所占同类机构比重分别为 99.0%、90.6%、98.0%、74.5%；与 2019 年相比，社区卫生服务中心、社区卫生服务站、乡镇卫生院、村卫生室占比分别增长 0.7 个、4.7 个、0.9 个、3.2 个百分点。

（三）坚持预防为主，全方位发挥中医药特色优势

1. 发挥中医药独特优势作用，在新冠肺炎疫情防控中做出新贡献

疫情防控仍然是中医药系统的头等大事。2021 年 32 起聚集性疫情，基本

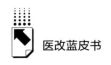

做到中医药使用全覆盖，即使是应对德尔塔和奥密克戎变异株，中医药疗效依然确切。中医药全方位融入疫情防控和应急处置，主要表现在以下方面。

一是中医药参与疫情防控工作机制更加完善。中医药在疫情防控中"场场不落""全程参与"，形成国家、省、疫情地区多级应急工作体系，应急工作机制得到巩固和应用。在国务院联防联控机制统一部署下派出工作人员和中医药专家赴疫情发生地参加防控救治工作，推动各地形成"第一时间启动中医药参与的应急防控指挥和救治工作机制，第一时间应用中医药防控救治方案，第一时间有中医药专家团队，第一时间用上中药"的经验模式，全力做好聚集性疫情处置，总结形成《新冠肺炎聚集性疫情中医药防治工作指引》。

二是中西医协同发挥作用的模式更为成熟。深化落实"有机制、有团队、有措施、有成效"的"四有"中西医结合医疗模式，所有疫情防控救治工作全部落实中西医结合、中西药并用的部署要求。在定点医院深化"四有"中西医结合医疗模式，由中西医专家联合组成专家组，联合制定完善诊疗方案，联合在一线开展救治，联合进行查房会诊和病例讨论。

三是诊疗方案更加优化。针对德尔塔变异株，组织国家中医药专家对中医治疗临床经验进行总结，对诊疗方案进行完善。针对部分地区儿童病例较多的情况，组织中医药专家结合儿童患者临床症候和生理特点讨论并确定治疗方案。对在救治中形成的中医药专家共识和临床经验进行全国推广。各地按照国家诊疗方案规范化、同质化开展中医药治疗，本土确诊病例和无症状感染者中，除个别特殊情况人员外，均普遍应用了中医药进行治疗。

四是中医药全方位干预效果显著。针对集中隔离人员和有需求的社区居民、重点人群，以"点开药到"为目标，第一时间进行中医药预防干预。将中医药预防干预延伸到社区及一线重点岗位人群，确保有需求的居家隔离人员和一线工作人员"应服尽服""愿服尽服"。针对确诊病例和无症状感染者，开展规范化、同质化中医药治疗，基本达到中医药使用全覆盖。针对康复患者，积极应用恢复期中药汤剂及八段锦等非药物疗法综合干预，促进康复患者功能恢复。

2.持续推进健康中国行动

一是深入贯彻落实习近平总书记关于学生近视问题的一系列重要指示批示精神，研究制定《中医适宜技术耳穴压丸防控儿童青少年近视操作指南（试点试用）》，联合国家卫生健康委启动中医适宜技术防控儿童青少年近视试点工作，通过中医药预防干预等方法，对儿童青少年近视进行早防早控。二是全力落实健康中国行动中医药任务。研究编制健康中国行动中医药专项行动方案，着力发挥中医药在全生命周期健康维护、重点人群健康管理和重大疾病防治中的重要作用。三是与国家卫生健康委共同制定《推进妇幼健康领域中医药工作实施方案（2021—2025年）》，提升中医药在妇女儿童预防保健和疾病诊疗方面的能力。四是制定《基层糖尿病中医药防治工作指南》，推广应用《基层高血压中医药防治工作指南》。围绕心脑血管病、癌症等重大疾病，研究制定中医药防治方案。联合国家卫生健康委等部门印发《关于印发肿瘤诊疗质量提升行动计划的通知》《关于印发急性冠状动脉综合征分级诊疗技术方案的通知》，进一步提升肿瘤、心血管疾病中医诊疗水平，规范诊疗行为。五是针对中风、慢性阻塞性肺疾病、类风湿性关节炎等中医药具有治疗优势的疾病，系统开展一系列方案循证优化和疗效机制研究，并制定一批中医药特色治疗方案。六是积极发挥中医药在应对人口老龄化中的作用，研究筹备省级老年人中医药健康（治未病）中心建设，加强中医医院老年病科、治未病科建设，提升中医医院老年健康服务能力和服务质量。2020年，全国设置治未病科的中医类医院2851家，占52.0%，占比比2019年增长0.6个百分点；治未病人次数达2087.3万人次，比2019年增长75.8万人次。设置康复医学科的中医类医院2390家，占43.6%，占比比2019年增长4.2个百分点；康复医学科床位数为6.7万张，门急诊人次数为1025.2万人次，出院人数为112.3万人，床位数比2019年增长了0.8万张，门急诊人次数、出院人数分别比2019年减少了152.3万人次、5.6万人。设置老年病科的中医类医院1107家，占20.2%，占比比2019年增长3.3个百分点；老年病科床位数为3.2万张，门急诊人次数

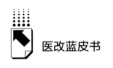

为 853.2 万人次，出院人数为 72.6 万人，床位数、门急诊人次数、出院人数分别比 2019 年增长了 0.6 万张、43.6 万人次、2.9 万人。①

（四）加强"三医联动"，为中医药服务提供保障

1. 推动完善符合中医药特点的医保政策

国家中医药局会同国家医保局制定印发《关于医保支持中医药传承创新发展的指导意见》，针对当前医保中医药领域反映突出的中医药服务项目价格偏低、调整不及时、报销存在不合理限制、尚未形成符合中医药特点的医保支付方式等问题提出政策举措。将《中医病证分类与代码》新版国标与医保信息系统对接，促进中医药医疗、医保数据信息共享互认。中国中医药循证医学中心遵循"证据为重，中西共识"的原则，开展循证评价，初步筛选中医治疗优势病种 30 个，推进中医治疗优势病种遴选。截至 2021 年，18 省份已出台医保支持中医药发展政策文件，16 省份已发布中医治疗优势病种，形成全国上下医保支持中医药发展的良好政策环境。

2. 加强中药服务价格和医保管理

《关于医保支持中医药传承创新发展的指导意见》中明确指出，规范公立医疗机构中药饮片采购渠道和销售价格，中成药按照"零差率"销售。探索将中药配方颗粒纳入省级医药集中采购平台挂网交易的途径。将符合条件的中药饮片、中成药、中药制剂等纳入医保药品目录和医保支付范围；将符合《处方管理办法》和《医院中药饮片管理规范》但已超出《药典》规定常用剂量开具的中药饮片纳入医保支付范围。

3. 推动公立中医医院高质量发展

深入实施公立中医医院绩效考核。按照《关于加强二级公立医院绩效考核工作的通知》（国卫办医发〔2019〕23 号）和《关于印发二级公立中医医院绩效考核指标的通知》（国中医药办医政函〔2020〕144 号）要求，2020 年国家中医药局组织全国二级公立中医医院开展绩效考核工作。从根

---

① 国家中医药管理局规划财务司编《2020 年全国中医药统计摘编》。

据功能定位建立绩效考核指标体系、按照分步实施原则明确考核医院、持续完善标准化信息化支撑体系、深入开展政策宣传解读和专业培训、逐步健全绩效考核数据质量控制体系等方面开展绩效考核工作，根据参加绩效考核的908家二级公立中医医院2019年度指标监测数据，从功能定位、医疗质量、运营效率、持续发展、患者满意度等5个方面分析绩效考核结果。推进公立中医医院薪酬制度改革。国家中医药局会同人社部、国家卫生健康委等5个部门制定印发《关于深化公立医院薪酬制度改革的指导意见》，明确提出充分考虑中医药医务人员收入情况，薪酬制度改革进一步向中医药特色优势突出的中医医院倾斜。

（五）统筹推进相关重点工作，形成工作合力

1. 改善群众中医药服务体验

深入扎实开展"我为群众办实事"实践活动。解决事关群众切身利益的看病就医、"急难愁盼"问题，大力推进"方便看中医""放心用中药"行动。一是通过国家中医药局网站开设"便民就医导航"平台，向群众提供方便快捷的中医医疗信息查询和预约挂号途径。此外，将国家中医药局6家直属（管）医院的网上预约挂号链接推送至"便民就医导航"平台；国家中医药局6家直属（管）医院在官方网站完成"便民邮箱"设立，为群众提供就医流程、医保政策、中药煎煮等方面的咨询答疑服务。二是深入开展中医药服务"三个一"行动。以省级中医医院为基础，将中医药服务"三个一"行动成果向地市级中医医院推广，截至2020年11月底，95.80%的中医医院开设"一站式"服务台，97.06%的中医医院能够提供3种及以上预约方式，开展中医师"义"服务活动共计32022场，服务基层群众共3814616人次。

2. 加强中医药人才培养和使用

一是深化医教协同推动中医药教育改革。26个省份出台具体实施方案，省局积极共建陕西中医药大学、黑龙江中医药大学、辽宁中医药大学。30余所中医药院校1.5万余人开展两次中医药经典能力等级考试试点，推动中医药

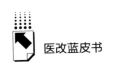

院校改革完善课程体系。改革完善中医医师规范化培训模式，开展培训标准修订工作，建设40个中医全科规培重点专业基地。二是启动实施中医药特色人才队伍建设工程（岐黄工程），确定新一批岐黄学者、青年岐黄学者，组建中医药多学科交叉创新团队、中医药传承创新团队，选拔培养第五批全国中医临床优秀人才、第七批全国老中医药专家学术经验继承工作指导老师和继承人、中医护理骨干人才、中医馆骨干人才。三是推动健全表彰奖励和职称评审制度。启动第四批国医大师和第二批全国名中医评选工作。国家中医药局会同人社部、国家卫生健康委印发《关于深化卫生专业技术人员职称制度改革的指导意见》。推荐1名专家、1个团队获得第六届全国杰出专业技术人才表彰。组织开展《职业分类大典》修订工作。

3. 推进中医药信息化建设

一是持续推进全民健康保障信息化工程一期项目建设。国家中医药局积极加强与国家卫生健康委信息标准工作对接，协同编制信息标准，夯实中医药信息化建设基础。与国家卫生健康委联合印发《全国公共卫生信息化建设标准与规范（试行）》《关于加快推进卫生健康行业电子证照建设与应用的指导意见》。二是按照《互联网诊疗管理办法（试行）》《互联网医院管理办法（试行）》《远程医疗服务管理规范（试行）》有关要求，规范互联网诊疗行为。同时，设置老年人就诊"绿色通道"，已完成设置老年人就诊"绿色通道"的二级及以上公立中医医院占比为91.25%；保留电话预约和现场预约等适合老年患者的预约挂号渠道并预留一定数量的现场号源，满足老年患者就医需求。三是在中医医院绩效考核中纳入电子病历、信息共享等内容，参加绩效考核的二级公立中医医院中，共有678家参加电子病历应用功能水平分级评价，参评率为74.67%，平均等级为1.49级。其中，163家（占比为24.04%）达到3级及以上水平，可实现部门间数据交换；16家（占比为2.36%）达到4级水平，可实现全院信息共享，提供初级医疗决策支持。

4. 完善监督体系，严格监督管理

一是将建立健全中医药管理体系情况纳为全国人大常委会《中医药法》

执法检查重点内容，推动部分省份加强中医药管理机构建设。已有7个省份的中医药管理局设置了中医药监督部门，15个省级卫生健康综合监督机构设置了中医药监督科室，其他省级卫生健康综合监督机构有专人负责中医药监督工作。二是推动将中医药监督执法内容纳入《医疗机构卫生监督执法工作指南》，推进中医药监督执法规范化和标准化，推动中医药服务有序开展。汇总《中医药法》实施以来的中医药监督行政处罚案件，并组织专家对这些案件进行评审。三是加强省级中医病案质量控制中心建设与发展，持续提升医疗机构中医病案管理质量。加强省级中药药事管理质控中心建设，推动有条件的地市建立地市级中药药事管理质控中心，促进中药合理使用。联合国家卫生健康委等5个部门印发《关于开展不合理医疗检查专项治理行动的通知》，进一步规范医疗行为。四是加强中药药事管理，促进合理使用中药。共有226个地市建立了地市级中药药事管理质控中心，指导各地加强对医疗机构中药饮片的质量监控。

二　医改中医药工作展望

2022年是"十四五"时期承上启下的一年，各项规划均已出台，进入任务落实阶段，医改中医药工作必将融入国家医改工作和中医药工作大局中，也将以改革促进发展，以内涵提升为核心，聚焦高质量发展这条主线，更加突出淬炼内功，更加强调学术发展和防病治病能力提升，着力深化中医药综合改革，着力构建优质高效中医药服务体系，着力打造特色人才队伍，着力加快中医药传承创新，以更强的责任感、使命感推动中医药振兴发展，推动健康中国建设。

（一）在推动中医药振兴发展方面

一是深入贯彻落实党中央、国务院关于深化医改中医药工作部署，制定深化医改中医药工作指导意见，开展深化医改中医药工作试点，抓好医改中医药年度重点工作任务落实。

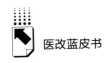

二是全面推进实施中医药振兴发展重大工程。会同国家发展改革委、国家卫生健康委等部门健全实施机制，强化保障，推动中医药振兴发展重大工程全面实施。协调财政部加大投入力度，支持中医药人才培养和中医医疗机构能力提升。

三是推进中国中医药循证医学中心建设，遴选50个中医治疗优势病种、50个中西医结合诊疗方案、100项适宜技术和100个疗效独特的中药品种，并及时向社会发布。

四是加强对国家中医临床研究基地的建设，优化调整国家中医药局重点研究室布局，推动国家中医药局重点实验室建设。推进重点病种研究，组织开展中医技术和临床疗效评价工作。

五是协调科技部，积极跟进“十四五”重点研发计划及中医药专项实施工作，推动重大疑难疾病防治、中医治未病和中医康复研究等相关课题实施，了解项目进展，及时发现研究成果，协调加强成果转化。

（二）在加快推进医疗、医保、医药联动改革方面

一是完善中医药医保政策。配合国家医保局落实《关于医保支持中医药传承创新发展的指导意见》，并启动试点方案。

二是完善中医药价格政策。配合国家卫生健康委实施《全国医疗服务价格项目技术规范》。配合国家医保局研究制定全国医疗服务价格项目规范。

三是深化薪酬制度改革。落实《关于深化公立医院薪酬制度改革的指导意见》要求，指导各地做好深化公立中医医院薪酬制度改革相关工作。

四是推进中医药人才评价激励机制建设。继续推动完善以中医药人才职业属性和岗位要求为基础、体现中医药特点的人才评价体系和评价标准。指导各地中医药管理部门落实《关于深化卫生专业技术人员职称制度改革的指导意见》。组织完成第四批国医大师和第二批全国名中医评选表彰。

五是按照《国务院办公厅关于推进公立医院高质量发展的意见》，组织开展公立中医医院高质量发展试点工作，推动公立中医医院高质量发展。

（三）在促进优质中医医疗资源均衡布局方面

一是加强中医药服务体系建设。会同国家发展改革委、国家卫生健康委等继续实施《"十四五"优质高效医疗卫生服务体系建设实施方案》，推动国家中医医学中心、国家区域中医医疗中心、中医特色重点医院等专项实施，加强中医医院等基础设施建设。

二是强化中西医协作。持续推动《关于进一步加强综合医院中医药工作推动中西医协同发展的意见》的落实，在综合医院广泛推广"有机制、有团队、有措施、有成效"的中西医结合医疗模式。开展国家中西医结合医学中心、中西医协同"旗舰"医院、中西医协同"旗舰"科室的遴选和建设工作。对重大疑难疾病、传染病、慢性病等开展中西医联合攻关，在更高层次、更深程度、更广范围推进中西医协作试点，针对中西医协作病种提炼临床经验，形成一批中西医结合的诊疗方案或专家共识。

三是实施《基层中医药服务能力提升工程"十四五"行动计划》。发挥县级中医医院龙头带动作用，有效承担县域居民常见病、多发病中医诊疗和急危重症抢救与疑难疾病转诊任务。改善基层医疗卫生机构中医药服务条件，推进基层医疗卫生机构中医馆建设，提升乡镇卫生院、社区卫生服务中心中医馆综合服务能力。对部分中医馆开展服务内涵建设，重点加强中医药人员配备、中医药技术服务提供和中医药设备配备。

（四）在全方位发挥中医药特色优势方面

一是按照平战结合、专兼结合、协调联动、快速反应的总体要求，充分总结新冠肺炎疫情防控经验，依托各省份高水平中医医院，加快建设覆盖所有省份的国家中医疫病防治基地，切实提升中医药应急和救治能力，充分发挥中医药在新发突发传染病等重大公共卫生事件中的独特作用。

二是促进科技创新项目建设，加大防治新冠肺炎新药研发工作力度，深化有效方药作用机制研究，为临床救治提供支撑。

三是推进公共卫生专项"中医药循证能力建设项目"实施，梳理9类

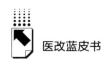

中医治疗优势病种的循证证据，为临床用药提供支持。

四是推进健康中国行动。聚焦中医药治未病优势领域，以重点健康问题和重点人群为核心，广泛开展健康中国行动中医药专项行动，推动各地积极落实该专项行动。联合国家卫生健康委、国家疾控局开展耳穴压丸等中医适宜技术防控儿童青少年近视先行试点和试点评估工作。

（五）在统筹推进相关重点改革方面

一是推进中医药教育改革。深入落实《关于深化医教协同进一步推动中医药教育改革与高质量发展的实施意见》，指导中医药院校加强中医药学科专业体系建设，强化中医思维培养，拓展中医药经典能力等级考试试点覆盖面。完善中医医师规范化培训制度，加强中医医师规范化培训基地建设，提升该基地内涵建设和培训质量。

二是加强中医药特色人才培养。制定印发《关于加强新时代中医药人才工作的意见》和《"十四五"中医药人才发展规划》。实施岐黄工程，持续推进岐黄工程首席科学家、岐黄学者、青年岐黄学者选拔，中医药创新团队组建及传承工作室建设等项目，启动新一批中医药骨干人才培训等项目。强化基层中医药人才队伍建设，扩大中医专业农村订单定向医学生招生规模、中医全科医生规范化培训招收规模。

三是组织召开全国公立中医医院党建座谈会。召开全国公立中医医院党建座谈会，传达学习党中央、国务院关于推动公立中医医院党建高质量发展的各项要求，落实国家中医药局党组有关部署安排，强化对全国公立中医医院党建工作的指导，推动全国公立中医医院全面落实党委领导下的院长负责制，不断促进医院党委发挥领导作用，以党风带政风、促行风，推动全国公立中医医院党建工作迈上新台阶。

四是充分发挥中国卫生健康思想政治工作促进会中医药分会（以下简称"中医药分会"）作用。以中医药分会为载体，进一步搭建完善全国公立中医医院党建和思想政治工作交流平台，创新工作内容、方法，积极开展学术研讨、对外交流和人员培训，增强全国公立中医医院党建和思想政治工作的活力和吸引力，促进中医药系统党建和思想政治工作水平的全面提升，把党的政治优势、组织优势转化为推动全国公立中医医院高质量发展的强大力量。

五是健全完善"中医药党建"微信公众平台。充分发挥党建信息化平台覆盖面广、传播速度快等优势，健全完善"中医药党建"微信公众平台，及时把党中央精神和国家中医药局党组工作部署传达给基层中医医院和广大一线医务工作者，及时宣传报道党建工作创新做法、先进事迹、典型经验，更好宣传党的政策、加强交流互鉴、展示党员风采。

六是配合国家卫生健康委开展医疗卫生行业综合监管督察。将贯彻落实《中医药法》《中共中央　国务院关于促进中医药传承创新发展的意见》等内容纳入医疗卫生行业综合监管督察，推进"双随机、一公开"工作，督促指导各地贯彻落实。

七是推动落实《中医药服务监督工作指南（试行）》和《医疗机构卫生监督执法工作指南》，推进中医药知识培训教材和中医药监督执法案例编纂工作，不断规范中医药监督执法行为，优化中医药服务监管体系，提升中医药治理体系和治理能力现代化水平。

地方经验与案例

Local Experiences and Cases

B.8
以人民健康为中心的三明医改实践

三明市卫生健康委员会*

摘　要： 近年来，三明市在解决群众"看病难、看病贵"问题的基础上，坚持问题导向、目标导向、改革导向，以解决群众"看好病、大健康"问题为重点，围绕解决"群众健康怎么管护""医务人员怎么激励""医学人才怎么培养""优质医疗资源怎么扩容""医防怎么融合""中医药事业怎么发展"等问题，巩固和提升医改成效，推动三明医改从"以治病为中心"向"以人民健康为中心"转变，不断增强人民群众卫生健康获得感。

关键词： 医改　全民健康　三明市

＊ 执笔人：周显葆、曾伶、杨里仁、吴依娟。

一　改革背景

（一）"以人民健康为中心"是落实党中央决策部署的具体体现

三明医改是在习近平总书记关心支持下持续推进、不断深化的。党的十八大以来，习近平总书记先后 4 次听取和研究三明医改工作汇报，充分肯定三明医改经验，强调要做好总结推广。尤其是 2021 年 3 月 23 日，习近平总书记在沙县总医院视察时指出："健康是幸福生活最重要的指标，健康是 1，其他是后面的 0，没有 1，再多的 0 也没有意义。"① 2021 年 2 月，国务院医改领导小组将三明市列为全国首个深化医药卫生体制改革经验推广基地；2021 年 10 月 8 日，又下发《关于深入推广福建省三明市经验　深化医药卫生体制改革的实施意见》，要求深入推广三明医改经验。福建省委、省政府多次发文推广三明医改经验，进一步支持三明市率先在全方位全周期保障全民健康上探索新经验。党中央、国务院和国务院医改领导小组秘书处、国家卫生健康委等有关部委及福建省委、省政府对三明医改寄予了厚望，坚持"以人民健康为中心"，持续深化医改，为全国医改探索新经验，对三明市而言，这既是政治责任，也是使命担当。

（二）"以人民健康为中心"是三明医改经验的巩固与提升

让老百姓满意是医改的风向标，特别是在新发展阶段，高质量发展是我国社会经济发展的主题。在卫生健康领域，从"以治病为中心"向"以人民健康为中心"转变，用服务质量和效率替代机构规模扩张速度，从创新中赋能是深化三明医改、推动公立医院高质量发展的必由之路。但是三明市仍存在医疗资源不足、配置不均，医疗服务能力和水平不高等问题。在高质

---

① 邓纯雪：《习近平：健康是幸福生活最重要的指标》，中国文明网，2021 年 3 月 24 日，http://www.wenming.cn/ldhd/xjp/zyjh/202103/t20210324_ 5989315. shtml。

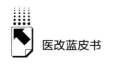

量发展背景下，巩固和提升三明医改的成效，提高医疗卫生服务能力，更好地解决群众"看好病、大健康"问题，实现医改的系统性、持续性，除了能推动三明医改迈上新的台阶外，也能增强医改经验的普遍性和适用性，为全国总结更多可复制可推广的新经验，更好地服务深化医改目标的实现，助力"健康中国2030"建设。

（三）"以人民健康为中心"是满足人民健康需求的重要前提

三明医改始终坚持以人民健康为中心的改革方向，通过10年的探索实践，初步解决了群众"看病难、看病贵"问题，以较少的卫生资源实现了较高的健康效益。进入新发展阶段，人民群众多层次、多样化的健康需求日益增长，但是居民健康素养水平不高、医防融合不紧密、卫生健康信息化发展滞后等问题依然存在，面对新形势、新情况、新要求，三明市以实施全民健康管护体系完善工程、公立医疗机构薪酬制度完善工程、医防融合提升工程、医疗服务能力提升工程、中医药健康促进工程、卫生健康人才培养工程（以下简称"六大工程"）为抓手，通过具体化、指标化的新医改目标和方案，在全国医改进入"深水区"后对体制机制改革进行深度探索，努力建设好新时代健康保障体系，为群众提供全生命周期健康服务。

二 主要做法

三明市认真学习贯彻习近平总书记重要讲话重要指示批示精神，按照党中央、国务院决策部署和福建省委、省政府工作要求，在国务院医改领导小组秘书处、国家卫生健康委、福建省卫生健康委具体指导下，持续深化"三医联动"改革。在医药方面，第一时间跟进国家级、省级集采中选结果，建立三明采购联盟（全国）常态化带量采购机制，持续挤压药品耗材价格虚高空间，涵盖12个省（区、市）的全国首个省际中药材采购联盟加入三明采购联盟（全国）。在医保方面，坚持"药""价""保"有序衔接，完成第九次医疗服务价格改革，提高药事服务费；提高职工医保水平，城镇职工医保异地就医报销比例提高 5~15 个百分点。在医疗方面，健全基层首诊、双向转诊、急慢分治、上下联动分级诊疗模式，全民健康信息平台实现县、乡、村三级互联互通，基本实现了全市重点群体健康管理全覆盖。在巩固和提升三明医改成效、持续解决群众"看病难、看病贵"的基础上，2021 年 9 月，《三明市实施"六大工程"推进医改再出发行动方案》（明委发〔2021〕14 号）出台，重点解决群众"看好病、大健康"问题，推动三明医改从"以治病为中心"向"以人民健康为中心"转变，探索健康三明建设新路径。

（一）实施全民健康管护体系完善工程，努力为人民群众提供全生命周期健康服务

针对县域总医院（即"区域紧密型医共体"，下同）上下联动不够紧密、健康管护还不到位等问题，探索推进"三管联动"改革，全力守护好群众健康。一是建立"三打破"一体化健康管护体系。打破县、乡、村行政壁垒，打破机构性质壁垒，打破经费渠道壁垒，建立人、财、物、事、绩高度集中、统一管理的一体化健康管护体系。严格执行编制备案制管理办法，建立县、乡、村人员双向无障碍流动机制，促进优质医疗资源下沉，当好群众健康"守门人"。二是建立"五阶段"全人群健康管护制度。针对胎儿期、婴幼儿期、儿童青少年期、成年人期、中老年期等不同年龄阶段健康影响因素，分类施策、综合防治，建立全人群全生命周期健康管护制度。三是建立"四打包"健康管护机制。健全以服务对象、健康绩效为导向的医保基金打包①、疾病病种打包②、基本公共卫生服务打包、财政补助资金打

---

① 医保基金打包就是医保经办机构在每年年初按总医院所辖区域内所有参保人数，在扣除市本级预留的 2% 的风险金、民营医疗机构使用的基金外，将其余医保基金全部打包给全市 12 个总医院。

② 疾病病种打包就是医保经办机构按疾病诊断相关分组（C-DRG）收付费确定的病种费用，以统筹基金定额标准支付给定点医院，各分组的实际医疗总费用超过定额的，超支部分由定点医院自行承担，患者只承担确定的病种费用内自付部分；实际医疗总费用低于定额的，结余费用作为定点医院的医疗服务收入，患者享受 30% 的结余费用，由医保基金直接支付到患者个人账户。

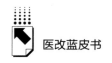

包的"四打包"健康管护机制。同时,完善"钱随人走"政策,参保人员可自由选择总医院作为自己的健康管护机构,医保经办机构以总医院的参保人数作为医保基金包干经费结算依据,推动总医院之间形成良性竞争。持续优化 C-DRG 制度设计和管理措施,完善三明采购联盟(全国)常态化带量采购机制,进一步减轻群众负担。2021 年,全市医保基金打包总额 29.33 亿元,同比增长 11.90%;基层诊疗量占比为 56.68%,较 2016 年组建总医院以前增加 2.27 个百分点;双向转诊 3.99 万例,同比增长 9.79%。

(二)实施公立医疗机构薪酬制度完善工程,强化正向激励

针对公立医疗机构薪酬结构不合理、分配制度易导致逐利行为等问题,探索建立统一计提工资总额、统一薪酬构成、统一年薪基数、统一优绩优酬的"四统一"薪酬制度,促进各方变革,努力形成以健康为导向的绩效薪酬分配机制。一是统一计提工资总额。将年薪制实施范围扩大到县、乡、村公立医疗机构和专业公共卫生机构。同时,明确乡镇卫生院和公办村卫生所的工资纳入总医院年薪工资总额统一核算。二是统一薪酬构成。在不同性质、不同层级的公立医疗机构中,制定实行"以基本年薪为主、绩效年薪为辅"的健康激励政策,以及与实现健康效益最大化相匹配的全员岗位年薪制度,提高固定薪酬比例。三是统一年薪基数。年薪基数不再区分医院等级,全部按不同群体、不同职称核定基本年薪,促进更加公平合理,推进分级诊疗,落实全方位健康管理。四是统一优绩优酬。各级公立医疗机构明晰岗位职责,严格落实定人、定岗、定责"三定"原则,实行以岗定人、以岗定责、以岗定薪,做到责薪相适、考核兑现。同时,将统一认定后的一体化村卫生所村医薪酬纳入薪酬制度改革实施范畴。

(三)实施医防融合提升工程,着力构建防治管服务链

针对医疗机构与公共卫生机构业务融合不够紧密、协同联动不够高效等问题,通过"一体系""四机制"全力打造医防融合服务链,探索形成医防融合、预防为主的运行机制,努力实现群众少得病、晚得病、不得大病。一

是建立"两师两中心"全民健康管理体系。在各总医院设立疾病管理中心和健康管理中心，每个总医院培养疾病管理师和健康管理师各50名，形成以"两师两中心"为主要内容的全民健康管理体系。二是建立公共卫生机构激励保障机制。推进疾控体系综合改革，实行公益"一类保障、二类管理"，在岗位职称结构、医防业务、服务收费、绩效薪酬分配等方面进行大胆探索突破。三是建立医防融合协调机制。由各总医院通过购买服务方式与公共卫生机构共同制定服务清单，开展相关医防融合工作，激发内生发展动力，推进常见病、多发病和重大疾病的防、治、管、教一体融合。四是建立健康筛查干预管控机制。以健康管理团队为主，采取"1+N"模式，推进全覆盖健康筛查，强化结果运用，进行全人群健康分类、风险分级管理，推行医疗处方、运动处方、疫苗处方、心理处方等"一病多方"，对患者进行个性化综合治疗和健康指导，实现对疾病的早发现、早诊断、早治疗和规范管理。五是建立慢病"两早"综合管理机制。与中国疾控中心慢病中心合作，开展疾病谱研究分析，实施多发病和高死亡病危险因素早干预、早管理。继续打好慢病一体化管理攻坚战，2021年，为6类慢病患者免费供药82.52万人次；高血压管理率83.08%、控制率83.97%；糖尿病管理率82.77%、控制率73.55%；严重精神病管理率93.72%；肺结核管理率99.74%。

（四）实施医疗服务能力提升工程，努力建设区域医疗中心

针对优质医疗资源不足、基层基础还比较薄弱等问题，"三围绕"协同提升各级医疗服务能力。一是围绕实现大病重病在市级解决。在国务院医改领导小组、国家卫生健康委的协调下，与中山大学附属第一医院（以下简称"中山一院"）、中国中医科学院广安门医院（以下简称"广安门医院"）合作打造省级区域医疗中心、闽西北区域中医医疗中心，"两中心"建立常态化沟通对接、专家轮换帮扶、学科带头人实训、信息互联互通等"四个机制"，帮扶13个重点特色专科，探索形成了以云门诊、云巡诊、云会诊、云检查、云查房、云管护、云教学等"七朵云"为主要形式的"云诊疗"模式，"组团式"发展市县学科群，辐射带动全市公立医院高质量发

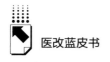
展。截至 2022 年 3 月，成功开展严重肢体创伤保肢与修复重建手术等新技术新项目 14 项；开设了帕金森、癫痫等神经亚专科门诊，填补了三明地区空白；优化中医优势病种方案 10 个；开展远程医疗活动 88 场次，疑难特殊病例查房 2099 例、病例讨论 254 例，专科门诊 650 余例，手术带教及复盘 176 例。二是围绕常见病多发病在县级解决。中山一院与各县域总医院帮扶共建三明市严重肢体创伤、前列腺癌等 5 个专病医防融合联盟，到基层医院开展调研、专题巡讲活动，推动远程医疗服务覆盖县、乡、村，进行授课、门诊、手术等共 47 场次。加强县级公立医院胸痛、卒中、创伤、危重孕产妇救治、危重儿童和新生儿救治"五大中心"能力建设，打造一批临床专科和重点专科，提升人才素质，完善急救体系，建设"无红包""无陪护"医院，推进智慧医院建设。2021 年，各县域总医院全部建成心电诊断、医学影像等六大医疗服务技术中心，向区域紧密型医共体内基层医疗卫生机构提供临床检验诊断 15.2 万人次、远程会诊 3 万余人次，全民健康信息平台实现县、乡、村三级互联互通，开放电子健康档案 249 万份，基本实现了重点人群健康管理全覆盖。三是围绕头疼脑热等小病在乡村解决。推进总医院与所属基层分院设立联合康复病房，开展总医院基层分院达标创建工作，引导专科医院参与家庭医生签约服务，全市 1000 人及以上行政村全部由乡镇卫生院延伸设立村卫生所；服务人口不足的行政村，采取多村联办或乡镇卫生院直接派驻形式设立村卫生所，共建成一体化管理公办村卫生所 1253 家并开通医保报销端口，让老百姓在家门口就可以看病报销。2021 年，共完成乡村医生规范化培训 2156 人，群众健康"守门人"作用进一步发挥，群众就医获得感明显提升。在 2021 年度福建省第三方满意度测评中，三明市公立医院职工满意度排全省第 1 名，出院患者满意度排全省第 2 名。

（五）实施中医药健康促进工程，探索建立中医健康管护模式

针对中医药特色优势发挥不够、中医药人才缺乏等问题，三明市以国家中医药局全面支持本市中医药事业高质量发展为契机，创新完善促进中西医

融合发展机制，优化中医药医保扶持政策，推进中医药"五个全覆盖"传承发展，全面提升中医药健康促进能力。一是中医网络全覆盖。依托三明市中西医结合医院与广安门医院签署技术合作协议，实施中医特色重点医院、中西医协同"旗舰"医院建设项目，在全市妇幼保健院、皮肤病医院、精神卫生中心等专科医疗机构设立中医临床科室，均衡中医药资源布局。同时，推进永安市中医医院建设；推动建宁县中医医院项目建设；加快明溪县中医医院特色专科科室建设。二是县、乡、村中医医生全覆盖。将中医药学类等相关专业列入年度人才引进和招聘紧缺专业，公立医疗机构在人才引进和招聘时向中医药人才倾斜，县级以上医疗机构每年新招聘中医药学类专业人员占全部新招聘人员的比重达 10% 以上，基层医疗卫生机构中医药学类专业人员占人员总数的 1/5 以上，每个基层中医馆都有 2 名以上中医医师。大力推广中医药适宜技术应用，确保全市 100% 的乡村医生全部掌握 4 种以上中医药适宜技术，每万人口中医执业（助理）医师数达到 7 名以上。三是中医药促进健康全覆盖。以临床重点专科建设为切入点，实施中医临床优势培育项目，大力科普推广"中风初期针灸刺血""蛇伤初期青草药急救"等中医疗法。鼓励将中医护理、产后康复、预防残疾康复训练等服务延伸至家庭，完善"无缝式"康复服务体系。健全中西医协同疫病防治机制，探索在疾病预防控制机构建立中医与疫病研治队伍，将中医药防治纳入突发公共卫生事件应急救治体系，推行传染病中西医结合诊疗方案，确保中医药第一时间全面参与突发公共卫生事件应急救治。四是中医药传承创新全覆盖。在做好中医药传统知识与文化，民间中医药验方、秘方和传统技术方法的收集整理和登记保护的基础上，坚持运用中医临床思维，以临床问题为导向开展多发疾病和重大疑难疾病多学科联合攻关和临床协作。支持院内中药制剂研发与使用，鼓励将名老中医验方开发为使用方便的医疗机构中药制剂，开发现代中药制剂。在市级科技计划项目及科技成果评定中设置中医药研究方向，设立一定比例的中医药科研项目，推动中医药成果单列参评科技奖。五是同病同价中西医全覆盖。发挥 C-DRG 收付费改革在推动中西医协调发展中的作用，鼓励应用中医方法完成诊断和治疗，实行中西医同病同价，新增 5

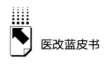

个中医病组及收付费标准，增补基层中医馆中药药事服务费，调高 60 个体现中医医师技术劳务价值的项目价格，将 24 种中医非药物疗法纳入门诊报销范围。2021 年，2 个基层精品中医馆通过省级验收，市中西医结合医院及 2 所县级中医院被列为 2021 年蛇伤救治二级工作站，全国基层名老中医药专家传承工作室共建成 9 个，新增全国中医护理骨干人才 2 名，8 名中医药专家被列为省第四批老中医药专家学术经验继承工作指导老师、22 名中医药专家被列为省第二批基层老中医药专家师承带徒工作指导老师，确立 33 名继承人，中医药在新冠肺炎疫情防控中实现中西医协同救治患者率达 100%。

（六）实施卫生健康人才培养工程，多渠道引进培养医疗健康人才

针对三明市卫生健康人才紧缺问题，着力培养本土化医学人才，探索建立多层次人才培养、柔性引进"两大机制"，设立 3000 万元专项经费，实施书记（院长）、优秀学科带头人、优秀青年医师、复合型医防人才和乡村医生"4+1"人才培养计划。一是书记（院长）培养。采取依托国内医学院校或专门培训机构的定点集中培训，与国家卫生健康委、省卫生健康委组织的医院院长年度培训和专门机构、卫生行业学会（协会）举办的培训、学习、交流等分散培训相结合的方式，加强公立医院书记（院长）培训，持续提升其职业化管理能力。二是优秀学科带头人培养。依托国内知名医学院校、医院，采取学校教学、跟师研修、学术交流、参与科研等方式，提升医疗服务、学科建设、科室管理、科研教学等能力，强化优秀学科带头人培养。三是优秀青年医师培养。实行"导师制"，通过"传、帮、带"的方式开展医、教、研等工作，提高优秀青年医师综合技术水平；采取在职学习、导师带教、国内进修等方式，鼓励优秀青年医师参加继续教育，提高其医学基础理论水平。四是复合型医防人才培养。采取理论学习与实操培训相结合的方式，对全市二级及以上公立医疗机构中的初、中级医师（含临床、中医、口腔、公共卫生医师）进行医防融合知识培训，同时，健全公共卫生医师制度，在一定范围内赋予其临床处方权，加强复合型医防人才培养。五

是乡村医生培养。采取"订单定向"方式，做好定向乡村医生培养工作，稳步提升乡村医生业务能力和服务水平。2021 年，全市派出进修培训 360 余人，每万人口注册全科医生达 4.13 名，位居福建省前列；柔性引进专家名医 43 名，增设名医工作室 7 个，100 名基层骨干与 14 名名医建立"师徒"关系。

三 改革成效

通过不懈努力，三明市初步实现了患者、医院、医生、医保基金等多方共赢。

（一）人民健康水平不断提高

三明市城乡居民人均预期寿命由 2010 年的 75.29 岁增长至 2020 年的 80.02 岁（见图 1），以较少的卫生资源实现了较高的健康效益，婴儿死亡率由 2011 年的 7.82‰降至 2020 年的 2.33‰，5 岁以下儿童死亡率由 2011 年的 10.43‰降至 2020 年的 4.59‰。2021 年，人均年度门急诊次数 4.37 次，每百人年均住院人次数 16.08 人次，低于全省平均水平。

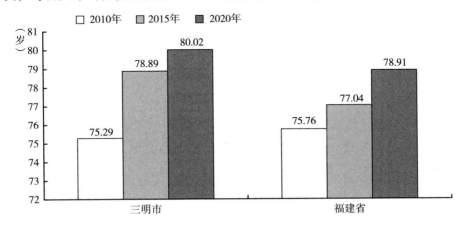

图 1 2010 年、2015 年、2020 年三明市、福建省城乡居民人均预期寿命情况

资料来源：三明市疾病预防控制中心。

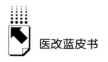

（二）群众看病负担明显减轻

2021 年，人均医疗费用（含异地）1871 元，其中，城镇职工 3660 元，城乡居民 1511 元。2021 年，三明市二级及以上公立医院城镇职工参保住院患者医保基金实际报销比例 75.64%、城乡居民参保住院患者医保基金实际报销比例 67.56%，分别较改革前的 2011 年增加 3.38 个、21.31 个百分点（见图 2）。

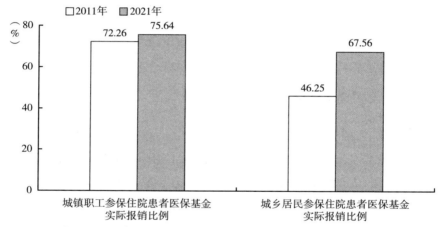

图 2　2011 年和 2021 年三明市二级及以上公立医院参保住院患者医保基金实际报销情况

资料来源：2011 年和 2021 年《三明市基本医疗保障参保与基金运行情况分析》。

（三）公立医院收支结构进一步优化

2012～2021 年，三明市二级及以上公立医院医药总收入年均增长 7.19%，增速回归理性；2021 年，医疗服务收入占医药总收入的比重为 43.05%（扣除往年医保结算差额）、药品耗材收入占比为 30.39%，分别较改革前的 2011 年提高 24.68 个百分点、下降 29.69 个百分点（见图 3）。

（四）公立医院人均收入大幅提高

三明市二级及以上公立医院工资总额由 2011 年的 3.82 亿元增加到 2021

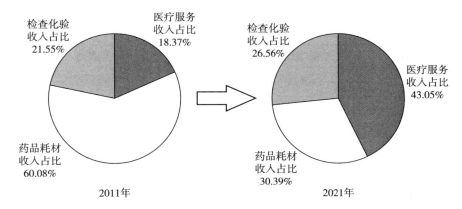

图3 2011年和2021年三明市二级及以上公立医院收入结构对比

资料来源：2011年和2021年《三明市公立医疗机构运行情况报表》。

年的19.56亿元，增加了4.12倍（见图4）。2021年，三明市二级及以上公立医院人员经费占医疗费用的比重达48.06%，较改革前的2011年增加了22.91个百分点（见表1）。医院在岗职工平均年薪由2011年的4.22万元提高到2021年的16.02万元，其中，医生团队人均年薪由5.65万元提高到19.34万元，最高年薪达59.68万元。

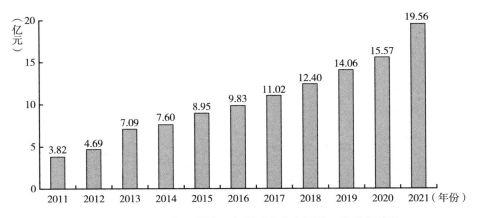

图4 2011~2021年三明市二级及以上公立医院工资总额情况

资料来源：三明市卫生健康委。

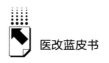
表 1　2011~2021 年三明市二级及以上公立医院人员经费占医疗费用的比重情况

单位：%

年份	人员经费占医疗费用的比重	备注
2011	25.15	—
2012	30.52	—
2013	38.03	—
2014	39.85	—
2015	43.18	—
2016	44.84	—
2017	46.92	2018 年比 2017 年：人员支出增幅
2018	46.54	7.50%，业务支出增幅8.39%
2019	46.85	—
2020	45.98	—
2021	48.06	—

资料来源：三明市历年卫生健康财务年报。

（五）医院发展后劲持续增强

人才队伍保持稳定（见图 5），医疗质量医疗安全指标稳中向好（见表 2），财务运行状况整体改善（见图 6）。

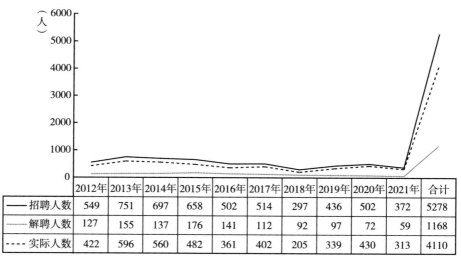

	2012年	2013年	2014年	2015年	2016年	2017年	2018年	2019年	2020年	2021年	合计
招聘人数	549	751	697	658	502	514	297	436	502	372	5278
解聘人数	127	155	137	176	141	112	92	97	72	59	1168
实际人数	422	596	560	482	361	402	205	339	430	313	4110

图 5　2012~2021 年三明市医疗卫生单位人才流动情况

资料来源：三明市卫生健康委。

表2 2011~2021年三明市二级及以上公立医院医疗质量相关数据情况

序号	名称		2011年	2012年	2013年	2014年	2015年	2016年	2017年	2018年	2019年	2020年	2021年
1	住院人数（人）		224844	254369	277652	298824	294256	308122	315837	309893	316047	294577	275398
2	患者总住院死亡率（%）		0.46	0.40	0.37	0.33	0.30	0.31	0.27	0.28	0.26	0.03	0.04
3	新生儿患者总住院死亡率（%）		0.14	0.01	0.07	0.14	0.10	0.08	0.04	0.04	0.13	0.16	0.02
4	手术患者总住院死亡率（%）		0.17	0.17	0.08	0.07	0.07	0.07	0.02	0.06	0.04	0.01	0.01
5	手术并发症发生率（%）		0.43	0.50	0.43	0.44	0.35	0.43	0.42	0.83	0.49	0.72	0.92
6	急危重症病人抢救率（%）		91.98	89.30	92.70	93.06	94.02	95.30	96.05	95.61	94.21	96.88	97.75
7	压疮发生率（%）		0.03	0.03	0.02	0.03	0.02	0.04	0.04	0.03	0.03	0.04	0.03
8	Ⅲ、Ⅳ级手术例数（例）		7927	7494	11514	14116	17885	21906	25027	44451	45309	37089	41239
9	新技术、新项目开展情况（项）		51	75	91	113	81	114	145	232	290	234	150
10	重点专科建设情况（个）	国家级	2	2	2	2	2	2	3	2	2	3	0
		省级	1	1	3	3	3	3	11	9	12	18	19
		市级	4	3	5	5	5	15	16	12	17	18	18
		院内	44	38	40	51	42	46	65	69	72	51	63
		总数	51	44	50	61	52	66	95	92	103	90	100
11	ICU历年投入使用情况（家）		0	1	2	0	2	4	1	1（10县市已全覆盖）	13	13	13

注：Ⅲ、Ⅳ级手术例数指标中，三明市第一医院未统计2011年、2012年数据；三明市第二医院未统计2011年、2012年、2013年数据。ICU历年投入使用情况指标中，2006年2家，2009年1家。

资料来源：三明市卫生健康委。

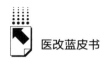

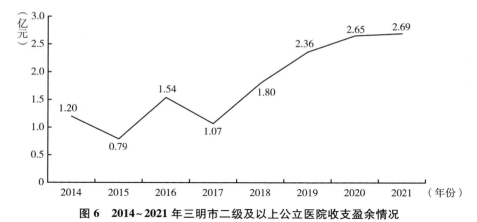

图6　2014~2021年三明市二级及以上公立医院收支盈余情况

资料来源：三明市历年卫生健康财务年报。

四　改革经验

（一）始终坚持医疗卫生事业公益属性

医改要以人民健康为中心，始终坚持以人民为中心谋划改革、推动发展，始终坚持公立医院姓"公"的根本属性，始终坚持将基本医疗卫生制度作为公共产品向全民提供，在复杂深刻的利益调整中找出最大公约数和最佳平衡点，让改革发展成果更多、更公平惠及全体人民。改革以来，三明市切实发挥政府主导作用，承担公立医疗机构基础建设、大型设备购置等保障责任，改革前公立医院的历史债务由政府承担，书记（院长）、总会计师的年薪由同级财政支付，改革后公立医院的工资总额与考核结果挂钩，让公立医院书记（院长）"不愁没钱花，有钱也不能乱花"。同时，加强对公立医疗机构的监督，督促健康管护机构落实好健康管护职责，加强对有关部门落实各项医改政策工作的监督，发挥好职能作用。

（二）始终坚持"三医联动"改革路径

医改是复杂的系统工程，综合性强、涉及面广，需要各级各有关部门齐心协力、共谋良策，特别要始终坚持医药、医保、医疗"三医联动"，秉持系统集成理念，增强改革的系统性、整体性和协同性。在医药方面，进一步推进三明采购联盟（全国）提质扩容和常态化带量采购，各总医院（含县、乡、村）统一从三明市药品耗材平台中采购、配送和结算，严禁总医院及其分支机构自行外购药品耗材，减轻群众负担。在医保方面，持续理顺医疗服务比价关系，优化支付方式和激励约束机制，控制医药费用不合理增长，注重医保政策便民惠民，提升医保基金使用效益。在医疗方面，持续深化公立医院综合改革，推进公立医院高质量发展，加快推动优质医疗资源扩容和区域均衡布局，推进智慧医院建设，创建"无红包""无陪护"医院，以实招硬招提高卫生健康服务水平。

（三）始终坚持以人民健康为中心的理念

党中央做出"全面推进健康中国建设"的战略部署，把人民健康放在优先发展战略地位，全方位全周期保障人民健康。三明市在制度建构中调整策略，以贯彻预防为主方针，改革完善疾病预防控制体系，推进医防协同融合改革，发挥中医药健康促进作用，打造"疾病预防、医疗救治、健康管理、健康教育"四位一体的防、治、管、教服务链，从源头上预防和控制重大疾病，筑牢群众健康的"上游堤坝"，实现医改从"以治病为中心"向"以人民健康为中心"转变。

（四）始终坚持薪酬制度的引导作用

三明医改始终围绕树立鲜明的绩效激励导向，发挥好公立医疗机构薪酬制度"牛鼻子"作用，持续深化薪酬分配制度改革，先后实行院长年薪制、医生（技师、临床药师）年薪制、全员目标年薪制、年薪计算工分制，探索建立健全符合行业特点的薪酬制度和科学合理的考核评价机制，考核结果与书记（院长）和总会计师年薪、医院工资总额相挂钩。2021年以来，三明市进一步建立"以基本年薪为主、绩效年薪为辅"，县、乡、村同责同酬和优绩优酬的全员岗位年薪制，促进医院、医生理念与行为更加体现"医

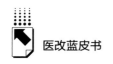

术提升、服务改善、健康维护"等方面价值，最终实现"老百姓越健康、越少生病，医务人员收入不仅不会减少，反而越高"，提升医疗资源使用健康效益，增进群众健康福祉。

（五）始终坚持发挥医保的杠杆作用

医保是医改的关键环节，医保基金用于看病报销只是基础，用于支付健康才是目的。医保基金如果只限于看病报销，医务人员就会通过收治病人获取医保基金来增加收入，导致其为了逐利而"开发病人、制造病人"，甚至出现欺诈骗保等违法行为。可以说，医保基金使用上的局限性，很大程度上助长了不正确医疗行为，导致医疗卫生资源浪费。三明市秉持"既要确保医保基金安全，又要提高医保基金使用健康效益"的理念，改革医保支付制度，将医保基金用途拓宽至健康管护，从而提高医保基金使用健康效益。

五　展望与建议

下一阶段，三明市将坚持以习近平新时代中国特色社会主义思想为指导，全面贯彻党的十九大和十九届历次全会精神，深入贯彻落实习近平总书记来闽来明视察时的重要讲话重要指示批示精神，按照国务院医改领导小组秘书处、国家卫生健康委等部委和福建省委、省政府有关医改的部署，坚持人民至上、敢为人先，把人民健康放在优先发展战略地位，牢固树立大卫生、大健康理念，以实施"六大工程"为抓手，以改革创新为动力，以解决群众"看好病、大健康"问题为重点，持续深化医药卫生体制改革，提升群众健康获得感。

（一）在"防"上着力，筑牢群众健康"上游堤坝"

改革完善疾病预防控制体系，组建疾病预防控制局，激发疾病预防控制机构内生发展动力，补齐公共卫生短板，全面提升防控和救治能力。完善机制健全、系统完备、职能明确、协作顺畅、运行高效的重大疫情防控救治体系、化解公共卫生重大风险。建立"一手做预防，一手开处方"制度，开展常见病、多发病和重大疾病及其危险因素监测和流行病学调查，加强综合防控干预；开展住院患者疾病谱及住院负担分析，及时发现疾病种类变化和区域特征，为指导政府决策及合理配置医疗卫生资源提供科学依据。开发建设疾病谱分析平台，实施疾病谱分析平台建设项目，为人群健康管理提供数据支撑。发挥中医药疫病防治优势，探索在疾病预防控制机构建立中医与疫病研治队伍，建立中西医协同疫病防治机制。

（二）在"治"上发力，逐步降低市域外转诊率

继续深化中山一院、广安门医院等国内高水平医院合作共建，依托其雄厚的技术力量、顶尖的医学人才、先进的管理经验，打造区域性医疗高地和疑难重症诊疗中心，做实做强薄弱学科和做优做特临床重点专科，"组团式"带动全市学科群协同发展，全面提升三明市医疗综合实力和服务能力，实现大病重病在市级解决。夯实县级公立医院传染病、急诊急救、重症医学、心脑血管等14个临床专科基础和30个市级重点专科基础，建立区域专科联盟，培养县域专科带头人，促进县域专科医疗技术水平提升，推进电子病历、智慧服务、智慧管理"三位一体"的智慧医院建设和医院信息标准化建设，建立区域内检查检验结果互通共享信息化规范，实现一般病在县级解决。推动各总医院医疗卫生资源、医学人才、疾病病种下沉基层，开展慢病综合防治，实施适宜技术开发推广，建立移动医院常态化巡回诊疗制度，提升基层医疗卫生机构临床诊治能力和水平，实现头疼脑热等在基层解决。

（三）在"管"上使力，当好群众健康"守门人"

探索构建以县（市、区）为单位、以总医院为载体、以"四打包"为纽带和杠杆的全民健康管理新模式，做到"四个明确"（明确健康管护主体、明确健康管护对象、明确健康管护责任、明确健康管护经济利益），以全生命周期为主线，结合不同年龄段进行健康分类、风险分级，健全健康管护体系下的医防协同、融合发展机制，为群众提供疾病预防、诊断、治疗、

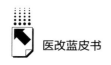

营养、康复、护理、健康管理等一体化、连续性医疗卫生与健康服务，控制疾病危险因素，推进全民健康管理，提升全民健康素养，减少慢病人群并发症，降低复发率、致残率、致死率。同时，在"教"上引力，开展形式多样的慢病防治宣传教育，并由专业公共卫生机构、医疗机构共同组建健康科普讲师团和建设健康科普网络直播平台，常态化开展健康知识宣讲，持续提升居民健康素养。完善医保基金支付健康政策，促使医保基金用于健康管护、慢病管理、健康促进等，实行"钱随人走"政策，推动总医院间形成良性竞争格局，促进总医院提升健康管护能力，提高医保基金使用效能，同时完善公立医疗机构薪酬制度，突出以人民健康为中心的分配导向，实行全员岗位年薪制，引导医务人员主动提供健康服务。

（四）在"绩"上出力，健全健康绩效考评体系

将居民人均预期寿命、人均年度门急诊次数、每百人年均住院人次数、地区年度医疗总费用增长幅度、每年人均医疗总费用、每年人均个人支付医疗总费用、每年人均财政投入金额等医改惠民考核指标和体现健康的指标融入考评当中，与基本公共卫生服务项目考评以及年薪制考核相结合，并将考核结果与公立医院书记（院长）、医院工资总额挂钩，引导各总医院将工作重心由"以治病为中心"转向"以人民健康为中心"。建立医务人员健康管护岗位责任制目标考评体系，落实健康管护目标责任，真正实现群众健康诉求与总医院及医务人员行为同向而行。

B.9
河北省因地制宜推广三明医改经验实践

河北省卫生健康委员会*

摘　要： 近年来，国务院医改领导小组把总结推广三明医改经验作为深化医药卫生体制改革的重要任务和工作方法，带动全国医改向纵深推进。河北省积极贯彻落实国家决策部署，结合省情实际，从完善领导推进机制、深化整体联动改革、推动优质医疗资源下沉、构建大卫生大健康格局四个方面入手，深入学习推广福建三明医改经验。在改革过程中，河北省始终坚持高位推动与部门协同并重、整体推进与典型引领并重、改革机制与改善服务并重、激励引导与约束鞭策并重，系统集成各项制度和政策安排，逐步理顺政府、医疗、医药、医保和群众等各方利益关系，持续激发地方改革创新内生动力，确保三明医改经验在河北走深走实、落地生根。

关键词： 医药卫生体制改革　三明医改经验　河北省

一　改革背景

（一）国家的决策部署

2012 年，福建省三明市直面当地医保基金严重亏损、药品价格虚高、

---

* 执笔人：杨猛、江建明、李殿军、李斌斌、刘云冬、李培培。

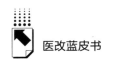

群众"看病难、看病贵"等突出问题，大胆实践、勇于创新，破除以药补医机制，统筹推进医疗、医保、医药联动改革，探索建立维护公益性、调动积极性、保障可持续性的运行新机制，打出了一套适合本地实际情况的医改组合拳，较快实现了患者、医生、医院、财政（医保基金）等多方共赢，为全国医改树立了榜样。国务院医改领导小组把总结推广三明医改经验作为深化医药卫生体制改革的重要任务和工作方法，推动三明医改经验走向全国，带动全国医改向纵深推进。2016 年，中共中央办公厅、国务院办公厅转发《国务院深化医药卫生体制改革领导小组关于进一步推广深化医药卫生体制改革经验的若干意见》，在全国范围宣传推介三明医改经验。2019 年，国务院医改领导小组印发《关于进一步推广福建省和三明市深化医药卫生体制改革经验的通知》，集中推广福建省和三明市医改经验。2020 ~ 2022 年，推广福建省和三明市医改经验连续三年被列为国家年度医改重点工作任务。2021 年 3 月，习近平总书记在福建省三明市考察时强调："三明医改体现了人民至上、敢为人先，其经验值得各地因地制宜借鉴。"① 2021 年 10 月，为贯彻落实习近平总书记重要指示精神，国务院医改领导小组印发《关于深入推广福建省三明市经验　深化医药卫生体制改革的实施意见》，要求加大力度推广三明医改经验，深化医疗、医保、医药联动改革。②

（二）改革的迫切需要

河北省地处华北平原，东临渤海、内环京津，西为太行山，北为燕山，横跨华北、东北两大地区，总面积 18.88 万平方千米，素有"京津胸膛""首都门户"之称，地理位置比较特殊。截至 2021 年末，常住人口 7448 万

①　《习近平总书记在福建考察·回访｜坚持人民至上　答好医改试卷》，"东南网"百家号，2021 年 3 月 26 日，https：//baijiahao.baidu.com/s？id=1695248000973908215&wfr=spider&for=pc。

②　《国务院医改领导小组秘书处、国家卫生健康委员会 2021 年 7 月 6 日新闻发布会文字实录》，国家卫生健康委员会宣传司网站，2021 年 7 月 6 日，http：//www.nhc.gov.cn/xcs/s3574/202107/b0792feb45914971a4c4e24d3bceb72.shtml；《国家卫生健康委员会 2021 年 10 月 21 日新闻发布会文字实录》，国家卫生健康委员会宣传司网站，2021 年 10 月 21 日，http：//www.nhc.gov.cn/xcs/s3574/202110/b768cc06375d48ac9a91a1100b613f4b.shtml。

人，其中城镇人口 4554 万人，城镇化率为 61.14%。2021 年河北省地区生产总值为 40391.3 亿元。"十三五"期间，按照党中央、国务院和省委、省政府决策部署，各地、各有关部门扎实推进重要领域和关键环节改革，医疗卫生服务体系不断完善，医疗资源布局持续优化，医疗服务能力稳步提高，但同京津等先进地区相比仍有较大差距。一是卫生资源总量不足。2016 年，每千人口医疗卫生机构床位数仅为 4.83 张、每千人口注册护士数仅为 1.92 人、每万人口全科医生数仅为 1.25 人，均低于全国平均水平。二是优质医疗资源缺乏且分布不均衡。每百万人口三级医院数低于全国平均水平，经济欠发达地区如张家口、承德等医疗资源配置不足，间接造成京津周边县（市、区）患者大量涌向京津两地，异地就医患者数量高于全国平均水平。三是基层服务能力较为薄弱。基层医疗卫生机构受编制、待遇、环境等因素影响，人才队伍在不同程度上存在人员短缺、职称偏低、年龄老化等问题。2016 年，基层医疗卫生机构高级及以上职称人员占比仅为 2.82%；本科及以上学历人员占比仅为 29.59%。

二　主要做法

（一）着力完善领导推进机制

领导重视、高位推动是三明医改成功的关键。河北省委、省政府始终高度重视深化医改工作，将其作为保障和改善民生的重大举措，提出了"四医联动、统筹推进"的改革要求。各地党委、政府主要负责同志挂帅，完善顶层设计，落实政府投入，强化督导考核，统筹推进深化医改工作取得新进展。[①]

[①]《国务院医改领导小组秘书处、国家卫生健康委员会 2021 年 7 月 6 日新闻发布会文字实录》，国家卫生健康委员会宣传司网站，2021 年 7 月 6 日，http：//www.nhc.gov.cn/xcs/s3574/202107/b0792feb45914971a4c4de24d3bceb72.shtml；《国家卫生健康委员会 2021 年 10 月 21 日新闻发布会文字实录》，国家卫生健康委员会宣传司网站，2021 年 10 月 21 日，http：//www.nhc.gov.cn/xcs/s3574/202110/b768cc06375d48ac9a91a1100b613f4b.shtml。

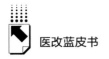

1. 强化组织领导

2017 年，河北省、市、县三级均成立由政府主要负责同志任组长的改革领导机构，部分县（市、区）由党政领导任双组长。2019 年省级实现医疗、医保、医药由 1 名政府领导分管，截至 2021 年底，实现全省所有设区市和县（市、区）全覆盖。省委、省政府主要领导每年主持召开医改相关会议，及时研究解决重点难点问题。仅 2019 年谋划出台《关于进一步深化医药卫生体制改革的意见》期间，省领导主持专题会议研究就达 24 次。省医改办建立副主任单位联席会议制度，定期会商调度，加强统筹协调，构建了上下贯通、横向联动、执行有力的医改推进组织体系。

2. 落实政府办医责任

落实政府对公立医院的投入责任，将基本建设等"六项投入"纳入政府预算管理，建立财政对公立医院取消药品加成的合理补偿机制，完善公立医院改革政府投入评价体系。"十三五"期间，全省累计投入医改资金 3074.00 亿元，年均增幅 9.48%。其中，安排公立医院医改资金 296.00 亿元，安排基层医改资金 578.19 亿元，各级财政累计投入取消药品加成补助资金 17.00 亿元。5 年间医疗卫生支出占财政支出年度平均比重达到 12.30%。

3. 建立"考、督、测、评"机制

为压实地方党委、政府责任，河北省将深化医改工作纳为全面深化改革和政府目标绩效考核的重要内容，2021 年首次把县域医共体建设等医改重点任务纳入健康河北考核指标体系，作为市县领导班子和领导干部综合考核评价、干部奖惩的重要参考。截至 2021 年底，省政府已连续 7 年组织开展医改年度考核，创新将 PDCA 循环管理理念应用到医改年度考核全过程，年初部署年度重点工作任务，年中下发考核通知，年终组织现场考核，次年初公布考核结果，一对一反馈问题，并将问题整改情况纳入下一年度考核指标体系，循环推动重点领域和关键环节改革取得突破。建立联合督导机制，连续 2 年由省医改办、省委改革办、省委督查室、省政府督查室开展"两办两室"督导，推动医改重点任务落地落实。此外，利用国家医改监测平台，提取关键指标数据，开发统计数据分析决策支持系统，引入河北医科大学等第三方机构，及时监测、分析、评价省域内深化医改工作进展情况，形成评估报告，为决策提供参考。

（二）着力深化整体联动改革

针对管理体制不顺、整体联动不足等问题，三明市按照"腾空间、调结构、保衔接"的改革路径，统筹推进医疗、医保、医药联动改革。河北省委、省政府突出医疗服务价格杠杆作用，创新提出医疗、医保、医药、医价联动改革，进一步强化改革的整体性、系统性和协同性。[①]

1. 以破除以药补医为切入点，建立健全公立医院运行新机制

公立医院是深化医改工作的主战场，河北省以维护基本医疗公益性为基本原则，破除以药补医，创新编制、职称、薪酬等体制机制，激发公立医院内生发展动力。一是全面推行药品零差率销售。河北省县级公立医院和所有市级公立医院分别于2014年和2017年全部取消药品加成（中药饮片除外），通过调整医疗服务价格、加大政府投入力度、改革支付方式、降低医院运行成本等措施建立科学合理的补偿机制，切实维护基本医疗公益性。二是深化薪酬制度改革。2021年，河北省人力资源和社会保障厅等5个部门印发《河北省深化公立医院薪酬制度改革实施方案》，重申"两个允许"要求，规范薪酬总量管理，落实公立医院收入分配自主权，健全负责人薪酬激励约束机制。三是改革和创新人事管理。2016年开始试点推行编制备案制管理，变编制管理为人员使用控制数管理，事业单位性质和公益属性保持不变。实行人员使用控制数管理的人员在岗位聘任、职称评定、收入分配、退休待遇等方面按事业单位人事管理政策实行。截至2021年，全省实行编制备案制管理的试点公立医院达232家，有效激发了公立医院发展活力。此外，河北省试点开展高级职称自主评审，每个设区市选择1~2家三级公立医院试点

---

① 詹积富：《以人民至上的理念推进公立医院改革——以三明医改为例》，《行政管理改革》2021年第12期；《坚持党政主导，持续推进三医联动综合改革——福建省三明市三医联动综合改革》，梁万年等主编《医改蓝皮书：中国医改发展报告（2020）》，社会科学文献出版社，2020。

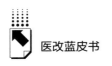
开展高级职称自主评审。全省 117 家公立医院落实了总会计师制度，强化医院财务和预算管理。

2. 以推进药品集中带量采购为突破口，有效挤压药品耗材价格虚高水分

河北省狠抓药品耗材采购这一关键环节，推动药品耗材"量价齐下"。2019 年 7 月 1 日主动跟进国家"4+7"药品集中采购试点，截至 2022 年 3 月底，已落实第一批至第五批国家组织集中采购药品中选结果，第六批、第七批正在有序推进。2019 年 12 月，率先对城乡居民高血压、糖尿病"两病"门诊用药开展集中带量采购，后续自主开展了输液器、静脉留置针、硬脑膜补片、疝补片、吻合器、颅内弹簧圈等 6 类医用耗材集中采购。积极参加三明和京津冀联盟集中带量采购，2020 年以来联合三明市组织开展 7 种非一致性评价药品集中采购，联合京津开展新冠病毒检测试剂、人工晶体、冠脉扩张球囊等多批医用耗材和药品集中采购，其中冠脉扩张球囊平均降价 90%。3 年来先后落实国家和河北省组织的集中带量采购药品 8 批 243 种、医用耗材 6 批 9 类，中选药品平均降价 62%，医用耗材平均降价 74%，减轻群众医药费用负担 200 多亿元，为"腾笼换鸟"调整医疗服务价格创造空间。

3. 以完善管理体制为着力点，推进医疗保障制度改革

改革医保管理体制是三明医改的关键一招。河北省按照国家部署，借鉴三明医改经验，整合成立河北省医疗保障局，逐步理顺改革医保管理体制和运行机制。一是推进医保支付方式改革。为更好保障参保人员权益、控制医保基金不合理支出，河北省有序推进按疾病诊断相关分组（DRG）付费、按病种分值（DIP）付费国家试点，着力健全管用高效的医保支付机制。2019 年 5 月，邯郸市被国家医保局列为 DRG 付费改革国家试点城市；2020 年 11 月，邢台、唐山、廊坊和保定 4 市被列为 DIP 付费改革国家试点城市，2021 年这 4 个国家试点城市先后进入实际付费阶段。二是科学调整不同级别医疗机构报销比例。为拉开不同级别医疗机构报销比例差距，引导群众有序就医，河北省明确基本医疗保险一级医疗机构政策范围内报销比例不低于90%；城乡居民和职工基本医疗保险一级、二级医疗机构政策范围内报销比例相差分别不低于 10%、3%，二级、三级医疗机构政策范围内报销比例相

差分别不低于 15%、5%，以上报销比例差额均高于全国平均水平。三是缓解医疗机构运行压力。在全国率先建立了基本医疗保险预付周转金制度，医保经办机构每年向二级以上定点医疗机构和就医人员多的乡镇卫生院预付 1 个月的周转金，2021 年全省医保经办机构共向医保定点医疗机构拨付预付周转金 18.70 亿元。落实药品集中采购医保资金结余留用政策，2021 年全年共拨付医疗机构结余留用医保资金 6.99 亿元。

4. 以理顺比价关系为关键点，建立健全医疗服务价格动态调整机制

医疗服务价格改革是撬动医改的重要杠杆。2019 年 6 月，河北省在全国率先制发《关于建立公立医疗机构医疗服务价格动态调整机制的实施意见》，明确医疗服务价格调整的启动条件和约束条件。按照"逐步到位"的原则，采取"小步走、不停步"的方式，有计划、有重点、有步骤地分批分类对医疗服务价格进行动态调整。2019 年底，抓住取消公立医疗机构医用耗材加成契机，提高医疗服务价格 1724 项。2021 年 9 月，在驻石省直三级医疗机构开展调整部分医疗服务价格试点，知名专家门诊诊查费提高 66.7%，注射费提高 125.5%，输液费提高 50.0%，新生儿护理费提高 50.0%。2022 年 3 月，调整儿童医疗服务价格 103 项，其中检查治疗类 32 项和临床各系统诊疗类 49 项儿童医疗服务价格提高 30.0%，经血管介入诊疗类 22 项儿童医疗服务价格提高 10.0%。为满足广大患者对特定疾病的医疗需求，使患者得到优质的诊疗服务，在河北医科大学第三医院、石家庄市中医院等探索试行差异化医疗服务价格，将部分知名专家门诊诊查费按特需医疗服务价格调整。省医保局成立以来，累计调整医疗服务价格 1827 项，分多批出台新增医疗服务价格 458 项，修订医疗服务价格 242 项。

（三）着力推动优质医疗资源下沉

三明医改通过建立紧密型县域医共体，整合医疗卫生资源，健全健康绩效考核评价机制，引导医疗卫生工作重心下移、资源下沉。河北省因地制宜，以紧密型县域医共体和乡村一体化建设为重点，加强县级医院、乡镇卫生院和村卫生室的统筹管理，着力提升基层卫生健康服务能力和服务体系整体效能。

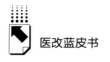

1. 持续推动紧密型县域医共体建设

紧密型县域医共体建设是落实分级诊疗制度的有力抓手，是整合优化县域医疗卫生资源的有效路径。在学习借鉴三明市等地先进经验基础上，河北省由点到面，全面推动紧密型县域医共体建设。2018 年，选取 3 个市和 11 个县（市、区）试点推进医联体建设。2019 年，河北省卫生健康委等 7 个部门联合印发《河北省全面推进医联体建设工作方案》，在全省广泛部署开展医联体建设。2022 年 4 月，聚焦加快推进紧密型县域医共体建设，河北省医改办等 6 个部门联合印发《河北省加快推进紧密型县域医疗卫生共同体建设的实施方案》，明晰建设任务目标，理清各方权责清单，明确评估验收标准。积极推进紧密型县域医共体人、财、物统一管理，将核定的县、乡、村三级医保基金统一打包拨付给牵头医院，结余的医保基金计入医疗服务收入，由紧密型县域医共体自主分配。通过不断改革完善机制，理顺利益导向，引导上级医务人员下沉基层，引导患者在基层就医，引导群众健康生活，进一步增强基层首诊吸引力，加快形成基层首诊、双向转诊、急慢分治、上下联动的就医新秩序，实现由疾病治疗向预防保健康转变。近几年，河北省唐县、易县等地先后成立了以县医院为牵头单位，县中医医院、县妇幼保健院、县疾控中心、各乡镇卫生院、社区卫生服务中心及村卫生室为成员单位的紧密型县域医共体，形成县乡一体、以乡带村、分工协作、三级联动的县域医疗卫生服务体系。截至 2021 年底，全省 297 家二级以上医院与 2627 家基层医疗卫生机构组建医联体，共有 182 个医联体已实现医保基金打包支付，占全省医联体总数的 61.3%，医联体内整合组建资源共享中心 1565 个。

2. 创新实施乡村一体化"十统一"管理

河北省农村人口将近 3000 万，在家门口享受便捷、优质的医疗服务是农村群众的迫切需求。然而，基层医疗卫生机构医疗服务水平参差不齐，医疗服务质量难以保证，群众信任度低，"大医院门庭若市，基层医疗卫生机构门可罗雀"现象突出。为切实加强村级卫生阵地建设，促进人才、技术、信息、管理等医疗卫生资源统筹设置，提升村卫生室医疗服务能力和运行效率，河北省于 2019 年启动乡镇卫生院与村卫生室一体化管理（以下简称"乡村一体化管理")工作,乡镇卫生院将村卫生室作为派出机构进行科学化、规范化管理,建立村医"乡聘村用"制度,乡镇卫生院可对本乡镇范围内村医进行调配。2020年,乡村一体化管理工作全面推开并进一步深化,实现了所有乡镇卫生院对村卫生室在人员、工资、财务、药械、业务、管理、准入退出、培训教育、绩效考核、奖惩10个方面的"十统一"管理,全省1962家乡镇卫生院和48796家村卫生室被纳入乡村一体化管理,正式聘用村医62757名。实行乡村一体化管理后,全省村医队伍年龄、学历结构明显优化,45岁及以下人员占比提高了4.20个百分点,大专及以上学历人员占比提高了2.51个百分点。在河北省清河县,乡、村两级基层医疗卫生机构服务能力明显提升,2021年,基层医疗卫生机构诊疗量达到总诊疗量的78%以上,基层首诊率达到90%以上,门急诊人次和业务收入分别比2019年同期增长24.3%和30.5%。截至2021年底,全省所有县(市、区)均建立保障村卫生室运行长效机制,根据村卫生室面积、分布等,按照1000~10000元/年的不同档次予以补助,共计投入1632万元用于保障村卫生室正常运转。全省纳入乡村一体化管理的62757名村医全部参加企业职工养老保险或城乡居民养老保险。

3. 健全基层医疗卫生服务网络

加大对村卫生室建设的投入力度。每个行政村设置1家村卫生室,建设资金由县级财政负责,人口较多或居住分散的行政村可酌情增设,确保各行政村基本公共卫生服务、基本医疗服务和健康管理全覆盖。采取就地筛选、定向培养、引进人才等多种方式加强村医队伍建设,并努力提高村医待遇,有效解决了村医"人才荒""引不来""留不住"等问题。2020年,所有常住人口500人及以下行政村全部设立标准化村卫生室,实现村卫生室、村医"空白点"双清零目标。同时,为农村地区33.2万名失能、半失能老人配备了紧急医疗呼叫系统,解决了特殊群体就医"最后一公里"问题。扎实开展对口支援,组织80家三级医院"组团式"对口支援198家县级医院,实现贫困县县级医院对口帮扶全覆盖。大力实施乡镇卫生院能力提升"春雨工程"。自2018年5月开始,连续3年向62个贫困县和雄安新区3县的896家乡镇卫生院分别派驻1名二级以上医院的医师挂职乡镇卫生院第一副院长,派驻工作

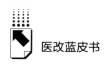
时间不少于 1 年，有效提升了帮扶乡镇卫生院的医疗卫生服务能力。截至2021 年底，4 年累计派驻对口帮扶人员 2959 名、"春雨工程"对口帮扶人员3493 名，仅 2021 年 1 年就帮助基层开展新技术、新项目达 914 项。

（四）着力构建大卫生大健康格局

坚持人民至上、生命至上，推动"以治病为中心"向"以人民健康为中心"转变是三明推进医改再出发的重要内容。河北省把人民健康放在优先发展的战略地位，牢固树立大卫生大健康理念，将实施健康河北行动作为当前和今后一个时期贯彻健康中国战略、推进健康河北建设的重要举措。[①]

1. 推动实施健康中国·河北行动

河北省委、省政府树牢大卫生大健康理念，推动将健康融入所有政策。一是形成了系统完备的行动顶层设计。聚焦全省主要健康影响因素、重点人群和重大疾病，印发《贯彻〈国务院关于实施健康中国行动的意见〉实施方案》《贯彻〈健康中国行动组织实施和考核方案〉若干措施》《健康中国·河北行动（2020—2030 年）》等配套文件，分别从政府、社会、个人层面，绘制了健康河北建设"施工图"和"路线图"。二是多措并举加强行动宣传倡导。录制健康河北行动解读视频，编写发放《健康中国·河北行动科普手册》。在省主要媒体积极开办《健康河北》《健康动起来》等栏目，线下线上同步举办"燕赵健康大讲堂"，利用大喇叭广播、主题网站、微信公众平台等多渠道推进健康河北行动进机关、进企业、进学校、进乡村、进社区，营造党委、政府主导，部门联动协同，全社会广泛参与的健康河北建设浓厚氛围。三是着力示范引领打造亮点。遴选 31 个县（市、区），统筹健康河北行动和卫生城镇、健康促进县、慢性病综合防控示范区建设，开展示范创建活动。据统计，在 58 个国家监测指标中，有 31 个已提前达到 2022 年目标。

2. 建立健全健康促进机制

大力开展居民健康素养提升、居民膳食减盐减油减糖、慢性病综合防

---

① 《福建省构建整合型医疗卫生服务体系的探索与实践》，许树强等主编《医改蓝皮书：中国医改发展报告（2021）》，社会科学文献出版社，2021。

治、传染病防控健康知识普及等攻坚行动，统筹开展健康促进县、健康县城试点建设。推进全民健身与全民健康融合，依托全国唯一健身与健康融合中心建设试点，积极推进全民健身与全民健康在理念、组织、设施、人才等方面的深度融合。截至 2021 年底，全省建有健身与健康融合中心 93 家，城乡居民中达到《国民体质测定标准》要求的人数占比达 89%。将公共卫生任务完成、居民健康改善等指标纳入医联体考核内容，考核结果与财政补助、医保支付、薪酬总量等挂钩，引导医联体主动预防，既重"已病"，又防"未病"。充分发挥中医药在治未病中的主导作用，推广普及中药药膳、八段锦、太极拳、内养功等知识，强化人民群众应用中医药养生保健、防病治病的意识，将中医药治未病理念融入百姓衣食住行。

3. 加快建立医防融合机制

加强城市网格化布局管理，探索整合各层级医疗机构和专业公共卫生机构，为网格内居民提供一体化、连续性医疗卫生服务。全省二级以上医疗机构全部设置公共卫生科，至少配备 1 名公共卫生医师。做好基本公共卫生服务、传染病防治、免疫规划、妇女儿童保健、慢性病管理、健康教育、疾病相关监测工作，为公众提供多维度、多层次的疾病防治服务。做实做细家庭医生签约服务，成立由公共卫生医师与医疗人员组成的基本公共卫生服务团队，开展健康科普，加强主动随访、健康检测、健康档案的管理和居民健康信息的收集，提升基本公共卫生服务规范化水平，保障和提升服务的质量和效率。

河北省推广三明市医改经验主要政策制定情况见表 1。

表 1 河北省推广三明市医改经验主要政策制定情况

维度	主要政策
综合	1.《关于进一步深化医药卫生体制改革的意见》（冀政办发〔2019〕2 号）
	2.《关于进一步推广福建省和三明市深化医药卫生体制改革经验的实施方案》（冀医改〔2019〕1 号）
	3.《关于贯彻落实习近平总书记重要指示精神 推广福建省三明市医改经验的工作方案》（冀医改〔2021〕1 号）
	4.《河北省深化医药卫生体制改革"十四五"规划》（冀医改〔2022〕1 号）

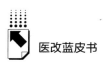

续表

维度	主要政策
医疗	1.《关于进一步深化公立医院综合改革的指导意见》(冀字〔2016〕19号)
	2.《关于印发建立现代医院管理制度实施方案的通知》(冀政办字〔2017〕145号)
	3.《关于推动公立医院高质量发展的实施意见》(冀政办字〔2021〕124号)
	4.《关于推进医疗联合体建设和发展的实施意见》(冀政办字〔2017〕85号)
	5.《河北省医联体建设试点工作方案》(冀卫发〔2018〕8号)
	6.《河北省全面推进医联体建设工作方案》(冀卫发〔2019〕4号)
	7.《关于开展公立医院薪酬制度改革试点工作的实施意见》(冀人社规〔2017〕5号)
	8.《关于扩大公立医院薪酬制度改革试点的通知》(冀人社发〔2018〕7号)
	9.《河北省深化公立医院薪酬制度改革实施方案》(冀人社发〔2021〕18号)
	10.《河北省加快推进紧密型县域医疗卫生共同体建设的实施方案》(冀医改办〔2022〕4号)
医保	1.《关于深化医疗保障制度改革的实施意见》(冀发〔2020〕13号)
	2.《关于进一步深化基本医疗保险支付方式改革的实施意见》(冀政办字〔2018〕12号)
医药	1.《关于进一步改革完善药品生产流通使用政策的实施意见》(冀政办字〔2017〕54号)
	2.《河北省公立医疗机构药品采购推行"两票制"实施方案(试行)》(冀医改办〔2017〕2号)
	3.《关于印发河北省跟进落实国家组织药品集中采购和使用试点工作实施方案的通知》(〔2019〕—90)
	4.《推动药品集中带量采购工作常态化制度化开展实施方案》(冀医保规〔2021〕2号)
	5.《关于国家和省组织药品集中采购工作中医保资金结余留用的实施意见》(冀医保发〔2020〕5号)
医价	1.《关于建立公立医疗机构医疗服务价格动态调整机制的实施意见》(冀医保字〔2019〕39号)

资料来源：根据河北省相关部门历年政策文件整理得出。

三 改革成效

（一）医疗资源配置逐步优化

资源总量方面，截至 2021 年，全省医疗卫生机构床位数、执业（助理）医师数、注册护士数分别达 454994 张、254227 人、225018 人，分别比 2016 年增加 94002 张、76797 人、81246 人。人均资源方面，2021 年每千人口医疗卫生机构床位数、执业（助理）医师数、注册护士数分别达 6.11 张、3.41 人、3.02 人，分别比 2016 年增加 1.28 张、1.04 人、1.10 人（见图 1）。基层医疗卫生机构执业（助理）医师的比重由 2016 年的 32.57% 提升到 2021 年的 40.17%，卫生技术人员从 104659 人增加到 159536 人。2021 年，培训村医 4.62 万人次，每万人口全科医生数达 3.28 人。

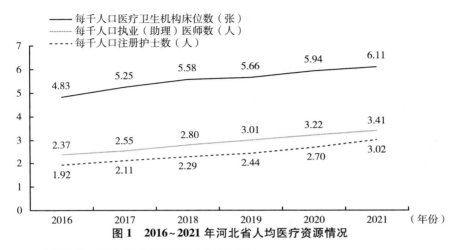

图1　2016~2021 年河北省人均医疗资源情况

资料来源：历年《河北省卫生健康统计年报》。

（二）医疗服务可及性有效提高

2021 年全省参保人员县域内就诊率达到 91.70%，全省社区卫生服务中心（站）和乡镇卫生院诊疗量占总诊疗量的比例整体呈上升趋势，由 2019 年的 12.87% 提高到 2021 年的 13.44%，二级、三级医院向接续性医疗机构转诊人次同比增长 10.00%。2021 年全省家庭医生签约服务能力进一步提高，10 类重点人群家庭医生签约服务覆盖率近 3 年持续上升。380 家医疗机构接入省级远程医疗平台，全省 297 家医联体均建立远程诊疗系统，实现基层检查、上级诊断诊疗模式。

（三）居民健康素养水平不断提高

截至 2021 年，全省婴儿死亡率为 3.27‰，低于全国 1.73 个千分点；5 岁以下儿童死亡率为 4.95‰，低于全国 2.15 个千分点；孕产妇死亡率下降到 9.02/10 万（全国 16.1/10 万）（见表2）。全省居民健康素养水平从 2015

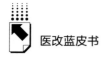
年的 8.50% 提高到 2021 年的 26.82%，居民人均预期寿命从 2015 年的 76.56 岁提高到 2020 年的 77.56 岁。2019~2021 年，全省人均基本公共卫生服务项目经费从 69 元提高到 79 元，大病保险人均最低筹资标准从 50 元提高到 65 元，支付比例从不低于 50% 提高到不低于 60%。

表 2　2016~2021 年河北省部分健康指标数据情况

指标	2016 年	2017 年	2018 年	2019 年	2020 年	2021 年
婴儿死亡率(‰)	5.56	5.22	5.19	4.26	4.03	3.27
5 岁以下儿童死亡率(‰)	7.58	7.06	6.94	5.57	5.41	4.95
孕产妇死亡率(1/10 万)	15.03	13.11	12.69	10.73	10.02	9.02

资料来源：根据历年河北省妇幼卫生监测数据整理得出。

（四）医务人员收入稳步增长

全省公立医院人员经费支出占业务支出比例由 2016 年的 28.25% 提高到 2021 年的 30.97%，公立医院在职职工人均年工资性收入由 2016 年的 7.0 万元增加到 2021 年的 9.8 万元（见图 2），基层医疗卫生机构在职职工工资性收入总额连续 3 年上升。全省 97 家医院实行了院长年薪制，平均年薪 33.27 万元。医务人员满意度连续 3 年不断提高，由 2019 年的 76.02 分提高到 2021 年的 80.03 分。

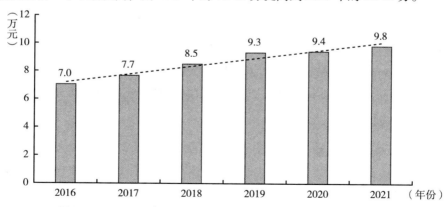

图 2　2016~2021 年河北省公立医院在职职工人均年工资性收入

资料来源：历年《河北省卫生财务年报》。

（五）患者就医负担有所减轻

2020 年河北省个人卫生支出占卫生总费用比重比 2016 年降低 3.75 个百分点。公立医院药占比逐年降低，"十三五"期间降低 7.61 个百分点，出院者平均医药费用增幅近 3 年连续下降，2021 年每门急诊人次平均收费为 289.78 元，城乡居民医保住院政策范围内报销比例稳步提升。城乡居民医保筹资标准由 2016 年的人均 570 元（其中个人筹资 150 元，财政补助 420元）增加到 2021 年的人均 860 元（其中个人筹资 280 元，财政补助 580元）。2021 年基本医保参保人数增加 287.4 万人，参保率达到 96.86%。将 30 种大病救治政策覆盖到脱贫地区农村所有群众，享受政策人数增加到 2028.1 万人。

四　改革经验

（一）坚持高位推动与部门协同并重

党政领导高度重视是深化医改工作顺利推进的前提。河北省委、省政府主要负责同志历来把深化医改工作作为重大民生工程抓在手上、放在心上，承担领导和推进医改第一责任，对重要改革重点部署、重大方案重点把关、落实情况重点督查，为医改向纵深推进提供了强大的领导保障。医改难，难就难在涉及多方利益的调整，涉及多项政府职能的协调，如果医改缺乏协同、政策不配套，势必影响整体效益。河北省始终坚持商以求同、协以成事的理念，建立医改相关部门定期会商机制，由省医改办牵头抓总，强化统筹调度，相关部门主动配合，及时协调解决重点难点问题，形成齐抓共管的合力。

（二）坚持整体推进与典型引领并重

医改是一项系统工程，河北省始终把加强改革系统集成摆在突出位置，

提高政治判断力、政治领悟力、政治执行力，主动识变、求变、应变，注重全局视野和系统思维，加强改革政策统筹、进度统筹、效果统筹，发挥改革整体效应，确保改革全面整体谋划、政策相互衔接、措施能够落地。同时，注重发挥地方改革"侦察兵"和"先遣队"作用，在各项重点工作推进过程中鼓励地方先行先试，先后创新推出县级公立医院综合改革示范创建、现代医院管理制度建设样板争创等活动，以点带面，引领全省改革形成燎原之势。

（三）坚持改革机制与改善服务并重

公立医院综合改革是深化医改工作的重头戏，涉及许多体制机制的重建、服务模式的重塑和要素资源的重组，河北省在推进公立医院综合改革过程中注重把改革与改善结合起来，同步推进、标本兼治。在破除以药补医基础上，全面加强公立医院党的建设，坚决落实党委领导下的院长负责制，充分发挥党委把方向、管大局、保落实的领导核心作用，改善公立医院精神面貌；加强公立医院精细化管理，以信息技术为支撑，通过改善就诊环境、优化服务流程、实施优质护理等，改善群众就医体验；加强内部制度建设，建立完善民主管理、医疗质量安全管理、人员管理、科研管理等方面的核心制度，提高公立医院运行效率。

（四）坚持激励引导与约束鞭策并重

善于用足用好资金倾斜、荣誉奖励等激励引导政策和考核、督导、约谈等约束鞭策手段是河北省推进深化医改工作的突出特点。在激励引导方面，河北省政府每年印发全省医改考核结果，表扬医改考核先进市和县（市、区），将医改考核结果作为公立医院财政补助资金拨付、医保资金拨付、绩效工资总量核定的重要依据，与公立医院的发展规划编制、重大项目立项、重点学科建设等挂钩；对县级公立医院综合改革示范创建县和现代医院管理制度建设样板单位给予资金倾斜。在约束鞭策方面，对医改重点工作推进滞后的地区进行全省通报，确需必要的进行直接约谈；对县级公立医院综合改革示范创建县和现代医院管理制度建设样板单位进行动态管理，示范效果不明显的予以淘汰。通过以上激励引导政策和约束鞭策手段，有效推动了医改重点工作任务的落地落实。

五　展望与建议

下一步，河北省将更加深入贯彻国家推广三明医改经验决策部署，坚持人民至上、生命至上，以全方位推动高质量发展为主题，着力补短板、强弱项、促提升，加快推动优质医疗资源扩容和均衡布局，推动实现"大病重病在本省就能解决，一般的病在市、县（市、区）解决，头疼脑热在乡镇、村里解决"，切实增强人民群众获得感、幸福感、安全感。

（一）构建一个体系，全面推进健康河北建设

围绕"十四五"时期健康河北建设总体目标，加强全省医疗卫生资源统筹配置，创新医防融合机制，提升公共卫生防控救治能力，推动中西医相互补充、协调发展，积极构建体系完整、布局合理、分工明确、功能互补、密切协作、运行高效、富有韧性的优质高效整合型医疗卫生服务体系。

（二）明确两个抓手，提升基层医疗卫生服务能力

将紧密型县域医共体建设和乡村一体化管理牢牢抓在手上。创新县域医疗卫生服务体系组织形式和服务供给方式，整合县、乡、村三级医疗卫生服务资源，实施集团化管理、一体化经营和连续性服务，建立基层医疗卫生机构分工协作机制，促进工作重心下移、优质医疗资源下沉，提升县域医疗卫生服务体系整体绩效和基层医疗卫生机构服务能力。

（三）紧扣三个环节，全方位全周期保障人民群众健康

坚持以人民健康为中心，着力预防、治疗、康养三个环节，将基本医疗与基本公共卫生服务有效融合，加强预防保健、疾病治疗和康养管理，建立

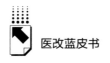

健全医防同向激励机制，深入推进医养结合发展，为居民提供全方位全周期健康管理服务。

（四）狠抓"四医联动"，推动公立医院综合改革和高质量发展

坚持高位推动，强化整体推进，统筹医疗、医保、医药、医价"四医联动"改革，提升改革效能。创新财政投入、医保支付、人事薪酬管理等体制机制，落实公立医院经营管理自主权，健全公立医院以公益性为导向的考核评价机制，激发运行活力和发展动力。持续深化公立医院综合改革，试点引领公立医院高质量发展。

B.10
浙江省以数字化改革破解群众"看病烦"

浙江省卫生健康委员会*

摘　要： 浙江省坚持医药卫生体制改革和卫生健康数字化改革"双轮驱动"，围绕需求、应用和改革等"三张清单"，努力破解群众看病就医"急难愁盼"问题。本报告采用 PDCA 循环管理视角，结合"三张清单"，介绍了数字化改革的顶层设计、数字底座、重大应用、建设模式和配套医改政策，并从便捷性、友好度、精准性、制度化等方面进行了效果评价。浙江省医改和数改"双轮驱动"的启示是：坚持以人为本、以需求为导向，数字赋能卫生服务的可及性和效率性提升；坚持系统思维、整体智治，集聚多方合力，系统性推进、闭环式管理；坚持以改革为核心，倒逼流程再造、制度重塑、机制重构，持续推动服务优化和治理增效，切实为群众提供优质高效全生命周期健康服务。

关键词： 数字化改革　信息化建设　浙江省

一　改革背景

解决群众看病就医"急难愁盼"问题，是卫生健康领域践行以人民为中心发展思想的具体体现，是卫生健康事业改革发展的立足点和发力点。随着新一轮科技革命的到来，数字化等新技术在医疗卫生行业快速渗透融合，

---

*　执笔人：申屠正荣、顾亚明、林松、吴思静。

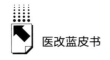

成为卫生健康事业高质量发展的重要动力和关键变量。2020年底，国家卫生健康委联合国家医保局、国家中医药局印发《关于深入推进"互联网+医疗健康""五个一"服务行动的通知》，提出要持续推动"互联网+医疗健康"便民惠民服务向纵深发展。进入新发展阶段，国家赋予浙江省高质量发展建设共同富裕示范区的新目标、新任务，浙江省委、省政府提出，数字化改革是新发展阶段浙江省全面深化改革的总抓手。近年来，浙江省卫生健康系统对标对表"综合医改试点省份""'互联网+医疗健康'示范省"要求，紧紧抓住数字化改革契机，找准数字化改革的重点领域和关键环节，持续发力、久久为功，不断推进卫生健康事业高质量发展，为人民群众提供更便捷、更智能、更贴心的全生命周期健康服务。

群众对优质高效健康服务有需求。长久以来，在医院看病就医过程中存在"三长一短"的现象，即挂号、看病、取药排队时间长，医生问诊时间短；跨院报告"不能认、不愿认、不敢认"导致了"重复检查、不合理检查"等问题；同时，一些新技术、新手段的应用也带来了"一院一卡（就诊卡）、卡卡不通"、老年群体"数字鸿沟"等新问题，这些"旧疾""新伤"严重影响了群众看病就医的获得感，迫切需要进一步深化改革、优化流程、重塑机制、完善应用，满足人民群众日益增长的健康服务需求。

治理体系和治理能力现代化有要求。从全国看，促进"互联网+医疗健康"发展是贯彻实施健康中国战略的重要举措，国家卫生健康委与包括浙江省在内的10个省（区、市）签订了"互联网+医疗健康"示范省建设协议，推动点上探索、取得经验。从省域看，2021年浙江省委、省政府召开全省数字化改革大会，全面部署数字化改革工作，要求以数字化改革为关键路径，推动全省生产方式、生活方式、治理方式发生基础性、全局性、根本性改变，卫生健康领域作为重点民生领域，被列为数字社会和数字政府建设的重要领域。从行业看，卫生健康服务正经历由疾病治疗向健康管理转变的关键时期，数字技术也正从卫生健康事业高质量发展的辅助工具向整个卫生健康事业高质量发展的核心引擎转变，数字化改革成为浙江省卫生健康事业高质量发展的必然要求和必由之路。

省域信息化建设有基础。2003 年,时任浙江省委书记习近平提出并部署推动"数字浙江"建设,其作为推进全省国民经济和社会信息化、以信息化带动工业化的基础性工程,多年以来不断迭代升级、深化落实。浙江省将卫生健康领域融入全省发展大局,结合行业特征,持续加强卫生健康信息化建设和数字化改革,从卫生健康领域"最多跑一次"改革,到政府数字化转型,再到卫生健康数字化改革,一脉相承、接续发力(见表1)。一方面,由于起步较早,全省卫生健康信息化基础设施比较完备,浙江省是全国首批实现全民健康信息平台全贯通、全覆盖的省份,省平台汇集电子健康档案、电子病历、全员人口信息等基础数据,具备全省医疗健康信息交换、应用、管理等基本功能。另一方面,信息技术在卫生健康领域各环节得到了普遍应用,浙江省建成全国首个省级公益性预约诊疗服务平台、首个集监管与服务于一体的互联网医院平台,自 2018 年起相继推出 35 项智慧医疗便民举措,国家卫生健康委向全国推广浙江经验。

表1 2003~2021 年浙江省数字化改革历程

时间	阶段	内容
2003 年	提出"数字浙江"	在 2003 年 1 月召开的浙江省十届人大一次会议上,时任省委书记习近平指出,"数字浙江"是全面推进浙江国民经济和社会信息化、以信息化带动工业化的基础性工程。当年,浙江省开始实施"百亿信息化建设"工程,并出台了《数字浙江建设规划纲要(2003—2007 年)》,详细阐述了建设"数字浙江"的指导思想、总体目标、主要任务等内容
2014 年	"四张清单一张网"	以政府权力清单、责任清单、企业投资负面清单、省级部门专项资金管理清单和政务服务网这"四张清单一张网"为抓手,浙江省全面推进政府自身改革
2017 年	"最多跑一次"改革	以群众办事事项为切入点,聚焦省级 100 个群众办事高频事项,加大力度推进办事事项标准化和数据归集共享,到 2017 年底省级 100 个群众办事高频事项标准化的 1699 项数据归集共享需求基本实现"全打通、全归集、全共享、全对接"。这一阶段最主要的标志性成果是政务服务"一张网""一窗受理""一证通办"

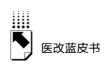

时间	阶段	内容
2018 年	政府数字化转型	2018 年,浙江省进入政府数字化转型阶段。从"最多跑一次"改革到政府数字化转型,是改革的一次迭代深化。总体上经历了部门核心业务数字化转型、建设跨部门协同标志性项目、以场景化的多业务协同应用为抓手建设整体智治的现代政府三个过程,最显著的特征是数字赋能
2021 年	数字化改革	数字化改革标志着"数字浙江"建设进入新阶段,是政府数字化转型的一次全方位拓展和升级,是浙江省立足新发展阶段、贯彻新发展理念、构建新发展格局的重大战略举措

资料来源:牛镛、岳弘彬《春风又绿江南岸 习近平总书记在浙江考察纪实》,人民网,2020 年 4 月 3 日,http://politics.people.com.cn/n1/2020/0403/c1001-31661440.html;袁家军《全面推进数字化改革 努力打造"重要窗口"重大标志性成果》,《政策瞭望》2021 年第 3 期;郁建兴等《"最多跑一次"改革:浙江经验,中国方案》,中国人民大学出版社,2019。

二 主要做法

(一)强化顶层设计,统筹谋划改革蓝图

树立"全省一盘棋"工作思维,综合集成、上下联动、突出重点,统一全省卫生健康数字化改革话语体系,不断增强卫生健康数字化改革整体性、系统性、协同性。

1.梳理核心业务

核心业务是行政机关和其他组织基于职权责任体系和阶段性重大任务所形成的基础、重点、应急等工作事项。浙江省将核心业务梳理作为卫生健康数字化改革的基础工作,集全省之力,省、市、县联动,全面梳理卫生健康领域核心业务 80 余项,将其作为卫生健康数字化改革探索新场景、新应用的重要基础。扭牢牵一发而动全身的卫生健康数字化改革重点,瞄准"小切口",谋划"大场景",首轮开发创新应用 25 项。

2.用好"三张清单"

"三张清单"包括需求清单、应用清单和改革清单(见表 2),用好"三张

清单"既是卫生健康数字化改革的规定动作，也是构建重大应用、推进卫生健康数字化改革的方法路径。基于中央要求、省级目标、群众高频需求及治理能力提升等多个方面梳理需求清单，作为谋划创新应用的起始点；按照"增量开发、迭代升级、多跨协同"的基本原则，丰富功能，拓展应用，形成应用清单，作为创新实践的着力点；突出"业务流程重塑、政策制度供给、体制机制创新"，形成改革清单，作为推动卫生健康数字化改革的突破点。

表2　"三张清单"

序号	需求清单	应用清单	改革清单
1	挂号难，挂专家号更难；候诊时间长，院内反复排队；跨院就医"卡卡不通"；慢病患者配药烦；老年人"数字鸿沟"	"看病就医一件事"：掌上"一指约"就医"一码通"省互联网医院处方共享与流转"浙派名医堂"智慧支付智慧药房	体制机制创新：整合、减少院内就医环节，优化线上线下服务流程，减轻群众就医负担和医保基金压力；探索构建人力、设备、信息等医疗资源跨机构、跨区域、跨层级共享机制
2	急救体系不贯通；山区海岛急救能力差；群众希望呼叫更便捷、定位更精准，得到更快更好的急救；院前院内急救信息无法及时同步	"浙里急救"：一键呼救、双向定位一屏智慧、精准调度"上车即入院""救"在身边（跨部门）	业务流程重塑：实现"急救现场—救护车—医院"连续、实时、多方协作闭环救治，做到"上车即入院"
3	不同医院报告无法互认，重复检查检验，造成资源浪费，增加患者就医负担，损害群众健康；群众希望及时掌握检查检验信息，医疗服务更透明	"浙医互认"：医学检验结果、医学影像检查资料互认共享	政策制度供给：完善互联网医疗服务价格、医保报销政策；出台医学影像检查资料和医学检验结果互认共享实施意见；制定相关业务规范、技术标准、工作规则

资料来源：《浙江省卫生健康数字化改革指南V1.0》（内部资料）。

3. 编制改革指南

组织编制《浙江省卫生健康数字化改革指南V1.0》，充分考虑全省统筹性和地区差异性，全面应用、持续迭代、系统分析"V字模型"（见图1），通过"任务定义—核心业务梳理—流程再造—架构设计—综合集成—

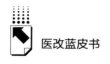

界面设计—制度重塑"7个步骤，理清数据需求清单和协同系统清单，明确跨部门、跨业务、跨层级的协同关系，形成每项任务的指标体系、工作体系、政策体系及评价体系，从省市到基层、从宏观到微观、从定性到定量，全方位、系统性精准把握每一项任务的基本架构，统一卫生健康数字化改革话语体系，绘制全省卫生健康数字化改革的总蓝图。

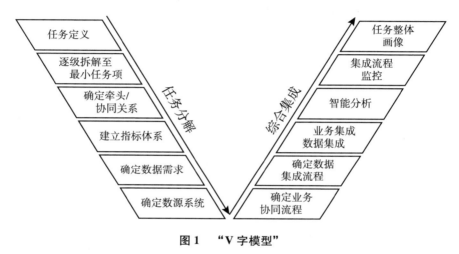

图 1　"V 字模型"

资料来源：《浙江省卫生健康数字化改革指南 V1.0》。

4.形成"健康大脑+"体系"1+3+N"总体架构

按照国家卫生健康委关于全民健康信息化建设发展的总体要求和浙江省委、省政府关于数字化改革"152"体系架构，充分利用原有基础，突出改革任务，形成了"健康大脑+"体系"1+3+N"总体架构（见图2）。"1"，即建设1个健康大脑。"3"，即面向"医、康、卫"的3个关键子领域，分别为智慧医疗、数字健康管理、智慧公卫。"N"，即N个重大应用。通过迭代升级、增量开发、模块集成方式，建设N个重大应用，每个重大应用包含若干个多跨场景。

（二）构建"健康大脑"，着力夯实数字底座

充分利用浙江省数字化改革重大成果暨一体化智能化公共数据平台的存

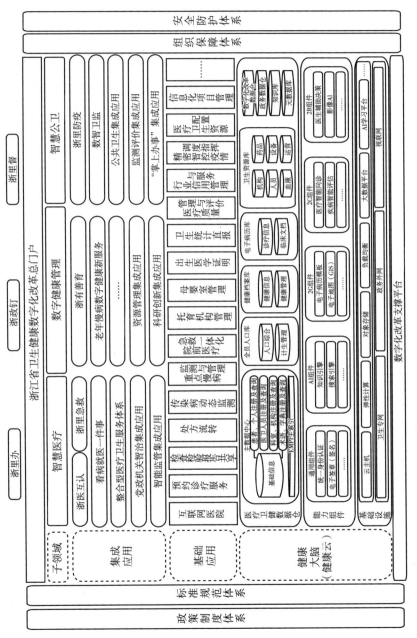

图 2 "健康大脑+"体系 "1+3+N" 总体架构

资料来源:《浙江省卫生健康数字化改革指南 V1.0》。

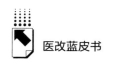

储、算力等资源，建设浙江"健康大脑"，形成集态势感知、数据治理、应用协同等功能于一体的卫生健康数字化底座。目前"健康大脑"包括云网中心、数据中心、交换中心、组件中心、标准中心、算法中心等六大中心。

云网中心是"健康大脑"的神经网络，依托一体化智能化公共数据平台，贯通省、市、县、乡、村5级3万余家医疗卫生机构，动态监测省级医疗健康大数据和应用在政务云平台上的资源使用和运行负荷情况，以及全省卫生业务网的运行态势和信息安全情况，实现省、市、县、乡、村统一管理，上下级平台互联互通。

数据中心是"健康大脑"的数据仓库，以居民电子健康档案、电子病历、卫生资源和全员人口等数据库为基础，汇集了全省4470多万名居民的电子健康档案、5600多万人的电子病历、3亿份检查检验报告等医疗健康数据资源，总存储量20TB，配置了强大的数据目录系统和搜索引擎，实现了数据目录化、目录可视化。

交换中心是"健康大脑"的交换枢纽，向上向国家平台和省一体化智能化公共数据平台传输数据，向下向市、县回流数据，为数据的分级采集存储、全省共享共用提供通道，日均共享数据超1000万条。

组件中心是"健康大脑"的工具超市，为卫生健康各类数据应用和系统开发提供基础技术组件、应用支撑组件和行业特色组件10余项。

标准中心是"健康大脑"的标准字典，汇聚国家、行业和地方各层级智慧医疗、数字健康管理、智慧公卫各类别的卫生健康标准100多项，为应用开发、学术研究提供便捷化的标准搜索和阅览工具。

算法中心是"健康大脑"的智慧单元，提炼医疗卫生领域的基础性、通用性、具有行业特色的模型和算法，为医疗健康大数据、人工智能在医疗领域的应用及各类创新性场景的打造提供智力支持。

（三）聚焦多跨场景，全力打造重大应用

针对医疗卫生服务中的堵点难点痛点，面向就医群众、医务人员、医疗卫生机构和卫生健康行政部门，聚焦"高频需求""多跨协同""小切口大牵引"等，增量开发、迭代升级，加快打造一批好用、管用、实用的重大应用（见表3）。

表 3 2018～2021 年重大应用和举措

时间	应用和举措	文件
2018 年	预约诊疗(看病少排队)、智慧结算(付费更便捷)、检查检验结果电子化流转(检查少跑腿)、母子健康手册电子化(母子健康服务更温馨)、预约转诊(转诊更顺畅)等	《浙江省人民政府办公厅关于印发浙江省医疗卫生服务领域深化"最多跑一次"改革行动方案的通知》(浙政办发〔2018〕45 号)
2019 年	预约诊疗、智慧结算向基层延伸(基层看病更放心)、全省疫苗和预防接种综合管理信息系统(疫苗接种更透明)、全省检查检验数据共享平台(检查检验省心)、就医刷脸认证(刷脸就医更便捷)、医后付(费用结算医后付)、出生一件事(出生服务一体化)、居民电子健康卡与电子社保卡(医保卡)"两卡融合、一网通办"(健康服务一卡通)、血液采供用献信息互通共享(用血服务不用跑)、省互联网医院平台("互联网+"更丰富)等	《中共浙江省委全面深化改革委员会办公室 浙江省卫生健康委员会 浙江省医疗保障局关于持续深化医疗卫生服务领域"最多跑一次"改革的实施意见》(浙卫发〔2019〕21 号)《浙江省卫生健康委办公室关于做好2019 年医疗卫生服务领域"最多跑一次"改革相关信息化工作的通知》(浙卫办发函〔2019〕9 号)
2020 年	精准预约(门诊服务更有序),"互联网+医疗、护理、药事"(互联网诊疗更可及),智慧停车(就医停车更智慧),智慧食堂(院内点餐更智慧),疫苗管理全程追溯(疫苗接种更透明),数字医共体(基层看病更方便),电子健康档案开放(健康档案更实用),掌上服务一卡通(两卡融合集成通办),检查检验重复提醒(检查检验互通共享)等	《中共浙江省委全面深化改革委员会办公室(浙江省最多跑一次改革办公室) 浙江省省卫生健康委员会关于印发浙江省深化医疗卫生服务领域"最多跑一次"改革 推进就医体验大提升实施方案的通知》(浙卫发〔2020〕21 号)《浙江省卫生健康委办公室关于加快推进卫生健康数字化转型重点工作的通知》
2021 年	看病就医一件事(原预约诊疗、智慧结算、两卡融合等应用的集成服务和迭代升级)、"浙医互认"(原检查检验结果共享的迭代深化)、"浙里急救"、"浙里防疫"、数智卫监等	《浙江省卫生健康数字化改革指南V1.0》

资料来源：根据 2018～2021 年重大应用和举措文件整理。

典型应用 1 为"看病就医一件事"。优化诊前、诊中、诊后全流程，实现医疗卫生服务线上线下"一体化""一卡(码)通""一站达"。诊前预

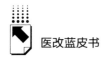

约"一体化",解决"挂号难",统一全省号源池,基层优先"分级挂号",创新重塑"取号叫号",精准打击"黄牛贩号",温馨提供"适老挂号"。诊中结算"一卡(码)通",解决"支付难",聚合支付载体,推广应用健康医保卡(码);创新支付模式,实行"医后付、信用付"等新型结算模式。简化检查检验预约流程,推动检查检验结果数据共享、一网查询;上线全国首个集服务与监管于一体的互联网医院平台,卫健、药监、医保三部门联动推进线上复诊、续房、购药、配送"一站达"服务。

典型应用2为"浙医互认"。聚焦检查检验结果跨院"不能认、不易认、不愿认、不敢认"问题,以数字化改革撬动医疗卫生体制机制改革,集卫健、医保、财政合力,建立技术支撑、业务标准、薪酬激励等多维保障机制,贯通各级医院的业务系统,首批推进检查检验结果互认项目93项、影像检查资料互认项目180项,均占高频检查检验项目的80%以上。医生端实现检查检验结果精准提醒、快速调阅、互认共享,服务端实现掌上报告一键查询,治理端实现监测监管一屏统览。

典型应用3为"浙里急救"。基于5G、物联网等新技术,打通省、市、县各级急救渠道,通过服务资源重组、服务模式重建、服务流程重构,集成一键呼救、急救现场定位、救护车路线导航、志愿者呼叫、AED搜寻等功能,形成全省智能施救"一张网"、资源调度"一键达"、"上车即入院"的救治模式,全面提升急救时效性、精准性和协同性。

典型应用4为"浙里防疫"。聚焦核酸检测、疫苗接种、医疗救治等新冠肺炎疫情防控的核心任务,建立涵盖发热门诊监测、大规模核酸检测、疫苗接种和全链条追溯、远程会诊、医疗资源保障等的功能模块,链接2300多家医院、疾控中心、血液中心、基层医疗卫生机构等,建成省、市、县纵向一体化的疫情防控数字化支撑系统。

此外,"健康大脑+"体系在数字健康管理子领域打造了数字健康进社区、两慢病"知享保"、"出生一件事",在智慧公卫子领域打造了"数智卫监"等共计70余项典型应用,基本贯通了卫生健康全领域全业务。

数字化应用场景的医改突破见表4。

表4　数字化应用场景的医改突破

数字化应用场景	主要政策
诊前预约"一体化"	围绕分级诊疗,优化预约就诊服务流程,实现院前预约、在线取号、排队叫号等线上线下环节融合,明显缩短院内等候时间 建立全省统一的号源池,实现专家号源向基层医疗卫生机构优先开放,引导群众基层首诊,构建分级诊疗服务模式
诊中结算"一卡(码)通"	坚持"三医联动",实现电子医保卡、电子健康卡及医保电子凭证"一卡(码)融合",线上支付服务覆盖全人群
互联网医院"一站达"服务	卫健、药监、医保跨部门联动,实现线上复诊、续房、购药和配送连续服务
"浙医互认"	破解"不能认":统一检查检验"目录编码",建立互认共享项目清单管理制度,统一互认共享项目标准 破解"不易认":统一数据标准和技术规范,上线互认智控系统 破解"不愿认":制定医保激励、财政保障政策,优化医院考核制度,建立信用评价制度 破解"不敢认":建立互认共享项目质量闭环管控机制和医疗机构分类管控机制,建立职业责任保险制度和患者公平参与制度
"浙里急救"	实现卫健、交通、红十字会等多部门协同联动,构建全社会参与的院前急救服务模式

资料来源：根据历年数字化应用场景资料整理。

（四）集聚上下合力，加快推动改革创新

建立顶层设计和基层创新相结合的工作机制，形成上下合力、共同推进的良好局面。

1. 规范建设模式

明确全省卫生健康系统各重大应用分为"省统建和省统筹"两种模式，对于建设内容明确、需求相似、基础相当的，由省统一建设，市、县共用，集中优势资源，节省资金投入；对于建设内容不明确、需求各异、基础差异较大的，由省统筹规划，省、市、县分工实施，发挥基层创新能力。

2. 推动"一地创新、全省推广"

建立全省卫生健康系统优秀数字化项目储备库，通过专家评审，将各

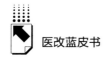
市、县具有一定应用性、创新性、引领性和可复制性的卫生健康数字化项目纳入基层创新储备库，通过培育引导、持续跟踪和动态调整，形成典型案例并复制推广。首批共征集创新应用 102 项，其中 49 项入库管理，已完成杭州市西湖区疫苗集体预约、宁波市"互联网+护理服务"等创新项目并在全省推广，减少了重复建设，取得了良好的经济和社会效益。

三 改革成效

（一）就医更加便捷有序

改革后，医院就诊环节从 8 个减少到 3 个，排队缴费次数从原来的 3 次减少到 0 次，省、市医院早高峰平均排队时长从 8.2 分钟缩短到 2.7 分钟。在全国二级及以上公立医院满意度调查中，浙江省门诊和住院患者的满意度连续 3 年（2018～2020 年）排名前列。2020 年浙江省门诊患者满意度为 89.05 分，住院患者满意度为 93.26 分，比全国平均水平分别高出 2.92 分和 2.50 分（X^2 均大于 10，P<0.001）（见图 3），差异具有统计学意义。

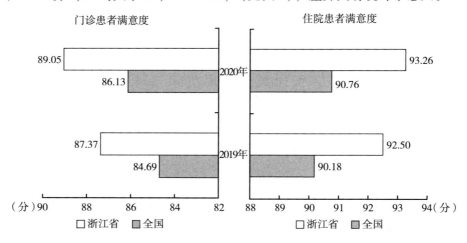

图 3　2019 年和 2020 年全国及浙江省门诊和住院患者满意度对比

资料来源：2019 年和 2020 年《全国公立医院移动互联网满意度调查报告》。

（二）服务更加智能温馨

通过"浙里办"掌上政务服务 App 开设"浙里健康"专区，汇聚各类智慧医疗应用 30 余项，每日访问量超 500 万人次，"浙里健康"成为最受老百姓欢迎的专区；接入互联网医院 866 家，创新"线上点单、线下服务"的"互联网+护理"服务模式，"网约护士"提供 45 项精准服务项目，群众满意度超过 95%。健全智能化的院前急救体系，减少人工环节，缩短急救时长超过 3 分钟。打造未来社区智慧健康站，提供一站式、智能化的健康管理服务，已惠及社区"两慢病"患者 20 余万人。2021 年浙江省看病就医"最多跑一次"改革主要指标见表 5。

表 5　2021 年浙江省看病就医"最多跑一次"改革主要指标

单位：%，分钟

地区	门诊患者中预约患者比例	预约患者按时就诊率	高峰期现场平均排队时间	门诊智慧结算率	病房智慧结算率	电子发票使用率	检查智慧预约率
杭州市	68.65	85.22	1.98	89.50	89.35	99.81	99.99
宁波市	89.97	90.85	2.59	91.93	92.73	100.00	100.00
温州市	74.56	92.92	1.78	89.74	92.99	99.25	99.61
嘉兴市	68.61	77.00	1.19	87.29	75.56	100.00	99.92
湖州市	74.73	97.92	3.51	88.15	71.75	87.20	100.00
绍兴市	85.41	88.85	2.33	85.49	91.93	100.00	99.76
金华市	54.34	92.81	2.44	83.16	85.16	100.00	100.00
衢州市	27.42	86.98	2.06	87.15	91.78	90.16	97.61
舟山市	56.87	93.47	2.72	84.81	85.40	99.74	100.00
台州市	67.06	92.46	1.69	85.31	87.21	96.91	98.71
丽水市	44.18	95.04	4.03	80.40	75.03	99.26	99.34
浙江省	69.10	88.86	2.27	88.31	87.86	98.77	99.73

资料来源：浙江省卫生健康信息网络直报系统。

（三）治理更加高效精准

"浙医互认"破解"重复检查、不合理检查"，上线 5 个月来直接节约医疗费用 2.56 亿元，各项主要指标见表 6。"浙里防疫"实现每一剂疫苗和每一份核酸样本的全流程数字化可追溯管理，在新冠肺炎疫情防控中体现了"召之即来、来之能战"的重要作用。全省二级及以上公立医院全面开展了基于

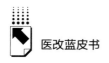

按疾病诊断相关分组（DRG）的医疗质量绩效评价，医疗机构管理更加精准高效，全省公立医院平均住院日逐年下降，从 2015 年的 10.10 天下降至 2021 年的 7.70 天，自 2017 年"最多跑一次"改革实施以来降幅更为明显（见图 4）。公共场所、医疗服务、职业健康三大领域全面实现非接触式在线智能卫生监管，人均执法效能监测指标连续两年位列全国之首。

表 6　2021 年浙江省"浙医互认"情况

单位：%，项次

地区	检查检验结果互认共享平台接入率	累计精准提醒项次数	累计调阅报告项次数	累计互认报告项次数
杭州市	100.00	994216	1181700	359700
宁波市	100.00	320593	748835	343056
温州市	100.00	125082	200726	80523
嘉兴市	100.00	318234	354359	302019
湖州市	100.00	109158	202138	112581
绍兴市	100.00	301973	800057	464902
金华市	100.00	421979	424346	232279
衢州市	100.00	67295	47484	25175
舟山市	100.00	51766	157867	48445
台州市	100.00	150791	502973	422489
丽水市	100.00	151349	146580	46559
浙江省	100.00	3990662	8338903	5252699

资料来源：浙江省检查检验互认全流程考核监督平台。

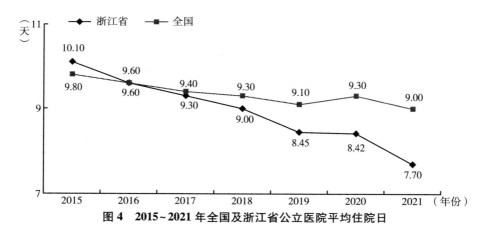

图 4　2015~2021 年全国及浙江省公立医院平均住院日

资料来源：历年《中国卫生健康统计年鉴》。

（四）制度更加健全完善

相继制定出台《浙江省卫生健康委　省医保局　省财政厅关于全面推进医疗机构间医学影像检查资料和医学检验结果互认共享工作的实施意见》《浙江省进一步提升院前医疗急救服务能力实施方案》《浙江省未来社区健康场景建设方案（试行）》《浙江省家庭和社区 3 岁以下婴幼儿照护指南（试行）》相关政策文件 20 余份，制定《浙江省电子健康档案数据传输规范》《浙江省医疗物联网设备安全管控基本要求》《浙江省电子处方数据传输规范》等标准规范（见表 7），部分标准规范已经通过省级、地方专家审核，逐步构建完善了卫生健康数字化改革制度体系，为卫生健康数字化改革规范、有序、系统推进提供了坚实保障。

表 7　浙江省卫生健康数字化改革的主要政策文件及标准规范

维度	主要政策文件及标准规范
标准类	《浙江省电子健康档案数据传输规范》
	《浙江省医疗物联网设备安全管控基本要求》
	《浙江省电子处方数据传输规范》
	《浙江省 3 岁以下婴幼儿照护服务实训基地建设标准(试行)》
改革类	《浙江省卫生健康委　省医保局　省财政厅关于全面推进医疗机构间医学影像检查资料和医学检验结果互认共享工作的实施意见》
	《"出生一件事"联办指南 2.0 版》
	《浙江省推进医疗卫生服务领域数字化改革提升患者就医体验暨实施进一步便利老年人就医举措工作方案(2021—2023 年)》
	《浙江省未来社区健康场景建设方案(试行)》
	《浙江省推进老年慢病数字健康新服务工作方案》
应用类	《浙江省卫生健康委办公室关于印发浙江省数字化家庭医生签约服务应用功能指引(试行)的通知》
	《浙江省居民健康评估报告功能指引(试行)》
	《浙江省家庭和社区 3 岁以下婴幼儿照护指南(试行)》
	《浙江省进一步提升院前医疗急救服务能力实施方案》

资料来源：根据历年浙江省相关政策文件及标准规范整理。

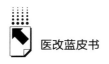

四 改革经验

（一）政治逻辑：坚持高起点谋划、高站位推动

深刻理解"把数字化改革作为新发展阶段浙江全面深化改革的总抓手"的要求，迭代深化对数字化改革理念、思路、方法、机制、手段的认识，将数字化改革作为关键变量贯穿卫生健康事业改革发展全过程和各领域，推动全方位重塑、系统性变革、高质量发展。把"健康大脑+"体系建设纳入省委改革办社会事业领域年度重点改革清单，系统谋划、全力推进，将其打造成为全省深化改革标志性成果。

（二）价值逻辑：坚持以人民为中心、以需求为导向

始终牢记"谋人民健康之福、解群众疾病之苦"的使命担当，推进数字化技术与卫生健康行业融合发展，以"互联网+"、大数据、5G、人工智能等渗透应用驱动医疗技术水平提升，增进群众健康福祉。坚持"以人为本、以通为本、以用为本"的原则，以群众的需求为根本出发点，找准牵一发而动全身的切入口和主战场，持续发力、放大效应，为群众提供更加智能、更为便捷、更有温度的卫生健康服务。

（三）理论逻辑：坚持改革为要、数字赋能

统筹运用数字化技术、思维和认知，紧扣卫生健康事业发展和综合医改工作导向及重点任务，突出数字化改革的核心要义，体现数字化改革的制度逻辑和技术逻辑，从而形成系统完整的理论逻辑，最终用理论指导数字化改革向纵深推进。如《浙江省卫生健康数字化改革指南 V2.0》（内部资料），充分展示数字化改革的顶层设计、体系重构、机制创新、制度重建、标准先行、流程再造、技术创新等一系列理论创新。

（四）生态逻辑：坚持两端发力、点面结合

既从治理端出发，解决以往医疗健康数据量大面广、重采不重用等难题，强化数据统一归集、科学清洗和高效利用，为精准决策提供依据，又从服务端入手，以数字化串联服务项目，提供"看病就医一件事""出生一件事"等集成服务。既聚焦重点、聚力突破，全力打造"浙里防疫""浙里急救"等重大应用，又强调全局理念、整体观念，在串珠成链、从盆景到风景中构建全人全程卫生健康服务生态雨林。

（五）系统逻辑：坚持全域统筹、一体推进

一方面，充分发挥省级统筹作用，强化"全省一盘棋"工作思维，按照能统建不分建、已有建不新建的原则，统一话语体系、划清跑道路径、明确建设模式，避免乱跑乱建、推倒重建和重复建设。另一方面，充分调动基层积极性和创造力，在完成上级规定任务的同时，鼓励在省定跑道上创新探索，为全省提供普适性经验，实现"一地创新、全省共享"。

五　展望与建议

下一步，浙江省将紧扣高质量发展、竞争力提升、现代化先行和共同富裕示范的总体要求，在全省域深入推进卫生健康数字化改革，推动流程再造、制度重塑、服务优化、效率提升，持续发挥先发优势、打造新的竞争优势，助力实现人人享有优质、均等、普惠的全生命周期医疗健康服务，擦亮国家"互联网+医疗健康"示范省这一金名片。

（一）把握四个原则

一是统筹规划，处理好顶层设计与基层创新、集中与分布、条线与区域之间的关系，立足实际，分类推进；二是多跨协同，以开放包容的思维方式，加强跨条线、跨领域、跨部门的业务协同，加大信息资源共享与整合力

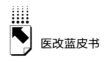
度，推动服务的整体智治、高效协同；三是创新引领，强化技术创新、模式创新、手段创新，实现"互联网+"、大数据、人工智能、5G 等数字化技术与卫生健康的深度融合；四是服务惠民，始终围绕全人群全生命周期健康需求，适应深化医改新形势，打造更多实用管用、有力有效的数字化重大应用。

（二）紧扣三项任务

一是强化"统"。持续迭代更新卫生健康数字化改革指南，坚持话语体系统一规范，持续做好全省卫生健康数字化改革的顶层设计。完善"一地创新、全省共享"机制，持续激发基层活力，增强卫生健康数字化改革创新动力。二是夯实"基"。加快推进"健康云"建设，为"健康大脑"筑造坚实的物理基础。不断丰富"健康大脑"功能，打造以医疗健康大数据应用为核心的医学知识中心、决策支持中心；逐步建立组件、算法的分发、汇集、管理与应用机制，为基层创新、共建共享提供中枢管理平台。三是突出"用"。围绕智慧医疗、数字健康管理、智慧公卫三个关键子领域，推广一批普惠性强、成熟度高的场景应用；完善一批综合性强、可集成度高的场景应用；新建一批改革性强、创新度高的场景应用。

（三）筑牢两大基石

第一个基石是标准，依托"健康大脑"，持续推进卫生健康信息化标准体系的完善和应用，建立完善统一的卫生健康信息化标准体系和业务技术标准规范，进一步提升区域、机构的标准化水平。第二个基石是安全，完善网络安全制度规范，建立信息安全监管控制体系，加强"互联网+医疗健康"服务系统、智能医疗设备以及关键信息基础设施、数据应用服务的网络安全防护，健全信息安全应急指挥和安全通报、评估制度，加强信息安全隐患排查、监管和预警，实现信息化建设和网络安全同步发展。

（四）产出四类成果

一是打造一个全省域覆盖、全领域贯通、全要素汇集的健康行业"智慧大脑";二是构建一个系统集成、多跨协同、动态联动的应用生态集群;三是形成一套规范、系统、有序的制度标准体系;四是提升一批满足群众需求、体现改革深度、契合发展要求的关键量化指标。

参考文献

《余昕:"数字浙江"建设的历史回顾》,浙江党史和文献网,2021 年 7 月 2 日,https://www.zjds.org.cn/zhyj/37777.jhtml。

兰建平:《浙江数字化改革的实践逻辑、理论"矩阵"与路径设计》,《浙江工业大学学报》(社会科学版)2021 年第 4 期。

何圣东、杨大鹏:《数字政府建设的内涵及路径——基于浙江"最多跑一次"改革的经验分析》,《浙江学刊》2018 年第 5 期。

何炜等:《医学检查检验结果互认共享的数字化改革实践探索》,《中国数字医学》2021 年第 12 期。

B.11
分层分类推进上海市公立医院
高质量发展

上海市卫生健康委员会*

摘　要： 推进公立医院高质量发展是深化医改的必然要求和重要内容。上海市公立医院高质量发展基础较为扎实，但也面临重大疫情等突发公共卫生事件应对能力不足、医防融合有待深化、优质资源布局不均衡、医学科技创新策源力需提升等问题。近年来，上海市按照国家医改决策部署，坚持高位推动与强化实施相结合、点上突破与面上推进相结合、创新引领与巩固基础相结合、制度建设与科技支撑相结合，从"顶天、立地、强腰"三个层面，以点带面、点面结合，分层分类推进公立医院高质量发展。目前，医疗卫生服务能级水平持续提升、公立医院整体绩效表现优秀、收支结构不断优化、分级诊疗制度建设扎实推进、市民改革获得感明显增强。下一步，上海市将更加重视临床创新，更加注重数智融合，更加突出整合协同，更加兼顾效率公平，深入探索超大型城市的公立医院高质量发展之路。

关键词： 高质量发展　公立医院　上海市

一　改革背景

公立医院是我国医疗卫生服务体系的主体，是体现政府公益性、保

---

* 执笔人：赵丹丹、王旭、王贤吉、冷熙亮、汤仲夷、凌云。

障人民群众健康的主导力量。党的十八大以来，公立医院在体制机制改革、学科技术发展、人才队伍建设等方面取得重大阶段性成效。当前，我国已转向高质量发展阶段，"十四五"时期经济社会发展要以推动高质量发展为主题。2021年6月，《国务院办公厅关于推动公立医院高质量发展的意见》印发，对推动卫生健康事业高质量发展提出了具体要求。[①] 上海市作为11个综合医改试点地区之一，公立医院资源丰富、市级医院学科能力强、品牌优势比较明显。2017年，上海市被评为公立医院综合改革首批国家级示范城市。近年来，闵行、松江、嘉定、静安、长宁、崇明（已公示）等区也被国务院评为"公立医院综合改革成效较为明显的地方"。

然而随着多层次、多样化的健康服务需求持续快速增长，人民群众已经不再满足于医疗卫生服务的"低水平、广覆盖"，而是期盼"看好病"，看病更舒心、更便捷。同时，新时期规模式发展的边际效应不断减弱，公立医院前期规模式发展的负效应越发凸显，[②] 上海市仍面临优质资源布局不均衡、基本健康服务碎片化、医防融合和上下联动机制不畅、医学科技创新策源力不足等问题，制约了医疗卫生服务体系整体效能的提升。为进一步提高医疗卫生服务的供给能力、供给质量、供给效率，提升群众和广大医务人员的获得感和满意度，围绕解决"看病难、看病贵"问题，实现"看好病"的目标，2021年12月，上海市人民政府办公厅印发《关于推进上海市公立医院高质量发展的实施方案》，聚力打造公立医院高质量发展的"上海方案"。[③]

---

① 《国务院办公厅关于推动公立医院高质量发展的意见》，中国政府网，2021年6月4日，http://www.gov.cn/zhengce/content/2021-06/04/content_5615473.htm。
② 王人颢等：《大型公立医院高质量发展的理论体系与实践路径探讨》，《中国医院管理》2020年第8期。
③ 《上海市人民政府办公厅印发〈关于推进上海市公立医院高质量发展的实施方案〉的通知》，上海市卫生健康委员会网站，2022年1月4日，https://wsjkw.sh.gov.cn/sh1/20220104/75d730b4b41740f09027cb40fd91b4cb.html。

二　主要做法

（一）坚持和加强党对公立医院的全面领导

上海市积极贯彻落实中共中央办公厅印发的《关于加强公立医院党的建设工作的意见》等相关文件精神，推动公立医院党建高质量发展。

1. 全面落实党委领导下的院长负责制

认真贯彻落实中共中央办公厅印发的《关于加强公立医院党的建设工作的意见》，配套出台了公立医院党委会议、院长办公会议议事规则，公立医院党的建设工作的"1+2"制度体系初步形成。充分发挥市公立医院党建工作指导委员会作用，建立委员直接联系公立医院制度。平稳推动公立医院领导体制调整，全市各级公立医院均已制定公立医院党委会议、院长办公会议议事规则，并结合实际建立了公立医院党组织书记、院长的沟通协调会议制度。健全完善公立医院党委会议和院长办公会议议事规则，建立党组织书记、院长定期沟通和党委领导下的院长负责制执行情况报告制度。

2. 加强公立医院领导班子和干部人才队伍建设

上海市杨浦区卫生健康委印发《上海市公立医院党务工作人员专业水平评聘办法（试行）》，在全国率先实现公立医院党务工作人员专业水平评聘单列计划、单设标准、单独评议。市、区两级组织部门按照要求增配了公立医院领导干部职数。全市各级公立医院均已实现党政领导分设，基本落实了公立医院党员行政班子成员进党委班子、党员院长兼任副书记等要求。选优配强公立医院领导班子特别是党委书记和院长，推进制定、实施公立医院内部组织机构负责人选拔任用具体办法。

3. 全面提升公立医院党组织和党员队伍建设质量

推进党支部标准化规范化建设，全市各级公立医院坚持应建尽建原则，调整优化党支部设置，实现公立医院各科室、各部门及各类群体的全面覆盖，截至2021年底，全市公立医院党支部数量比2018年增加40%以上。加强党组织带头人队伍建设，由科室负责人担任党支部书记的全市各级公立医院占比超过80%。推进实施党支部书记"双带头人"培育工程，建立健全把业务骨干培养成党员、把党员培养成业务骨干的"双培养"机制。

4. 落实公立医院党建工作责任

印发《上海公立医院党建工作质量评价办法（试行）》，确定评价考核指标，明确公立医院党建工作要求和标准，并把党建考核结果与绩效考核结果挂钩。持续落实公立医院党建工作质量评价考核制度，将公立医院党建工作纳入巡视巡察工作内容，将评价结果作为基层党建工作年度考核结果，与公立医院绩效考核、等级评审挂钩，并作为公立医院党委书记抓基层党建工作述职评价考核结果的重要参考和干部选拔任用的重要依据。深入推进全面从严治党，强化"四责协同"机制，从制度建设、压力传导、部署推进、督促落实等方面推动管党治党主体责任落到实处。

（二）构建优质高效的整合型医疗卫生服务新体系

上海市立足"顶天、立地、强腰"三个层面，通过明确各级各类医疗机构功能定位，优化新城医疗资源配置，强化区域性医疗中心服务能力建设，优化社区医疗卫生服务体系，推进优质医疗资源扩容下沉和均衡布局，做实分级诊疗，打造国际一流、优质高效的整合型医疗卫生服务新体系。

1. 打造国家医学中心和国家区域医疗中心

依托国家委属医院和市属医院，上海市积极推进国家医学中心和国家区域医疗中心建设。支持中山医院、瑞金医院申报国家医学中心（综合类），龙华医院、肿瘤医院、市六医院、精神卫生中心申报国家医学中心（专科类）。中山医院和瑞金医院入选高质量发展试点医院，采取委市共建、"一院一策"方式，着力建成医学科创转化策源地，打造"国之重器"。

2. 加快优质医疗资源有序扩容和区域均衡布局

针对优质医疗资源布局不均衡的问题，制定出台《关于加强新城医疗卫生资源规划配置的方案》，支持符合条件的高水平医院通过"一院多区"建设，定向配置优质医疗资源。截至2021年底，新华医院奉贤院区项目、

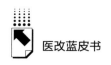

瑞金医院北部院区二期扩建工程、市六医院临港院区二期扩建工程等已集中开工（启动）。稳妥推进4家郊区三级公立医院体制机制改革，完成瑞金北院、仁济南院、市六东院、华山北院与母院一体化改革，实行"垂直化管理、一体化运行、同质化医疗"。按照每30万~50万人口配置1家区域性医疗中心，推进区域性医疗中心服务能力标准化建设，截至2021年底，完成2批次共43家区域性医疗中心能力评估和认定。

3. 推进紧密型医联体建设

针对基本医疗卫生服务体系整合衔接不够的问题，上海市加快建设以市级医院为依托、区域性医疗中心为核心、社区卫生服务中心为基础的紧密型医联体，其中，瑞金—卢湾紧密型医联体创新打造独具特色的黄浦"1+1+8"医联体模式，新华—崇明紧密型医联体在医保总额预算基础上进一步试点开展城乡居民保险按人头付费、药品和医用耗材集中采购等，市一—嘉定紧密型医联体全面落实管理、服务、信息等8个"一体化"改革发展任务，市六—临港"1+6"紧密型健康联合体（由市六东院与临港片区6家社区卫生服务中心组成）完成签约并正式启动建设。

4. 健全分级分层分流的应急医疗救治体系

针对重大疫情等突发公共卫生事件应对能力不足的问题，上海市加快推进突发公共卫生事件等相关临床专科建设，24家市级医院均已设置感染科。上海市卫生健康委印发《上海市传染病临床诊治网络体系建设工作方案》，启动涵盖市级医院感染科、呼吸与危重症医学科及感控部门的临床能力促进与提升专科联盟建设。扩充市级医疗救治专家团队，组建15个专科50余人的专家团队，以及300余人的8个市级专家救治团队。上海市卫生健康委制定《上海市公共卫生事件应急处置预备队建设实施方案》，36家市级医院均已建立"预备役"储备队伍，并组建由24家市级医院组成的本市突发公共卫生事件医疗救治"战斗队"。依托曙光医院、龙华医院建设国家中医疫病防治基地和国家中医紧急医学救援基地，组建2个国家中医应急医疗队。

5. 推动公立中医医院传承创新发展

针对中医药发展创新不足、传承不够的问题，上海市着力推动中医药地方立法，修订实施《上海市中医药条例》。2021 年，上海市成功获批建设国家中医药综合改革示范区，龙华医院入选国家医学中心（中医类）辅导类单位，启动 5 家中西医结合"旗舰"医院建设。启动新一轮上海市名中医评审和海派中医流派传承创新团队建设，实施新一轮中医药传承创新发展三年行动计划。

6. 推进社区医疗卫生服务高质量发展

针对基层医疗卫生服务品质不高的问题，推动实施新一轮社区卫生服务中心功能标准建设，聚力打造示范性健康管理中心、社区康复中心、社区护理中心，截至 2021 年底，首批 46 家示范性社区康复中心已建成并启用，为群众提供家门口的现代化、优质康复服务。

（三）打造科创引领的产学研一体化发展新趋势

加快建设具有全球影响力的科技创新中心，是以习近平同志为核心的党中央赋予上海市的重大任务和战略使命，也是上海市加快推动经济社会高质量发展、提升城市能级和核心竞争力的关键。为服务城市发展战略目标，上海市以学科建设为重点，加快构建"院产学研政"联动顺畅的临床研究体系。

1. 建设国际一流临床专科群

在实施临床重点专科"腾飞"计划和第一轮临床三年行动计划的基础上，开展 18 个国家临床重点专科和 158 个市级临床重点专科项目建设，提高疑难重症诊治水平。重点支持三级公立医院与世界一流医疗机构、学术机构和生物医药企业合作，组织和参与多中心研究，初步建成市级医院医企协同创新研究平台（HI-CLIP）。

2. 打造高水平市级临床研究平台

扎实开展临床三年行动计划项目，327 个重大临床研究项目和 45 个临床研究关键支撑项目顺利推进，临床研究全链路整合平台（CRIP）初步建成，市级医院已全部建成实体化临床研究中心。截至 2021 年底，共建成 6 家国家临床医学研究中心（瑞金医院内分泌科、长海医院消化内科、市九医院口腔科、华山医院老年病科、市一医院眼科、中山医院心内科）和国

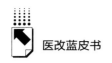

家肝癌科学中心、转化医学国家重大科技基础设施（上海）。推动成立上海市免疫治疗创新研究院（仁济医院）、上海临床研究中心（上海科技大学）、上海国际医学科创中心（中山医院）、上海市数字医学创新中心（瑞金医院）。批准中山医院、瑞金医院、上海临床研究中心设置研究型床位，推进临床需求与基础研究无缝链接、医教研产深度融合。

3. 大力发展高新医疗技术

针对医学科技创新策源力亟待提升的问题，印发《上海市人民政府办公厅关于促进本市生物医药产业高质量发展的若干意见》，支持公立医院与高校、科研机构、企业等开展临床研究与医学科技成果转化合作。围绕再生医学、精准医学、生物治疗、脑机融合等前沿领域尖端科学问题，鼓励药品、医疗器械和设备研发进行医工结合、产医融合，集中力量开展核心技术攻关，加快推进原创性新技术、新产品、新方案、新策略产出。

4. 创新医疗服务模式

聚焦群众就医环节中"急难愁盼"等问题，《上海市"便捷就医服务"数字化转型工作方案》于2021年印发，七大重点应用场景实现市级医院和16个区全覆盖，各级公立医院平均候诊时长已缩短至60分钟以内，有效缓解"挂号难、排队长"问题。持续推广多学科诊疗（MDT）、无痛诊疗、整体护理等新型服务模式，截至2021年底，34家市级医院共开设MDT门诊532个，全年接诊患者19.38万人次。瑞金、仁济、新华等医院积极探索推行恶性肿瘤综合诊治模式。推行日间化管理、加速康复外科诊疗模式，2021年，31家市级医院全年完成日间手术30.23万人次，同比增长38.30%，24家市级医院开展加速康复外科工作。

5. 守牢医疗质量安全底线

加强医院感染管理，全市36家市级医院均已设置独立感控管理部门，由院领导直接负责。上海市卫生健康委、上海市人力资源和社会保障局联合印发《加强本市医疗机构院感防控队伍建设实施方案》，市级医院独立感控管理部门设置专职人员232人。持续推进医疗质量安全改进，依托市级医院医疗质量分析与评价平台大数据，覆盖全部市级医院 33 个二级专科、205 个专病病种，重点推进非计划再次手术、静脉血栓栓塞症 VTE、危急值闭环管理、减少住院患者补液量等项目的落地与实施。持续推广应用信息化处方审核和点评系统，规范临床用药。健全市级医院评审体系，促进市级医院提高医疗服务水平和质量。

（四）激发数智融合的公立医院现代化管理新效能

随着 5G、人工智能、大数据等新一代信息技术的大规模建设和应用，数字化逐步成为经济社会发展的核心驱动力。上海市牢牢把握数字化发展战略机遇，于 2020 年发布《关于全面推进上海城市数字化转型的意见》，通过数字赋能，服务模式、管理模式、治理模式创新，着力建成精细精准、智能智慧的公立医院治理决策体系。

1. 健全公立医院内部运营管理机制

健全公立医院决策机制和民主管理制度，全市各级公立医院均已完成章程制定等各项内部运营管理任务。推进经济管理年活动，瑞金、十院、华山等医院荣获"公立医疗机构经济管理年活动优秀单位"称号。市级医院均已实施全面预算管理，开展集中式成本核算。推广深化专科运营管理，试点范围扩大至 23 家医院 240 个科室。做好总会计师委派管理工作，加强总会计师日常业务管理和培训。加强审计监督和内部控制，制定《上海市市级医院内部审计管理办法》《关于进一步推进上海市级医院内部控制建设的指导意见》。

2. 建立分层分类的绩效评价机制

制定《本市医联体建设规划方案（试行）》和《医联体综合绩效考核工作方案（试行）》，以推进分级诊疗制度建设为导向，建立医联体综合绩效考核评价体系。推动市级医院建立综合绩效管理工作机制，初步形成《关于全面加强市级医院综合绩效管理工作的指导意见》。持续创新公立医院内部绩效考核办法，研究建立市级医院综合绩效管理指标体系，实行以岗定责、以岗定薪，做到责薪相适、考核兑现，引导医务人员重医德、重技

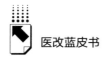

术、重能力。

3. 全面推进医疗卫生数字化转型

推进智慧医疗平台建设，截至 2021 年底，上海互联网医院总数增至 76 家，共开设 249 个互联网医院诊疗项目。标准化智慧健康驿站总数增至 238 家，实现全市所有公立医院检查检验结果跨院互联互通互认，互联互通互认应用项目增至 111 个。构建市级医院综合管理平台，构建基于数据驱动的市级医院精细化管理新模式。"数字化转型赋能上海'便捷就医服务'"入选 2021 年度全国"推进医改服务百姓健康"十大举措。2022 年 2 月进一步印发《上海市"便捷就医服务"数字化转型 2.0 工作方案》，36 家市级医院全面实现门诊智能分诊导诊、智能院内导航、智能识别通行、医疗收费电子票据、智能诊后管理、基于区块链技术的中药代煎配送、便民"一键呼救"等 2.0 版基本场景。聚力打造全面感知、泛在连接、数字孪生和智能进化的未来智慧医院，推进数字健康城区建设和智慧医疗服务一体化发展。

（五）激活"三医联动"系统集成的外部治理新动力

按照国务院深化医药卫生体制改革领导小组《关于进一步推广福建省和三明市深化医药卫生体制改革经验的通知》要求，针对体制改革不充分等问题，上海市坚持医疗、医保、医药"三医联动"改革，对公立医院治理体系和激励机制进行系统性改革。

1. 深化人才激励制度改革

统筹优化公立医院编制资源，上海市积极采取措施充实保障闵行等 7 个郊区工作力量，在浦东新区试点公立医院事业编制创新管理。完善交叉学科和临床研究人员岗位设置、职称评审和晋升办法。成立市深化公立医院薪酬制度改革工作小组，研究制定深化公立医院薪酬制度改革实施意见。稳慎开展三级医院下放职称评审权限试点，对引进的高层次人才实行灵活的职称评审机制。落实"两个允许"，加大对公立医院、社区卫生服务中心绩效工资水平和总量核定的倾斜力度。

2. 加强卫生健康高端人才引育

出台《关于本市加快医学教育创新发展的实施意见》，深化临床医学"5+3+X"人才培养模式改革，促进医工、医理、医文学科深度融合，培养"医学+X"复合型人才和各类紧缺人才。印发《上海市疾病预防控制机构公共卫生医师规范化培训实施办法（试行）》，探索试点公共卫生医师规范化培训，加强多学科协同特色人才培养。支持公立医院精准引进海外高层次人才，集聚高端创新型人才，落实引进所需高层次人才在落户安居、入学就医、税费优惠等方面的支持保障政策。

3. 深化医疗卫生服务价格改革

建立健全医疗卫生服务价格形成机制和动态调整机制，按照"三个一批"（面上调整一批、重点支持一批、规范完善一批）思路，及时、平稳实施 228 项医疗卫生服务价格调整，加大对中医、儿科、院前急救等的扶持力度，规范调整 CT 和磁共振扫描检查等医疗卫生服务的计价单位。完善特需医疗卫生服务管理制度，根据规定对参与试点的公立医院放宽特需医疗卫生服务限制，实行市场调节价。合理制定多学科诊疗、镇痛、互联网服务、上门服务等医疗卫生服务价格标准和规范，将符合条件的医疗卫生服务纳入医保支付范围。

4. 持续深化医保支付方式改革

适应上海市老龄化趋势，率先开展长期护理保险制度试点。推出城市定制型商业健康保险"沪惠保"，实现"两个扩展"（从城镇职工医保参保人扩展到城乡居民医保参保人，从本人投保扩展到可为家庭成员投保），投保人数达 739 万人。扩展总额预算管理框架下按疾病诊断相关分组（DRG）付费试点范围，将符合条件的市级医院全部纳入试点范围；按病种分值（DIP）付费试点实现全市 16 个区 500 余家定点医疗机构全覆盖。2022 年 3 月，《上海市 DRG/DIP 支付方式改革三年行动计划实施方案（2022—2024 年）》印发，推进 DRG 和 DIP 支付方式改革。

5. 有序推进药品和医用耗材招采机制改革

承担国家第一、二批"4+7"试点城市及第二、三、四、五批国家组织

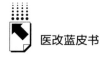
药品集中采购任务，中选品种平均降价50%以上。率先开展国家药品集采到期品种接续工作，对竞争充分品种引入包括质量、供应、创新等在内的多维综合竞价机制，9项药品价格稳中有降，平均降幅18.4%。高值医用耗材集采稳步推进，开展冠脉扩张球囊类医用耗材、人工晶体集中带量采购。率先实施药品集团采购（GPO）试点，截至2020年底，全市GPO金额达125.2亿元，降低采购成本折算达10.4亿元。

（六）建设健康和谐的公立医院发展新文化

医疗行业关系人民群众生命健康，决定了必须要有先进文化予以引领和保障。[①] 上海市作为全国最早开展公立医院文化建设的城市之一，将公立医院文化建设作为可持续发展的核心动力，始终摆在重要位置。

1. 打造健康至上的行业文化

印发《关于加强本市医疗卫生机构健康教育与健康促进工作的指导意见》，截至2021年底，上海市34家市级医院均已成立健康促进委员会，400多家公立医院（含区属三级、二级、一级公立医院）基本实现健康促进委员会建设全覆盖。积极创建老年友善医院，除3家儿科医院以外，其他市级公立医院均获批成为本市老年友善医院。健全医务社工和志愿者联动服务模式，截至2021年底，中山、新华、十院、长海、长征、曙光、肿瘤、妇产科、肺科、眼防等市级公立医院均设立了患者体验部，营造充满人文关怀的就医环境，打造有温度的公立医院，推进医疗行业文明建设。

2. 塑造特色鲜明的现代医院文化

持续开展医疗行业作风建设工作专项行动，全面加强医务人员人文素养教育和医德医风建设，培育选树先进典型，深入开展宣传，弘扬伟大抗疫精神和崇高职业精神，激发医务人员对工作负责、对人民热忱、对技术精益求精的不竭动力，唱响大医精诚、医者仁心主旋律。

---

① 张义丹等：《三级公立医院高质量发展的内涵要义与实施重点探讨》，《中国医院管理》2021年第10期。

3. 营造关心关爱医务人员的社会氛围

实施《上海市医疗卫生人员权益保障办法》，多个部门联合推出惩戒制度，以保障医务人员执业安全和合法权益。着力改善医务人员工作条件，合理确定其工作负荷，科学配置人力资源，畅通利益诉求渠道。完善医务人员收入合理增长机制，探索建立医务人员职业荣誉制度，为医务人员做好职业发展前景规划。

三　改革成效

（一）医疗卫生服务能级水平持续提升

国家医学中心和国家区域医疗中心建设取得阶段性成效。截至 2021 年底，复旦大学附属儿科医院和上海儿童医学中心设立国家儿童医学中心（上海院区），市九医院设立国家口腔医学中心（上海），华山医院设立国家神经疾病医学中心和国家传染病医学中心。中山、瑞金、龙华等 3 家医院进入国家医学中心辅导类项目。瑞金、仁济、新华、九院、市一、曙光等 6 家公立医院获批成为国家区域医疗中心输出医院，市六福建医院、华山福建医院、瑞金海南医院已开业运行，龙华河南医院、市六安徽医院正在稳步建设中。生物医药创新能力持续提升，2021 年批准上市的国产创新药中有 8 个出自上海市，上海市获批上市的新冠病毒检测试剂数量位居全国第二。

（二）公立医院整体绩效表现优秀

在 2020 年度全国三级公立医院绩效考核中，上海市西医类和中医类医院的绩效考核排名分别为全国第 2 位和全国第 1 位。其中，在西医类医院绩效考核中，体现病种收治难易程度的 CMI 值排名，上海市名列全国第二；反映公立医院科研能力的科研经费总额排名，上海市名列全国第一；四级手术人数排名，上海市名列全国第四；上海市有 13 个监测指标达到满分。在 2020 年度全国二级公立医院绩效考核中，上海市大部分指标在全国的排位

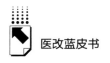

情况较好，基本位于 75% 分位以上（指标导向：逐步升高）或者 25% 分位以下（指标导向：逐步降低）。

（三）公立医院收支结构不断优化

促进"两升两降三平衡"（提升劳务性收入占医疗收入比例，提升人员支出占业务支出比例；降低药品和卫生材料收入占医疗收入比例，降低药品和卫生材料支出占医疗支出比例；平衡业务量和医疗收入增长的关系、医疗收入和医疗成本增长的关系、工资总额与收支平衡的关系），自 2015 年起，公立医院财政补助收入占总支出的比重维持在 12.00% 左右，2021 年达到 12.40%，比 2015 年上升 0.40 个百分点。公立医院医疗服务收入（不含药品、耗材、检查、化验收入）占医疗收入的比重整体上呈上升趋势，2021 年达到 26.19%，相比 2015 年上升 6.90 个百分点。2015 年以来，公立医院医疗费用平均增长幅度控制在 10.00% 以下，为 9.40%（见图1）。

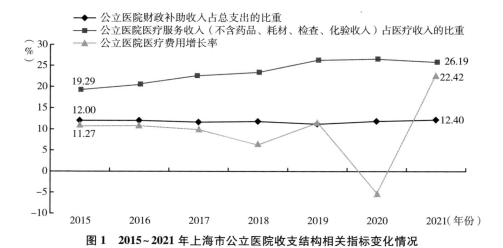

图 1　2015~2021 年上海市公立医院收支结构相关指标变化情况

资料来源：2015~2021 年《上海市卫生财务年报》。

（四）分级诊疗制度建设扎实推进

"十三五"期间，上海市全面推行家庭医生签约服务"2.0 版"，家庭医生"1+1+1"签约超 860 万人,重点人群家庭医生签约服务率逐年上升,从 2018 年的 55%提高到 2021 年的 77%(见图 2)。基层医疗卫生机构门急诊人次占比总体稳定,基本形成市级医院、区级医院、基层医疗卫生机构各占 1/3 的格局。签约居民在签约基层医疗卫生机构内就诊率达 70%,社区就诊率接近 60%。

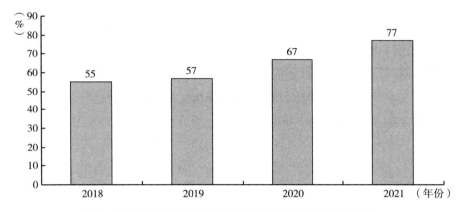

图 2　2018~2021 年上海市重点人群家庭医生签约服务率

资料来源:上海市卫生统计平台。

(五)市民改革获得感明显增强

2021 年,上海市户籍人口平均预期寿命 84.11 岁(男性 81.76 岁、女性 86.56 岁),相比 2015 年提高 1.36 岁;上海市婴儿死亡率 2.30‰(相比 2015 年下降 2.28 个千分点)、孕产妇死亡率 1.60/10 万(相比 2015 年下降 5.06/10 万),持续保持世界领先水平。市民健康素养水平连续 13 年保持上升势头,全国领先。

上海市公立医院满意度持续保持高水平。其中,2021 年全市公立医院住院患者满意度达 96.70%(相比 2019 年提高 0.92 个百分点);门诊患者满意度达 91.79%(相比 2019 年提高 2.70 个百分点);医院员工满意度达 79.04%(相比 2019 年提高 1.30 个百分点)(见图 3)。

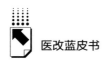

医改蓝皮书

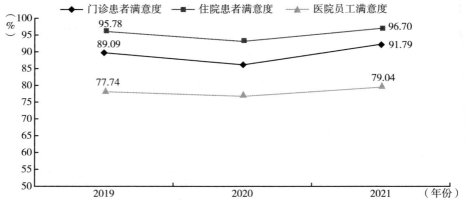

图 3　2019~2021 年上海市公立医院满意度变化情况

资料来源：国家卫生健康委满意度调查平台。

四　改革经验

（一）高位推动与强化实施相结合

坚持高位推动综合医改和公立医院高质量发展。由党委、政府主要负责人担任深化医改领导小组组长，把推进公立医院高质量发展作为深化医改的重点工作，同时也积极强化市、区两级政府的领导、保障、管理和监督责任，形成上下联动、齐抓共管的工作格局。强化执行落实，完善公立医院高质量发展实施方案的支撑和保障措施，明确财政资金投入重点向资源均衡布局、学科建设、科研创新、人才培育等方面倾斜；开展公立医院高质量发展绩效考核评价，重点考核评价专科能力提升、科研成果转化、人才队伍建设、优质资源下沉、基层能力提升、医保基金使用、公共卫生任务落实等方面的情况，将考核评价结果应用于医院财政投入、薪酬总量核定等方面。

（二）点上突破与面上推进相结合

为推进公立医院高质量发展实施方案落地落实，上海市采取点面结合的方式推进工作。在点上，谋划实施试点先行项目，通过分类遴选改革意识强、创新劲头足、学科基础扎实、提升空间大的公立医院作为试点单位，探索高质量发展模式和路径，发挥引领带动作用。在面上，指导全市公立医院贯彻落实高质量发展实施方案，强化各区党委、政府对公立医院的领导责任、保障责任、管理责任、监督责任，统筹推进公立医院高质量发展和体制机制改革。推动各有关部门深化"放管服"改革，调整完善相关政策，在政府投入、医疗卫生服务价格、医保支付方式、人事薪酬制度等方面加大改革创新力度，为公立医院高质量发展提供强大动力。

（三）创新引领和巩固基础相结合

凸显公立医院高质量发展的上海特色，争做引领者和示范者。一是医防融合注重全方位，强化重大疫情防控应急医疗救治体系建设。二是创新发展力求可持续，面向国家对卫生健康科技创新突破的迫切需要和人民对生命健康的重大需求，构建"重大临床需求—科学和技术突破—成果转化应用"循环迭代发展的内在驱动链和富有活力的可持续创新生态链。三是医疗服务聚焦智慧化，深化便捷就医场景建设和远程医疗建设。[①]

（四）制度建设与科技支撑相结合

上海市注重信息化手段应用，探索构建了"制度+科技"的医改模式和卫生健康治理体系。一方面，以数字化提升医疗卫生服务发展"牵引力"，强化医疗卫生全行业治理数字化"保障力"，激发"便捷就医服务""推动力"，以全面数字化转型推动医疗卫生服务体系流程再造，实现卫生健康全行业数据信息互通共享，创新"便捷就医服务"新模式。另一方面，通过信息化赋能现代医院精细化管理，推进全行业管理和公立医院内部管理规范化、智能化。数字化重构医疗卫生治理监管体系，以数据为基础精准施策和

---

① 《〈关于推进上海市公立医院高质量发展的实施方案〉的政策解读》，上海市人民政府网站，2022 年 2 月 10 日，https://www.shanghai.gov.cn/202203zcjd/20220210/3e3bd14e806341148ef461ca125125a7.html。

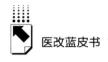

科学治理，综合运用"制度+科技""文件+软件"等手段，强化全市医疗卫生服务业务协同和行业监管，形成数据驱动的绩效评价、资源配置、投入补偿、人事薪酬、费用控制等标准，建立以公益性为导向、客观可量化的公立医院监管评价体系。

五　展望与建议

（一）更加重视临床创新

临床创新是公立医院引领医学科技发展、提升医疗卫生服务效能、支撑和驱动可持续发展的策源力，[①] 也是上海科创中心建设的重要组成部分。通过提升专科能力和技术创新水平，提高"看好病"的能力，是推进公立医院高质量发展的核心要义。[②] 但目前上海市疑难复杂疾病和急危重症的诊疗水平相比国际一流水平仍有差距，国际顶尖的医院和学科普遍缺乏，医学科技创新及其成果转化应用对城市社会经济发展的重要支撑作用远未显现。未来，一方面，要发挥好"头雁"功能，建设以国家高质量发展试点医院为代表的高水平医院，聚力打造医学科技创新转化策源"国之重器"，积极推动关键领域医学科技创新。加快推进转化医学国家重大科技基础设施（上海）、上海国际医学科创中心、上海医药临床研究中心等的建设，引领医学发展。力争创建10家以上国家医学中心和国家区域医疗中心（含中医）。另一方面，要完善医学科技创新的支持政策，纳入公立医院高质量发展试点的医院，因临床急需要进口少量药品的，经国务院药品监管部门批准，可以进口并在指定范围内用于特定医疗目的。推动中山、瑞金医院试点创建产医融合示范基地工作，积极探索临床研究成果转化的制度创新。

[①]　徐懿萍等：《当代医学模式下科技创新驱动医院发展之路》，《中国医院》2019年第11期。
[②]　罗力：《我国公立医院高质量发展的制度环境》，《中国医院管理》2022年第2期。

（二）更加注重数智融合

互联网、大数据、人工智能等技术的飞速发展，为智慧医院建设提供了有利条件，医疗卫生服务发展正处在从"信息化"迈向"智慧化"的关键阶段。[①] 数字化、智能化是公立医院高质量发展的主引擎。但目前上海市公立医院信息化建设缺少前瞻性、整体性的顶层设计，标准化建设水平相对滞后，数字化转型的广度和深度尚不能完全适应高质量发展对智慧医院建设的要求。根据上海市城市数字化转型的工作要求，数字化转型、智慧化建设必须纳入公立医院高质量发展和深化公立医院改革整体设计中。一是以患者为中心，深化推进"便捷就医服务"数字化转型，持续遴选典型场景建设试点，不断提升便民服务水平，切实提高群众感受度和体验度。二是持续推进数字健康城区建设，在数字货币医疗支付上，积极加大探索力度。三是深度推动公立医院数字化转型，打造数字医院，全面提升公立医院智能化、精细化、互联化管理能力。[②]

（三）更加突出整合协同

《"健康中国2030"规划纲要》提出"转变服务模式，构建整合型医疗卫生服务体系，推动健康服务从规模扩张的粗放型发展转变到质量效益提升的绿色集约式发展"。构建整合型医疗卫生服务体系既是发展趋势，也是卫生健康事业高质量发展的必然要求。[③] 上海市提出"建设以人民健康为中心的整合型、智慧化、高品质卫生健康服务体系"，探索突破市、区两级管理体制，以市级高水平综合性医院为核心，联合区域内若干家三级或二级公立医院、社区卫生服务中心、康复医院、护理院等机构，组建人力、技术、物

---

① 舒婷：《智慧医院在公立医院高质量发展中的角色与定位》，《中国卫生信息管理杂志》2022年第1期。
② 洪朝阳：《新时代大型公立医院高质量发展的实践与思考》，《卫生经济研究》2021年第7期。
③ 代涛：《"以人为中心"整合型医疗健康服务体系的关键要素研究》，《中国卫生政策研究》2022年第1期。

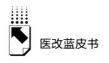

资深度融合的城市医疗集团，切实形成"管理、责任、利益、服务"共同体。

（四）更加兼顾效率公平

2017 年，中共中央办公厅、国务院办公厅印发《关于创新政府配置资源方式的指导意见》，明确指出"正确处理效率与公平的关系，更加注重公共资源配置的公平性"。卫生健康事业的本质属性是公益性，必须把促进健康公平放到更加突出的位置，把"保基本、强基层、建机制"作为综合医改的主攻方向。在效率层面，要善于运用现代管理理念和管理工具、管理方法、管理技术，建立并完善多维度病种组合评价指标体系和基于数据循证的医院运营管理决策支持系统，推动运行模式从粗放型转向精细化，持续创新日间化管理等医疗卫生服务模式，提升医疗卫生服务质量与效率。在公平层面，要加快推动优质医疗资源扩容和区域均衡布局，充分发挥市级优质医疗资源的辐射带动作用，推进市级优质医疗资源向 5 个新城及金山、崇明等远郊扩容下沉，提高全市卫生健康供给质量和服务水平。

B.12
周口市高质量推进紧密型县域医共体建设

摘　要： 紧密型县域医共体建设是分级诊疗落地的"牛鼻子"，也是实现县域医疗机构高质量发展的重要抓手。近年来，河南省周口市强化党委领导、政府主导作用，按照"市强、县优、乡稳、村活"的总体改革思路，以体制机制创新为突破口、以服务能力提升为主线、以筑牢基层网底为重点、以建设信息化平台为支撑，以实施"53211"工程为抓手，高质量推进紧密型县域医共体建设由"局部探索、点上开花"向"市域一体、全面铺开"转变，推动医疗卫生事业由"以治病为中心"向"以健康为中心"转变，探索形成了"市县一体、五医联动、数字赋能、中医贯通"的紧密型县域医共体建设新路径，初步取得了人民群众得实惠、卫生事业得发展、医保风险得防控的"三得"效果。

关键词： 县域医共体　市县一体　综合医改　周口市

一　改革背景

"十四五"时期是我国实施健康中国战略的关键时期，深化医改是实现健康中国战略的重要路径，紧密型县域医共体建设是新一轮医改的重要举

---

* 执笔人：付登霄、李峰、郭义龙、任亚斌。

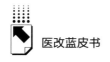
措。① 自 2019 年国家卫健委启动紧密型县域医共体试点工作以来，我国医药卫生体制改革提质加速。2021 年 10 月，国务院深化医药卫生体制改革领导小组印发《关于深入推广福建省三明市经验深化医药卫生体制改革的实施意见》，明确指出要"推进紧密型县域医共体建设和紧密型城市医疗集团建设"，为医共体建设指明了方向。河南省委、省政府高度重视医共体建设工作，密集出台配套政策文件，把紧密型县域医共体建设列入"我为群众办实事"清单，将重点工作纳入"13710"督办平台，全面推、刚性推、硬性推，保障了医共体改革的落实落地。

周口市作为全国人口超千万的农业大市，在医共体改革前期，其医疗卫生服务能力满足不了居民健康需求，突出表现为以下几点。一是资源配置质效低。医疗卫生资源配置不均衡、结构不合理、整体效益不高，2019 年全市三级甲等医院仅有 2 家，县级二级医院中达到二甲水平的仅占 21%，仅 4.47% 的乡镇卫生院达到"推荐标准"。二是推进改革阻力大。部门间思想认识不统一、利益藩篱冲不破、政策梗阻打不通，改革系统性、整体性和联动性不够，改革呈碎片化、阶梯式推进，有序的就医和诊疗新格局始终没有形成。三是服务能力短板多。各级各类机构的功能定位和机构之间的关系不明确，医疗服务能力不强，专科建设滞后，"大病重病市域内看不了，常见病多发病市县间争病人"现象突出，市域外就诊率居高不下，外流医保资金占比较大。四是卫生人才"两头缺"。一方面，高层次人才匮乏，在高水平医学实验室建设、特色专科建设、医学研究等方面，缺乏人才支撑；另一方面，基层医务人员数量不足、学历偏低、待遇不高、晋升受限，专业技术人才引进难、培养难、留住难。五是政策调节"不灵活"。财政投入、人事编制、薪酬职称、医保支付方式等制度改革滞后，医药、医保、医疗协同联动机制不完善，仅 2019 年全市医保资金外转额就高达 20.11 亿元。六是信息化"撑不起"。在信息化建设方面，医疗机构往往各自为战，缺少统筹，导致建设形式

---

① 孟令锋：《浅谈紧密型县域医共体建设》，《中国农村卫生》2019 年第 23 期。

内容不一、数据端口多样、投入重复低效、信息围墙越筑越高。在应用方面，医保、医药、医疗平台多，数据打通难、应用难、推广难、共享难，无法支撑医共体建设。为破解这些卫生领域不平衡不充分的问题难题，周口市把县域综合医改作为全面深化改革的一号工程，通过创新体制机制、重塑服务体系、完善政策配套、提升服务能力等一系列扎实举措，推动医改取得满意效果。

二　主要做法

（一）党政协同高位推动医改

1. 前瞻谋划

为了破除存在的僵化保守观念、患得患失思想，周口市深入调查研究、广泛征求意见，多次召开医共体建设研讨会、务虚会，市委理论学习中心组举行集中学习（扩大）会议，邀请国家和省医改专家作辅导报告。签约聘请了国内、省内医共体改革权威专家参与评估论证，为深化医改工作提供技术支持和业务指导。在系统总结"郸城经验"，借鉴吸收三明、浙江等地经验做法的基础上，科学制定实施办法，明确全市紧密型医共体建设的总方案、路线图和时间表，实现了多部门利益破藩、思想破冰。

2. 顶格统筹

周口市着力构建"市委领导、政府主导、部门协同、县级落实"的工作格局。市级层面，成立了由市委书记、市长任双组长，市四大班子领导任副组长，市直有关单位"一把手"为成员组成的高质量推进紧密型县域医共体建设工作领导小组。同时，建立工作联席会议制度，日常推进由市委秘书长统筹，由市委改革办牵头落实，医疗、医保、医药由一名副市长统一分管，强力推进改革。县级层面，各县（市、区）均成立了由书记任主任，县（市、区）长任常务副主任，纪检、编办、发改、财政、人社、卫健、医保、审计等部门"一把手"组成的医共体管理委员会，具体负责县域医

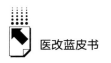

共体建设的规划布局、投入保障、人事安排、政策制定和考核监管等重大事项。医共体层面，成立了医共体党委，党委委员由卫健委领导班子及医共体集团总医院党委书记组成，卫健委党组书记兼任医共体党委书记，隶属于卫健委党组；医疗健康服务集团成立集团党委，集团党委委员由集团总医院和成员单位相关人员组成，党的建设全面加强。

3. 强力推进

以机制完善促落实。一是建立奖惩考评机制。出台了《周口市专项工作考评办法》，将医共体改革工作纳入政府年度综合考核，考评结果与年度考评、干部选拔、评先评优、资源配置挂钩，激励务实重干、创新求效。二是构建以"紧密型、同质化、控费用"等重要指标为导向的考核评价体系。在横向考核上，制定了管理、服务、利益、责任共同体的考核评价标准，形成了督导评估、调度表态和专项考评"三项机制"协同推动落实的工作格局。在纵向评比上，市级层面，强调市级公立医院的"龙头"作用，突出在救治市域内大病、重病、急危重症上取得的成效，确定好、中、差三个等级；县级层面，主要根据提升县域医疗服务能力取得的成效、县域就诊率，对成员单位能力提升等情况进行考核；乡镇层面，对乡镇卫生院的考核主要体现在能力提升情况、基层就诊率、群众满意度等方面。同时，将横向、纵向的考评结果运用到经费拨付、改革创新奖评选、质量保证金返还、医保资金结余分配、职称评定、人事任免、干部聘任等方面，确保医共体建设取得实效。三是建立典型培育机制。采取调度会典型发言、推广先进经验、挖掘各地创新做法等举措，培育医共体改革先进典型，促进互学互鉴，激励比学赶超。四是建立运行监督机制。市、县两级成立督导考评组，常态化开展督导和阶段性评估工作；出台《全市纪检监察机关开展医共体建设专项监督检查工作方案》《关于开展医共体建设专项审计工作的通知》，纪检监察和审计部门聚焦财政投入、人事薪酬制度改革、医保打包拨付、医共体人财物统管等工作重点和学科建设、人才培养、数据整合等关键环节，开展专项监督检查和审计，通过"暗访+评估""纪检+审计"，合力推进改革落实落地。

（二）市县一体全面做实医改

1.市县联动塑体系

坚持改革系统思维，实施高质量紧密型县域医共体建设"53211"工程①（见图1）。市县一体协同推进紧密型县域医共体建设②，通过全面整合市、县、乡、村四级医疗机构资源，推动建立一体化、协同化、集团化的紧密关系。在市级层面上，依托市中心医院、市中医院、市妇幼保健院成立3个城市医疗健康服务集团，促进优质医疗资源下沉；依托疾控中心组建市、县两级公共卫生服务中心，推进公卫、疾控、妇幼、监督等工作整体提升。在县级层面上，整合县级公立医院34家、乡镇卫生院180个、村级卫生室7717个、民营医院183家，依托县级公立医院牵头组建紧密型县域医共体22个，医共体内统一法定代表人，人财物统管，权责利一体。在上下联动上，通过城市医疗健康服务集团和公共卫生服务中心内部设置"一办六部"，实现与各县（市、区）医共体高效对接，发挥"三集团、一中心"的龙头带动作用，与县域医共体上下联动、分工协作、密切配合、利益共享，采取专家、学科、管理"三下沉"，带动县域医共体能力、效率、质量"三提升"。

2.内外协同促运行

坚持内外同治，提高医共体运行效率。在外部治理上，县级层面成立医共体管理委员会，厘清医管委、卫健委等行政部门及医疗集团三方权责清单，变"多头管理"为"握指成拳"。在内部管理上，全市所有医共体均制定了医共体章程，明确了医共体牵头医疗机构和成员单位的权责关系，健全了内部议事决策制度，建立了"一办六部"（"一办"即党政办公室，"六

---

① 《高举伟大旗帜牢记领袖嘱托为确保高质量建设现代化河南确保高水平实现现代化河南而努力奋斗——在中国共产党河南省第十一次代表大会上的报告》，河南省人民政府网站，2021年11月1日，https：//www.henan.gov.cn/2021/11-01/2338346.html。

② 《周口市全力打造紧密型县域医共体建设的"周口样板"》，河南省人民政府网站，2021年12月1日，https：//www.henan.gov.cn/2021/12-01/2357804.html。

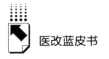
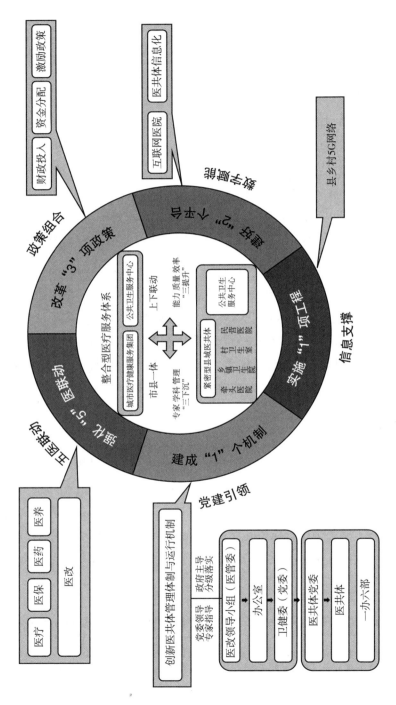

图1 周口市高质量紧密型县域医共体建设"53211"工程

资料来源：根据相关资料整理。

部"即运营管理部、健康促进部、中医药服务部、信息化服务部、医保管理部、财务审计部)的内部运行机制。同时,市、县卫生健康行政部门按照"精简高效、分工明确、协同联动、运行顺畅"的原则,成立医共体领导小组办公室"一办六部",推行一体化管理、连续性服务,加强与城市医疗健康服务集团、市公共卫生服务中心、县(市、区)医共体党委"一办六部"分口对接,实现功能定位的"分",提供连续医疗健康服务的"合"。

3. 多措并举提能力

坚持重心下移提质效,不断夯实发展基础。一是持续推进县级医院呼吸、重症监护、肿瘤等重点专科建设,加强胸痛、卒中、创伤、危重症孕产妇救治、危重儿童和新生儿救治、慢病管理等中心建设,自强抓提升。二是通过互联网医院、专科联盟、远程医疗协作网、区域诊疗中心协作建设、名医工作室建设等方式,纵向贯通市、县、乡、村四级医疗资源,上联求突破。三是采取院长下派、专家下沉、技术帮扶、科室共建、资金设备支持等方式,下带夯基础。目前,全市建设国家级临床研究合作中心 1 个、省级区域医疗中心 6 个,建成国家级重点专科 2 个、省级重点专科 22 个、中原名医工作室 17 个,下派院长(副院长)、专家 1087 人,共建科室 213 个。

4. 数字赋能强支撑

依托市级三级医院牵头组建 4 家互联网医院,与全国 39 家知名互联网医院签约合作,把全国优质医疗资源引进来,实现优质医疗资源线上线下协同互补,全民共享可及。2021 年 10 月至 2022 年 4 月,互联网医院累计开展远程专家会诊 162 人次、远程影像 2097 人次、远程心电 47326 人次,完成线上诊疗 8797 人次。同时,周口市按照"资源共享、业务协同、多网互通、数据融合、标准控制、惠及民生"的原则,建设市县一体数据中心(含数据库建设、数据采集平台、医共体集成平台等)。实现对财务、人事、药品、耗材一体化管理,资产设备管理、物资采购管理、绩效管理、办公 OA 系统、后勤管理等业务的综合管理应用,实现了市域内检测检验结果互认、数据质控可视化、运行监管评价科学化和慢病管理同质化。周口市一体化医共体信息平台建设情况见图 2。实施信息支撑工程,布局全市医疗机构区域 5G 基础设施建设,实现全市乡镇卫生院以上医疗机构所在区域 5G 网络全覆盖和市域内县域间各层级信息互联互通，初步实现"一池汇全数、一屏知全局、一键察病情、一网聚合力"，形成"一线连千里、诊疗面对面"的诊疗新模式。

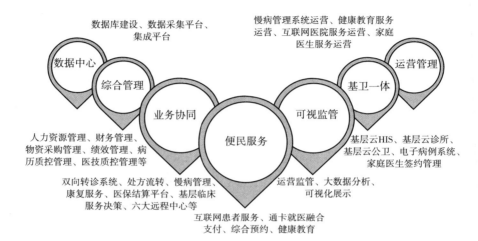

图 2 周口市一体化医共体信息平台建设情况

资料来源：根据相关资料整理。

5. 医防融合固基层

（1）以筑牢网底为重点，建立市域一体化医共体运行"1621"模式（见图 3）。即构建 1 个由党委领导、政府主导的组织管理体系；整合区域内医疗卫生资源，组建 6 个健康服务团队，分别是以医共体运行与监管评价平台为依托的智慧家庭医生签约服务团队，县级各医共体牵头医院专科专家组成的县级首席专家团队，以居民健康为出发点成立的县乡两级临床、医技等重点发展专科服务团队，由市级公立医院牵头组建的城市医疗集团互联网医院服务团队，省、市、县多学科专科联盟技术帮扶团队，以省级医院为主要牵头单位的省、市、县、乡、村五级远程医疗服务团队，实行网格化管理，促进有序诊疗，引导错位发展。建立以基层为重点、以健康为中心[1]、中西

---

① 金振娅：《以人民健康为中心破解医改难题——专访国家卫健委体制改革司司长许树强》，《光明日报》2021 年 7 月 11 日。

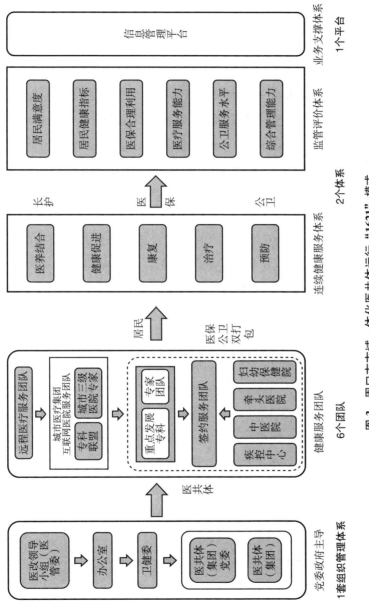

图 3　周口市市域一体化医共体运行 "1621" 模式

资料来源：根据相关资料整理。

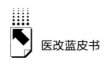

医并重、防治管结合、上联下带的市域整合型医疗卫生服务和运行效果监管评价2个体系；建立以1个市域医共体一体化信息平台为依托的业务支撑体系。目前，全市已组建市、县、乡、村四级家庭医生签约服务团队2333个，市县乡多学科专家团队76个，重点发展专科服务团队82个，远程医疗服务团队22个。

（2）以做实家庭医生签约服务为抓手，实现防病关口前移。在拿出5%医保资金用于家庭医生签约服务的基础上，将公共卫生资金打包拨付给家庭医生签约服务团队，实行结余留用的激励机制，引导家庭医生治未病、管慢病。建立以全科医生为核心、全科专科有效联动、医防有机融合的服务模式，实现疾病预防常态化、健康管理规范化。在政策驱动下，郸城县率先组建了由县集团总医院、乡镇卫生院、村卫生室医务人员和专科医生参与的"3+X"家庭医生签约服务团队，推行"基础包"和"个性包"两种服务模式，做到签约一人、履约一人、做实一人、满意一家。

（3）以开展健康促进行动为载体，提升健康素养水平。一是加强健康教育队伍建设。全市组建市直医疗机构医疗分队7个、县级分队9个和健康科普专家巡讲团队1个，常态化开展健康科普巡讲"五进"活动。2021年开展健康教育活动4745场，发放各类宣传资料30余万份（册）、实用工具18余万套，受益群众达33.78余万人。二是加强宣传阵地建设。通过在《周口日报》开辟"卫生与健康"专版、创建抖音账号、开通微信公众号等方式加强健康教育宣传阵地建设。2021年在各类媒体平台上发表健康科普文章165篇，科普视频点击量达2000余万次，市疾控中心官方抖音账号，周口健康教育、周口疾控和周口市卫健委官方微信公众号点击量共计1200余万次。三是不断创新传播方式。周口市聘请中国女子排球运动员朱婷作为家乡健康教育与促进形象大使，发布健康寄语，倡导健康生活方式。同时，将健康知识通过快板、戏曲、豫东大鼓、琴书等多种形式演绎出来、宣传出去，让健康理念深入人心，使居民健康素养水平大幅提升。

6. 中医药贯通显特色

周口市注重发挥中医药简便验廉特色优势，多措并举支持中医药深度融入、全程参与医共体建设。[①] 全面加强乡镇卫生院中医馆和村卫生室中医诊疗室建设，开展基层中医药适宜技术推广培训基地建设和人员培训，90%的村卫生室能够提供4项中医诊疗技术。依托医共体牵头医院建设中心中药房，实行"六统一"管理，促进中医药服务下沉基层。推动医保政策向中医药和中医医疗机构倾斜，实施"一降二提一扩大一调整"政策（在县级及以上中医医院住院报销起付线在同级别医疗机构规定基础上降低100元；在定点医疗机构使用中医药服务的住院医疗费用，报销比例在现行基础上提高5%；基层医疗卫生机构门诊中医药报销比例达95%以上，扩大中医康复在城乡居民医保中的支付范围；调整136项中医药服务价格项目），支持中医技术和中药在基层的推广应用，让群众在家门口就能享受到中医药服务。

（三）优化政策支撑保障医改

1.优化医改服务格局

按照中医、西医、预防各1/3的改革设想，推动中医、西医、预防同步提升。坚持全市一盘棋，强化网格化建设布局和规范化管理，推动公立医院改革与高质量发展；深化医疗、医药、医保、医养、医改"五医联动"改革，加强市级城市健康服务集团、公共卫生服务中心和互联网医院建设，推动市、县、乡、村联动形成一张网。构建体现价值医疗、优质高效的市域整合型医疗卫生服务体系和形成"基层首诊、双向转诊、急慢分诊、上下联动"的分级诊疗格局。

2.重塑医保支付体系

一是实行医保资金按人头打包拨付。印发《周口市紧密型县域医共体医保基金打包付费实施办法》，采用"总额付费、季度预拨、结余留用、合理超支分担"的支付方式，以县域内城乡居民基本医保当年筹资总额为基数，省级按规定扣除大病保险资金，剩余医保基金在市级预留10%的风险调剂金后，按医共体覆盖参保居民数量全部打包拨付给医共体牵头医疗机

---

① 付登霄：《中医医共体建设要运用中医思维》，《中国卫生》2019年第9期。

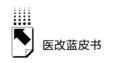

构，用于购买医疗、健康服务，实行年初预算、季度预付、年终清算，对年度结余资金，原则上按牵头医院、乡镇卫生院、村卫生室5∶3∶2的比例拨付。牵头医院考核后，拨付到医共体内各医疗卫生机构，由医共体自主统筹使用，可用于医院人员绩效发放和医院发展。通过改革医保支付方式，倒逼各医疗机构主动控费，形成责任同担、利益共享的紧密型医共体，实现医、保、患利益相容。二是实施以按疾病诊断相关分组（DRG）点数法付费为主，以按病种、按床日、按人头付费为辅的多元复合式医保支付方式改革。在医保基金按医共体内参保居民人头打包付费的基础上，按照全市统一规范实施DRG点数法付费，医疗机构根据治疗疾病难度获得分值，最后得到每个医共体管辖居民总住院疾病分值（点数）。每个医共体的每点值费用＝（医共体预分总额度－县内外按项目付费医保支付费用）/该医共体管辖居民总分值。每个医共体的每点值费用可以不同，例如，A县每点值费用为100万元/100万点＝1元，B县每点值费用为100万元/200万点＝0.5元。通过这种方法引导医疗卫生机构（医共体）做好疾病预防，使每点值费用增加，实现医保基金结余。进而通过结余留用政策引导医共体主动做好疾病预防，形成"医、保、患"良性互动、良性发展。三是创新综合监管机制。构建政府督察、行业管理、集团监管、社会监督的四级医疗基金监督管理体系，加大对医疗服务行为和医疗费用的监管力度，推动医保基金由医院"收入"向医院"成本"转变，医疗行为由"治病"向"防病"转变。

3. 强化治药控费举措

公立医院全部取消药品加成，因药品零差率销售减少的合理收入，90%通过调整医疗服务价格补偿，10%由财政按原供给渠道补偿。持续开展药品耗材集中采购，降低虚高价格。2021年，周口市落实国家、省级药品集中带量采购中选品种6批，共205类品种353个品规，平均降价幅度超过50%，全市约定采购量达11558.54万片（粒/袋/支）；先后落实冠脉支架、人工晶体、留置针镇痛泵、接骨板及配套螺钉等9个批次耗材集中带量采购，共24类2700多个品规，平均降价幅度超过50%，中选品种的落地实施切实减轻了老百姓的医药负担。

4. 理顺医疗服务比价关系

推进"三合理一规范"专项整治行动，加强临床路径与处方负面清单管理，落实处方点评、抗生素使用、辅助用药、耗材使用、中药饮片管理制度，过度医疗行为得到有效控制。建立医疗服务价格动态调整机制，逐步提高医疗服务收入占比，实现利益分配更加科学合理。2021年，调整医疗服务价格7次；新增和修订医疗服务价格3批；试行期满B类医疗服务价格项目转归工作2批；新增医疗服务项目52项、修订医疗服务项目125项、取消医疗服务项目6项。通过价格调整进一步理顺了医疗服务比价关系。

5. 探索医养结合模式

一是建设养老服务机构。不断增加医养结合服务供给，2021年底全市建立医养结合机构18家，建立老年医院5家，建立安宁疗护试点5个，建立老年人心理关爱项目试点社区9个。一级以上医疗机构中有403家开设老年人绿色通道，开设率达86.3%。接受医养结合服务指导的65岁及以上老年人共计79.34万人，老年人健康管理率达81.38%，医养结合服务指导率达66.98%。二级及以上综合性医院全部设置老年门诊和独立病区，老年医学科床位数、执业医师数、注册护士数均逐年增长。二是营造支持环境。积极开展老年友善医院和友好型社区建设，全市13家二级以上医疗机构被命名为"河南省老年友善医疗机构"、69家一级基层医疗卫生机构被命名为"周口市基层老年友善医疗卫生机构"、3个社区被命名为"全国示范性老年友好型社区"、3个社区被命名为"河南省老年友好型社区"。三是推动医养结合。创新实施居村联养、集中供养、邻里助养、亲情赡养、社会托养的"五养模式"。坚持医防融合、医养结合，构建以医疗为保障、以康复为支撑、以居家养老为主、以集中养老为辅的医养结合新模式，探索组建县域医养联合体，发挥家庭医生签约服务团队作用，建立医养健康档案并与居民电子健康档案互通共享。制定医养签约服务规范，进一步规范医疗卫生机构和养老机构合作，对符合规定的转诊住院患者可以连续计算医保起付线，推

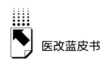

动医养结合融合发展。

6. 改革资金投入政策

落实政府办医责任，在医疗机构设置规划、建设用地、项目审批、重点专科建设、大型设备购置等方面予以重点支持和财政保障。对公立医院重点学科发展按 4000 元/（床·年）进行补助，每年投入不少于 0.61 亿元。每年拿出不少于 3.3 亿元用于落实乡镇卫生院公益一类财政保障，支持公立医院高质量发展，推动实现"三个转变"。截至 2021 年底，周口市已累计投入 35 亿元，支持 6 家市级医院建设新院区、建设省级区域医疗中心；投入 5615 万元支持重点学科发展和人才培养；投入 3.2 亿元用于乡镇卫生院公益一类财政保障。

7. 改革绩效分配政策

出台《关于支持紧密型县域医共体医疗机构人才下沉的若干措施》，分别从人才下沉、队伍建设、岗位设置、待遇保障、工作要求等五个方面对下沉人才进行界定，制定了晋升中、高级职称时"凡晋必下""凡下必优"的激励约束机制，并对薪酬待遇和下乡补贴进行了保障。同时，为引导医生树立以健康为中心的诊疗理念，周口市调整绩效分配方式，增加家庭医生签约服务、健康宣教、帮扶带教、费用控制的分值，使其成为 KPI 指标，改变了以往以创收盈利为主的思想痼疾。出台了薪酬制度改革指导意见，落实"两个允许"政策，完善岗位绩效工资制度，以郸城县为试点实行院长年薪制。目前，全市 94% 的公立医院建立了合理确定并动态调整的薪酬制度。

8. 改革人事编制政策

探索实行公立医院员额制管理，落实公立医院招人用人、岗位设置、职称晋升的自主权，打破现行公立医院编制管理限制，将医共体内县级医疗机构和基层医疗卫生机构的编制统筹使用，适当放开医务人员编制与职称比例限制，合理核定各级公立医院人员规模，改编制使用审批制为备案制，由医共体自主考录聘用人员，招聘结果报县卫生健康局和县人社局备案，在工资总额制度下，实行编内编外人员同工同酬。对乡、村基层卫生人员实行"乡聘村用"、一体化管理，对具备执业（助理）医师资格的乡村医生择优纳入乡镇卫生院统一管理，依法参加企业职工基本养老保险、工伤保险。现已有 280 人纳入"乡聘村用"并与乡镇卫生院签订劳动合同，乡村医生以灵活就业人员身份参加企业职工基本养老保险的人数达 3003 人。

三　改革成效

（一）人民群众得实惠

通过不断探索实践，周口市医改推进由点及面，医改成果实现扩面提效。郸城县作为全国紧密型县域医共体试点县，2019 年被国务院办公厅表彰为"公立医院综合改革真抓实干成效明显地方"，被评为全国 2020 年度"推进医改、服务百姓健康"十大新举措，2021 年荣获河南省优秀改革成果一等奖。县域内患者住院次均费用从 2018 年的 5083.61 元下降至 2021 年的 4997.21 元，下降了 1.70%；门诊次均费用从 2018 年的 129.14 元提高至 2021 年的 141.87 元，年平均增长率为 3.18%；平均住院日从 2019 年的 10.10 天降至 2021 年的 7.53 天。截至 2021 年底，全市门诊、住院次均费用增幅分别同比下降 10.41 个、0.48 个百分点，住院费用实际报销比例同比提高 6.48 个百分点。2022 年第一季度，周口市实际住院补偿同比提高 1.13%，次均住院费用同比下降 10.10%，全市居民健康素质水平由 2017 年的 8.70% 提高到 2021 年的 28.40%，改革稳步向好，群众看病负担逐步减轻，获得感明显提高。

（二）卫生事业得发展

通过深化县域医疗卫生事业供给侧结构性改革，周口市医疗卫生服务体系逐步完善，医疗卫生资源配置和使用效率稳步提高，基层医疗卫生服务能力全面提升。2018 年以来，全市医院财政补助收入逐年提高。2021 年，医院、基层医疗卫生机构财政补助收入与 2018 年相比分别提高了 76.92%、54.04%。2022 年 4 月，周口市被国务院表彰为"2021 年度深化医药卫生体制改革真抓实干成效明显督查激励地方"，并获中央财政支持公立医院改革与高质量发展示范项目支持，公立医院发展动力更加强劲。2021 年底，全市医疗卫生机构业务用房面积、万元以上设备台数较 2019 年分别增加了 634530 平方米、11068 台（见图 4），医疗卫生机构基础硬件设施明显改善。2021 年底，全市共有三级医院 11 家，比 2019 年增加了 9 家。县级综合医院全部达到二级甲等水平，全市建成省级区域医疗中心 6 个；31 家乡镇卫生院（社区卫生服务中心）达到国家"推荐标准"，96 家达到"基本标准"。乡镇卫生院中医馆实现全覆盖，全市建成省级示范中医馆 35 家，医疗服务能力明显提升。周口市千人床位数、千人执业医师数、千人护士数、医护比分别从 2019 年的 5.73 张、2.14 人、2.08 人、1∶0.97 提高至 2021 年的6.29 张、2.39 人、2.42 人、1∶1.04（见表 1）。本科以上学历、中级以上职称人才占比分别从 2019 年的 19.5%、14.6% 提高至 2021 年的 23.8%、15.2%（见图 5），说明医疗资源有效扩容。

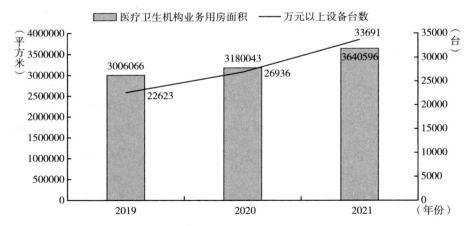

图 4　2019~2021 年周口市医疗卫生机构业务用房面积、万元以上设备台数情况

资料来源：国家卫生统计信息网络直报系统。

表1 2019～2021年周口市千人床位数、千人执业医师数、千人护士数、医护比情况

	2019年	2020年	2021年
千人床位数（张）	5.73	8.87	6.29
千人执业医师数（人）	2.14	2.14	2.39
千人护士数（人）	2.08	2.18	2.42
医护比	1∶0.97	1∶1.02	1∶1.04

资料来源：国家卫生统计信息网络直报系统。

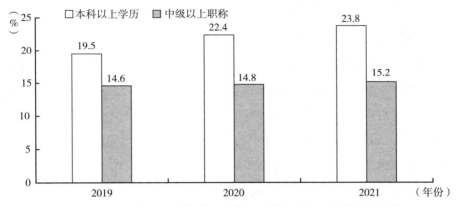

图5 2019～2021年周口市本科以上学历、中级以上职称人才占比情况

资料来源：国家卫生统计信息网络直报系统。

（三）医保风险得防控

通过改革医保支付方式，把医保基金从医院"收入"变为医院"成本"，倒逼各医疗机构主动控制不合理医疗费用，周口市医疗机构实现由被动控费向主动控费转变，有效防范和化解了医保基金风险，从根本上堵住了按项目付费导致医保基金年年亏空穿底的制度漏洞，从制度层面破解了群众反映强烈的"看病难、看病贵"问题，初步实现了病人、医保基金"双回流"。2022年第一季度周口市县外、市外转诊率与2021年同期相比，分别下降4.82个、5.27个百分点；县外、市外医保基金费用占比与2021年同期相比，分别下降7.81个、9.37个百分点。外转总费用占住院总费用的比

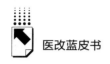

例同比下降 5.9 个百分点，外转医保基金占住院医保基金支出的比例同比下降 6.7 个百分点。特别是郸城县作为医保支付方式改革先行县，2018~2021 年医保资金累计结余 2.39 亿元。

四　经验启示

（一）必须把加强党的领导作为根本保障

"火车跑得快，全靠车头带"。紧密型县域医共体建设本质上是一场体制性变革、结构性调整和格局性重塑，利益关联大、政策性强、社会关注度高。[①] 要想突破利益藩篱、打破政策壁垒，必须将加强党的全面领导贯彻始终，坚持党政高规格统筹，推动形成"党委负责、政府主导、部门协同、各级落实"工作机制。同时，紧密型县域医共体建设也是一项复杂的系统工程，医共体建得好不好，不但要看党委政府下多大气力，也要看改革方向是否正确，各地在推进过程中必须考虑实际、摸清问题、找准方向、抓住关键、敲定路径，在党委领导下大胆创新、克难攻坚、担当作为，这样才能确保县域医共体建得成、建得好，见到实效。

（二）必须把优化资源配置作为根本前提

县域医共体建设的核心在于"紧和密"，关键在于资源的"整合与优化"。一般地市与省会城市及其他经济发达城市相比，医疗资源供需矛盾更加突出，优质资源短缺、服务水平不高、人才短板突出等问题更加普遍。在这种"两头"吃紧、结构性问题复杂交织的改革背景下，只有推动市、县、乡、村四级医疗机构资源融合，坚持向内整合自强、向外上联提质扩容，构建市域一体化、紧密型医疗健康服务共同体，才能打通人、财、物等要素流

---

① 方化祎、李昊：《让群众看好病看起病少生病有尊严　周口推进全域紧密型县域医共体改革》，《河南日报》2021 年 12 月 1 日。

动的渠道，实现资源下沉；才能使碎片化的资源得到优化整合、重新配置，激活一潭死水，提高资源使用效率；才能调动基层医务人员工作积极性、主动性和创造性，提升紧密型县域医共体建设成效和质量。

（三）必须把大胆改革创新作为根本动力

推进医药卫生体制改革的关键环节就是要破旧立新，打破政策壁垒、健全政策配套、补齐政策短板、畅通政策衔接，为改革的深入推进提供坚强保障。周口市在改革过程中坚持"五医联动"改革整体发力、市县一体协同推进、政策改革多点突破，实现了中医、西医、预防的同步加强提升，市、县、乡、村四级医疗机构的融合发展。各地在推进过程中必须坚持问题导向和目标导向，坚持系统思维和整体思维，将工作重心聚焦到影响改革的关键问题和重大制约因素上来，创新破局、加压推进，才能推动医改工作持久深入、做深做实。

（四）必须把提升服务能力作为根本目的

建立科学合理的就医秩序，实现分级诊疗，必须提高县域内医疗服务水平，打造群众看得好病、值得信赖的医院。医疗服务水平往往受到基础硬件、人才和政策等因素制约，因此，紧密型医共体建设必须把提升医疗服务作为改革重心，必须严格落实政府主体办医责任，在医疗机构设置规划、建设用地、项目审批、资金保障等方面予以重点支持、倾斜和保障。必须强化政府财政投入责任，不断加大对公立医院重点学科发展、人才培养的投入和扶持力度，为医院良性发展提供强大保障。只有通过综合施策、精准施策，才能激发紧密型县域医共体建设的动力、活力，才能持续提升医疗服务的能力、效力。

五　展望与建议

以习近平新时代中国特色社会主义思想为指导，全面贯彻党的十九大和十九届二中、三中、四中、五中、六中全会精神，深入贯彻落实习近平总书记关于健康中国建设的重要论述，高质量推进医共体建设工作，全力打造紧

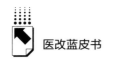

密型县域医共体建设"周口模式"。具体来说，就是做到以下八个聚焦。

一是聚焦党建引领。全面建立"市委领导、政府主导、部门协同、专家指导、各级落实"工作机制，不断完善联席会议、典型培育、激励约束、政策保障等工作举措，推动党委领导下的院长负责制全面落实。

二是聚焦专科建设。建好市县综合医院临床服务及急诊急救"五大中心"。推动中医药传承创新发展，开展传染病、精神病、妇幼健康服务能力提升行动，培育省级以上重点专科（学科）、特色专科。

三是聚焦人才培养。通过特招医学院校毕业生、住院医师定点集中培训、建立高年资医师导师资源库及带教制度，加强急需紧缺专业人才、公共卫生与临床医学复合型人才培养。

四是聚焦人事编制、薪酬制度改革。公立医院实行员额制、备案制管理，在工资总额制度下，由公立医院自主分配绩效，提高人员薪酬中固定部分的比例，实行编内编外人员同工同酬。落实"两个允许"，所有公立医院建立合理确定并动态调整的薪酬制度。

五是聚焦"三医联动"改革。加入三明采购联盟，落实药品耗材集中带量采购，采购药品通用名数超过500个。医疗服务价格每年评估，并至少调价1次。实行政府投入、医保基金、公卫经费"三打包"，落实医保基金结余留用政策。

六是聚焦医保支付改革。实施以按疾病诊断相关分组（DRG）点数法付费为主，以按病种、按床日、按人头付费为辅的多元复合式医保支付方式改革，按照"总额预算、季度预拨、结余留用、合理超支分担"的原则，将90%的医保资金对紧密型县域医共体实行按人头打包付费。

七是聚焦信息化建设。推进电子病历、智慧服务、智慧管理三位一体的智慧医院建设，二级以上公立医院实现同级检查结果互认，智慧医院建设提质提级。

八是聚焦公立医院高质量发展。全面开展公立医院绩效考核，建立以公益性为导向的考核评价机制。落实总会计师制度，实行全方位预算绩效管理和成本控制，促进资源有效分配和使用。

B.13
四川省成都市以社区医院建设为抓手 提升基本医疗服务能力

成都市卫生健康委员会 *

摘　要： 社区医院建设是推动构建优质高效医疗卫生服务体系的内在要求。本报告基于成都市经验，总结了"夯实网底—选优建点—内涵发展"的社区医院建设策略，并立足社区医院建设意义，从社区医院服务能力提升、基层医疗卫生改革成效、医疗卫生服务体系建设三个维度，评价成都市社区医院建设成效。成都市社区医院建设经验证实，深刻认识社区医院的功能定位，提升基本医疗服务能力，是健全基层医疗服务体系的有效策略。

关键词： 社区医院建设　基层医疗卫生改革　成都市

一　改革背景

坚持以人民健康为中心，提供全方位全生命周期的健康服务是实现健康中国战略的重要抓手。2016 年 8 月 19 日，习近平总书记在全国卫生与健康大会上指出："新形势下，我国卫生与健康工作方针是：以基层为重点，以改革创新为动力，预防为主，中西医并重，把健康融入所有政策，

---

　* 执笔人：黄友静、张晓胜、吴静、刘科、王功玉、李超、杨妍。

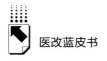

人民共建共享。"① 该方针明确了我国基层医疗卫生改革的重要性。

成都市委、市政府始终坚持以人民健康为中心，以习近平总书记对深化医药卫生体制改革的系列指示批示精神为指引，在积极推进综合医改各项工作的同时，敢为人先、勇于探索，有力有序做好公立医院综合改革，建立健全现代医院管理制度，推进紧密型县域医共体、网格化城市医联体等国家试点工作，着力解决群众"看病难、看病贵"问题，取得阶段性成效。截至2021年，全市共建成纵向性、紧密型、互通式医联体137个，实现基层医疗卫生机构网底全覆盖；县域内龙头医院医疗服务能力显著提升，市域内所有区县实现三级公立医院全覆盖。在改革推进过程中发现，基层医疗服务供给侧提升步伐还不能完全赶上群众日益提升的"全方位，全周期"服务需求，特别是经过"强龙头、铺网底"后，社区卫生服务中心/乡镇卫生院的枢纽作用的弱项逐渐暴露，主要体现在定位不清、能力不强、质量不高、人才短缺等方面。

社区医院建设是新时期满足群众基本医疗卫生服务需求的重要举措，是推动构建优质高效医疗卫生服务体系的关键环节，是提升基层医疗卫生服务能力的有力抓手。2019年，成都市以国家社区医院建设试点为契机，对多年基层医疗改革提档升级，提出"夯实网底—选优建点—内涵发展"三步走策略（见图1），实现社区医院的"软转化"和良性发展。社区医院建设在组织领导、指导培训、监督评审、政策支持、改革创新等方面形成了一套较为完整的体系，对我国西南以农村地区为主的广大区域具有重大引导和示范意义。

二　主要做法

成都市以深化基层卫生综合改革为主线，在前期通过改革打破体制机制

---

① 《人民日报署名文章：为中华民族伟大复兴打下坚实健康基础——习近平总书记关于健康中国重要论述综述》，新华网，2021年8月7日，http://www.xinhuanet.com/2021-08/07/c_1127739092.htm。

障碍，夯实基层服务网底的基础上，以加强社区医院建设为抓手，历经"选优建点""内涵发展"两大阶段，激励基层医疗卫生机构争优创先，增强基层医疗卫生服务能力。

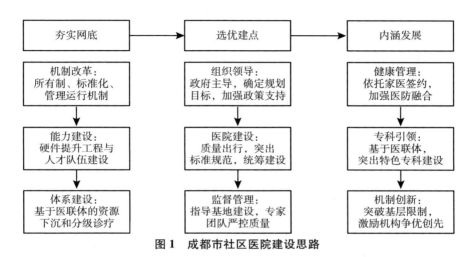

图1 成都市社区医院建设思路

资料来源：根据相关资料整理。

（一）三个"强化"，夯实网底之"基"

1.强化管理机制，保障规范运行

在"十二五"及之前的时期，成都市持续推进基层公益性医疗卫生服务体系建设，重点实施"五统一"标准化建设，基层医疗卫生机构软硬件实力得到明显加强，基层服务"网底"功能显现，基本公共卫生服务均等化水平稳步提高，重大公共卫生项目得到全面落实。在"十三五"时期，成都市深入推进基层卫生综合改革，强化基层医疗卫生机构法人主体地位，落实人事、经营、分配等方面的自主权。巩固完善多渠道补偿机制，落实基层医疗卫生机构核定任务、核定收支、绩效考核补助的财务管理办法，加强绩效考核，既调动基层医疗卫生机构和医务人员的积极性，又防止出现新的逐利行为。

2.强化能力建设，提升服务水平

提升基层医疗卫生机构硬件设施水平。成都市人民政府发布《关于印

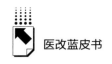

发成都市"十三五"期间基层医疗卫生机构硬件提升工程实施方案的通知》。2016~2020 年,市、县两级共计投入 29.95 亿元,对成都市 339 家社区卫生服务中心(乡镇卫生院)实施基础设施提升改造,对 384 家社区卫生服务中心(乡镇卫生院)实施诊疗设备提档升级,对 2890 家村卫生室实施公有化、标准化建设。

加强基层医疗卫生机构人才队伍建设。2017 年,成都市启动"基层卫生人才队伍建设三年行动计划",实施"五个一批"行动(提高一批在岗的基层卫生人才、引进一批适宜的基层卫生人才、返聘一批热爱基层卫生的人才、下沉一批支援基层卫生的人才、利用一批社会医疗机构的人才),集中推进社区卫生服务中心(站)、乡镇卫生院、村卫生室的人才队伍建设。

3. 强化体系建设,提高运行效率

"十三五"期间,成都市以医联体为抓手,通过医保及财政专项支持、医疗资源和管理一体化、医务人员与患者双向流通等措施,建立完善分级诊疗制度。市级财政共投入 1.05 亿元专项经费,用于支持区(市)县和医疗机构开展医联体建设,形成了大医院托管小医院、大医院直接负责建立社区卫生服务中心等紧密型医疗合作模式,以及小医院签约大医院、大医院牵头发展互联网医院等松散型医疗合作模式。医联体内就诊起付线"下转上补差、上转下不扣",实现了符合转诊条件和转诊程序的参保患者系统内自动结算。同时,基于医联体内医务人员流动和培训情况,基层医疗卫生机构与上级医院形成了各类"医疗联盟""专科门诊"等,增强了基层医疗卫生机构的特色服务能力。

(二)选优建点,提高资源配置之"质"

1. 强化顶层设计,注重整体统筹

在顶层设计方面,以建成一批就医环境好、医防功能强、服务质量优、运行机制活、群众满意度高的社区医院为抓手,通过社区医院和区域医疗次中心"两条腿走路",促进构建体系完整、布局合理、结构优化、密切协作的基层医疗卫生服务体系。市级部门建立联动机制,共同解决社区医院建设中出现的问题,各区(市)县成立创建工作领导小组,将创建工作纳入目标管理，市县两级协同全域推进创建工作，确保"责任清、目标明、路径畅"。

在目标设置方面，以"实现同心同向、资源共建共享、服务优质高效"为目标，根据市域内医疗资源结构布局和群众健康服务需求，对社区医院的建设规划、特色医疗与公共卫生配置、基本医疗与高层次医疗服务配置进行统筹规划。在不改变社区卫生服务中心/乡镇卫生院以居民健康为中心，提供常见病、多发病和慢病的基本医疗服务和基本公共卫生服务的非营利性医疗卫生机构的基础上，对医疗服务能力达到一定水平的机构加挂社区医院牌子。

在政策支持方面，2019年，四川省在全国率先印发《四川省社区医院建设试点工作实施方案（试行）》，从完善机构编制岗位管理、加强试点机构空编补员、完善绩效工资制度、优化医保支付方式、完善药品供应保障、加大放管服政策倾斜六个维度对社区医院建设提供政策支持。成都市在此基础上进一步落实政府办医主体责任，建立卫建、财政、编办、人社等部门定期协商机制，从政策、人员和经费上对社区医院建设给予支持，统筹推进试点工作。在紧密型"医联体"架构下探索医保差别化补偿机制，加大社区医院基础设施建设、医疗设备配备、信息化建设等方面的投入力度，按照"一类保障、二类管理"合理调整社区医院绩效工资，调动医务人员积极性。

2. 突出选优建强，引领基层发展

严格准入条件。成都市在社区医院试点选取中坚持数量服从质量，秉承"成熟一家、建设一家"的原则，要求申请社区医院的机构除需达到"优质服务基层行"活动的推荐标准外，对其服务规模、地区支持、工作基础等方面也提出具体要求。在服务规模方面，原则上服务常住人口数不少于5万人，实际开放床位数不少于30张，床位使用率大于75%，业务用房建筑面积不少于5000平方米，年门诊量不少于5万人次。在地区支持方面，提出属地区县党委、政府应高度重视在资金投入、人员配备、政策保障等方面给予积极支持，勇于在一些重大领域和关键环节开展体制机制创新工作。在工作基础上，提出与上级综合医院建有紧密医联体关系的机构和曾获省级以上示范社区卫生服务中心、百强社区卫生服务中心、群众满意乡镇卫生院的机构能够优先申请。

突出标准规范。四川省整合医疗质量、基公考核等日常考核标准和社区

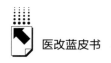

医院创建标准，形成一套"内容齐、标准高、覆盖广"的全新社区医院建设指南。成都市重点围绕以下四个方面提升社区医院服务能力标准建设。一是坚持对标先进。重点围绕硬件设施设备、特色科室建设、人才队伍建设、医疗服务水平等方面加强社区医院能力建设和能力评价。二是加强特色科室建设。推进全专联合门诊、联合病房建设，实施基层医疗卫生机构特色科室建设计划。重点加强基层急诊科、慢病管理科、儿科、康复科、口腔科等薄弱领域特色科室建设，支持有条件的基层医疗卫生机构建立安宁养护、医养结合病房。三是加强基层人才培训。创新人才培养模式，采用"市级大型三甲医院（高等医学院校）+市级基层卫生培训基地+网络线上培训"三位一体培养模式，实现基层卫生人才分层分类培训培养，重点加强全科医生的培训和培养。四是依托信息化支撑。推进基层医疗卫生机构信息系统改造升级和互联互通，依托远程会诊系统、互联网诊疗技术、数据资源交换平台等信息通信公共基础设施建设，促进社区医院诊疗过程服务流程优化和精细化管理。

3. 加强监督管理，推动增效提质

为推进社区医院高质量建设，确保"推荐一家、成功一家"，成都市主要从两方面对社区医院建设进行监督管理。一是建立社区医院基地，指导社区医院建设。成都市成立四川省社区医院建设指导和培训基地，负责全省社区医院建设的技术指导、日常监测及评估、能力培训、学术交流、政策研究和技术咨询等工作，促进全省社区医院建设工作有序开展。二是建立专家团队，严控社区医院质量。成立由市级医院、区级医院和基层机构三级专家组成的市级专家库，建立管理、医疗、护理院感等专家组，借助专家力量制定社区医院建设和验收标准，参照《医疗机构管理条例》及医院等级评审要求开展指导，确保试点工作质量，并在建设完成后对申请试点机构进行评估和公示，确保试点机构建设达标。

成都市社区医院建设流程见图2。

（三）内涵发展，放大基层服务之"效"

1. 着眼健康管理

成都市社区医院以家庭医生签约服务为切入点，加强健康管理与医防融

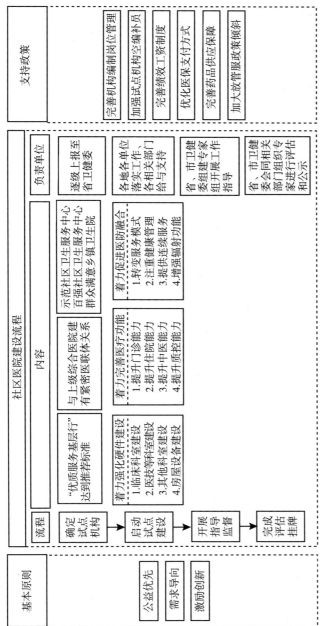

图 2　成都市社区医院建设流程

资料来源：根据相关资料整理。

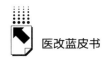

合，打造群众信赖的健康"守门人"。一是建立内部监管机制，通过成立家庭医生签约服务中心，统筹安排居民全流程签约服务，全程监管签约服务质量，杜绝家庭医生"签而不约、约而不优"。二是创新管理模式，组建以"全科医生为服务主体、专科医生为中流砥柱、乡村医生为桥梁纽带"的家庭医生签约团队，实行以家庭医生签约统领医防，团队分工制、责任制、全员制的"一统三制"管理模式。完善家医团队绩效评价指标体系，签约服务收入全额返还社区医院，作为绩效工资增量发放以激发内生动力。三是满足个性化需求，在家庭医生签约基础包的基础上，推出儿童、老年人、慢病患者和孕产妇等重点人群个性化定制服务包。例如，双流区社区医院借力"华西妇儿联盟"，推出儿童个性化家医签约服务包，为签约儿童提供四川大学华西第二医院便捷诊疗服务，有效链接"儿保"与"儿科"。

2. 突出专科引领

成都市立足社区医院功能定位与发展实际，不搞大而全的科室建设、不盲目扩张规模，而是基于辖区居民健康服务需求，依托机构所处医联体、医共体的基础，建立专科联盟，与上级医院联合开展专科服务工作，推进试点机构与大医院、上级医联体医院的差异化发展和错位发展。成都市社区医院聚焦特色儿科、康复科、妇科、治未病科等差异化发展，均取得了良好的品牌效应与社会效益。例如，双流区通过与区级医院开展慢病联合门诊、中医特色专科联盟等，建成省（市）级重点中医专科 11 个、区级重点专科16 个。

3. 聚焦机制创新

为提升社区医院建设积极性，促进基层医疗卫生机构发展，成都市在《四川省社区医院建设试点工作实施方案（试行）》中提出的支持政策的基础上进一步探索，通过加强社区医院临床科室建设以及人员设备配置、体制机制建立等方面工作，实现基层医疗卫生机构机制创新，增加基层医疗卫生机构医疗服务收入，降低基层医疗卫生机构对政府财政的依赖，实现良性发展。成都市正探索性开展基层医疗卫生机构等级评审工作，拟通过等级评审，实现基层医疗卫生机构等级划分，推动医保对基层医疗卫生机构支付方式等政策进行改革。以此激励基层医疗卫生机构争优创先，提高基层卫生技术人员收入和获得感，全面促进基层医疗卫生机构发展。

三 改革成效

在"十三五"期间基层卫生综合改革的基础上，成都市着力推进社区医院建设，截至 2021 年，全市已在 19 个区县建成 40 家社区医院（见图 3），并全部以高分通过复核。创建国家基层卫生培训基地 4 家、省级基层卫生培训基地 3 家，其中，青羊新华少城社区卫生服务中心和双流西航港社区卫生服务中心被评为"四川省社区医院建设指导和培训基地"。通过社区医院能力水平提升，"以点带面"推动全市基层综改再次深化、分级诊疗深入落实、医防有效融合，全面夯实基层卫生服务水平。

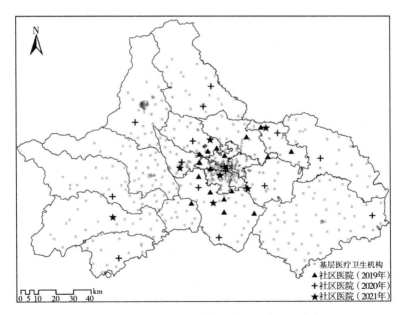

图 3 2019～2021 年成都市社区医院空间分布

资料来源：2019～2021 年四川省社区医院建设合格机构名单。

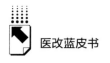

（一）社区医院建设成效

成都市坚持以高标准规范社区医院建设，2019年以来，在科室建设、硬件提升、人员配置等方面均有了显著改善。基于服务能力的提升，社区医院诊疗量上升明显，上传下转机制更加成熟，基本公共卫生服务以及家庭医生签约服务进一步完善，并对疫情防控做出了巨大贡献。

在科室建设方面，成都市社区医院新增科室主要包括口腔科、康复科、胃肠肛肠科、眼科和儿科等，与人口结构改变产生的基本健康需求相吻合。此外部分社区医院单独设立了家医办，加强了社区医院对辖区居民的健康管理。

在硬件设备方面，业务用房建筑面积和实际开放床位数均呈现明显增长（见图4）。《社区医院基本标准（试行）》中要求社区医院"业务用房建筑面积≥3000平方米"，而成都市进一步将标准提高为业务用房建筑面积≥5000平方米，达标比例达到100%。目前的40家社区医院自2019年以来业务用房建筑面积上升明显，由2019年的6518平方米增加至2021年的8120平方米，高于2020年全国社区医院平均6822平方米的业务用房建筑面积。《社区医院基本标准（试行）》中要求社区医院"实际开放床位数≥30张"，而2021年成都市社区医院平均实际开放床位数达到115张，约为建设要求的4倍，比2020年全国社区医院平均实际开放床位数（91张）多24张。

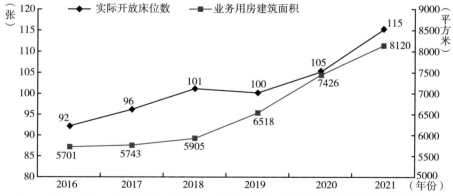

图4 2016~2021年成都市社区医院业务用房建筑面积与实际开放床位数变化趋势

资料来源：四川省卫生健康统计数据综合采集与决策支持系统。

在人才队伍方面，自社区医院建设以来，随着科室配置的完善以及服务范围的延伸，卫生技术人员数量及结构优化明显（见图5）。2019～2021年，每家社区医院卫生技术人员平均从2019年的108人增长至2021年的128人，而2016～2019年平均增加不足10人，其中执业（助理）医师数及护士数的增加最为明显。全科医生作为社区医院开展健康管理工作的重点人员，截至2021年，每家社区医院平均配置全科医生约27人，较2019年增加约5人。人员结构上，成都市社区医院初级及以下职称卫生技术人员占比在2019年下降到70%以下并持续下降，副高及以上职称卫生技术人员占比在2019年上升到6%以上并持续上升；2021年初级及以下职称卫生技术人员占比为63.77%，中级职称卫生技术人员占比为28.40%，副高及以上职称卫生技术人员占比为7.83%。社区医院卫生技术人员学历也呈现类似的变化趋势，至2021年，专科及以下学历卫生技术人员占比下降到53.86%，本科学历卫生技术人员占比上升至44.27%，研究生及以上学历卫生技术人员占比也上升至1.87%。

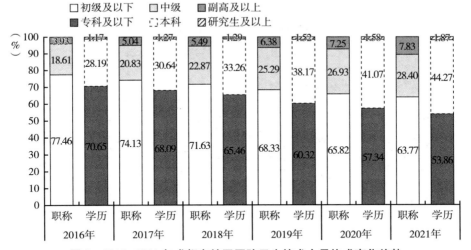

图5 2016～2021年成都市社区医院卫生技术人员构成变化趋势

资料来源：四川省卫生健康人力资源管理系统。

社区医院诊疗量显著提升。截至2021年，成都市社区医院年均门诊量达到25余万人次，其中公共卫生项目约占1/3，医疗卫生服务项目约占2/3，能提供

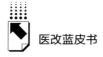

住院服务的社区医院平均住院量达到 6600 人次以上，能提供手术服务的社区医院平均手术量达到 10000 台次以上。受新冠肺炎疫情影响，近三年成都市社区医院门诊量、住院量、手术量均有所波动，但整体呈现上升趋势（见图 6）。与此同时，社区医院与非社区医院的社区卫生服务中心/乡镇卫生院的诊疗量在 2016~2020 年的变化趋势接近，2021 年社区医院诊疗量上升幅度明显加快（见图 7）。

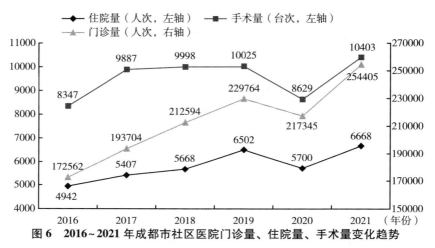

图 6　2016~2021 年成都市社区医院门诊量、住院量、手术量变化趋势

资料来源：四川省卫生健康统计数据综合采集与决策支持系统。

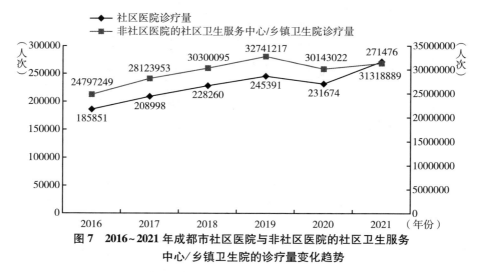

图 7　2016~2021 年成都市社区医院与非社区医院的社区卫生服务中心/乡镇卫生院的诊疗量变化趋势

资料来源：四川省卫生健康统计数据综合采集与决策支持系统。

（二）社区医院带动社区卫生服务中心/乡镇卫生院服务能力提升

以社区医院建设为抓手，成都市社区卫生服务中心/乡镇卫生院服务能力显著提升，居民利用率和满意度明显改善。

社区卫生服务中心/乡镇卫生院参与"优质服务基层行"的积极性提高。"优质服务基层行"作为社区医院建设的先决条件，能有效激励基层医疗卫生机构服务质量提升。截至2021年，成都市达到国家基本及以上标准的社区卫生服务中心/乡镇卫生院占比达81%，其中89家达到国家推荐标准。此外，还有11家基层医疗卫生机构荣获"全国百强社区卫生服务中心"称号、2家乡镇卫生院获评"全国百佳乡镇卫生院"、52家乡镇卫生院被评为"群众满意乡镇卫生院"。

社区卫生服务中心/乡镇卫生院争优创先的内生动力促进了医疗服务水平提升。截至2021年，成都市社区卫生服务中心/乡镇卫生院万元以上设备总量达到1.7万台、注册全科医师人数达3985人，较2016年分别增加了74.5%、272%。社区医院的建设同时带动了基层医疗卫生机构诊疗量的整体提升，2021年成都市社区卫生服务中心/乡镇卫生院诊疗量达到3159余万人次，其中门急诊量达到2753余万人次，住院量达到405余万人次，约占总诊疗量的13%（见图8）。2016年以来，成都市基层医疗卫生机构诊疗量上升幅度均高于二三级医院，基层医疗卫生机构诊疗量占比总体呈现逐年提升趋势。其中，2020年受新冠肺炎疫情影响，基层医疗卫生机构诊疗量整体下降，下降幅度（-10.66%）显著低于二三级医院（-13.79%）；而2021年受疫情防控政策影响，基层医疗卫生机构诊疗量回升幅度低于二三级医院（见图9）。

（三）社区医院推动优质高效医疗卫生服务体系建设

基于成都市社区医院在医防融合、家医签约等方面的成功经验，推进全市社区卫生服务中心/乡镇卫生院作为医疗卫生服务体系的功能日益完善。

在医防融合方面，成都市坚持以儿童、孕产妇、老年人和慢病患者健康

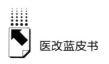

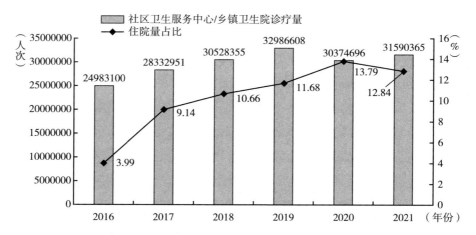

图8　2016~2021年成都市社区卫生服务中心/乡镇卫生院诊疗量及住院量占比变化趋势

资料来源：四川省卫生健康统计数据综合采集与决策支持系统。

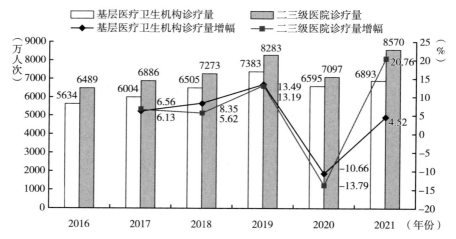

图9　2016~2021年成都市基层医疗卫生机构诊疗量与二三级医院诊疗量变化趋势

资料来源：四川省卫生健康统计数据综合采集与决策支持系统。

管理重点项目为抓手，大力推进基本公共卫生服务与基本医疗的融合发展，为居民提供"防、治、管"一体化健康管理服务。截至2021年底，全市累计建立城乡居民电子健康档案1591余万份，健康档案使用率达91.35%，孕产妇产后访视率达98.45%，儿童健康管理率达96.66%，高血压患者规范化管理率达 78. 86%，Ⅱ 型糖尿病患者健康管理率达 79. 51%。与此同时，成都市可避免住院率明显下降，2017～2019 年成都市可避免住院率逐年下降，分别为 19. 19%、17. 99%、17. 78%，且主要为慢病可避免住院率下降，证明成都市基层医疗卫生机构健康管理能力逐年提升。健康结局指标显著改善，2016~2021 年成都市城乡居民人均期望寿命从 2016 年的 79. 33 岁上升至 2021 年的 81. 76 岁，孕产妇死亡率从 2016 年的 9. 15/10 万下降至 2021 年的 1. 94/10 万，婴儿死亡率从 2016 年的 3. 49‰下降至 2021 年的 2. 15‰（见图 10），证明成都市医防融合成效显著。

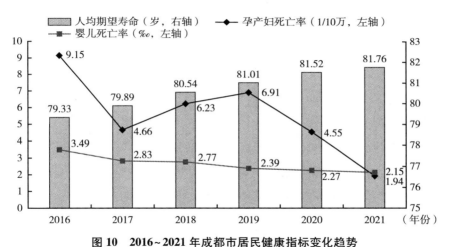

图 10　2016～2021 年成都市居民健康指标变化趋势

资料来源：《2021 年成都市卫生健康事业发展统计公报》。

在家庭医生签约服务方面，成都市坚持全方位谋划，多措并举做实做细家庭医生签约服务。截至 2021 年，成都市共组建家庭医生团队 3039 个，累计签约服务 701. 62 万人，其中家庭医生签约服务率达 42. 31%、重点人群签约服务率达 79. 22%（见图 11）。在基层广泛推广中医药适宜技术的基础上，家庭医生团队也将中医药服务作为特色发展，截至 2020 年，全市家庭医生团队中配有中医医师的有 1505 个，65 岁及以上老年人中医药健康管理率达 65. 60%，0～3 个月婴儿中医药健康管理率达 78. 70%。

在传染病防控方面，疫情发生后，成都市社区卫生服务中心/乡镇卫生

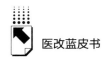

院一方面加强发热哨点建设，提升城市监测预警能力；另一方面积极投入疫情防控工作，广泛开展大规模核酸检测筛查、疫苗接种、疫情流调、协助转运隔离及居家医学观察、疫情防控培训与演练等工作，短时间内完成"应检尽检"，充分发挥了基层防疫力量，极大地缓解了医院和政府的疫情防控压力。

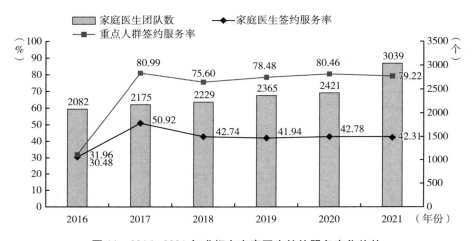

图11　2016~2021年成都市家庭医生签约服务变化趋势

资料来源：2016~2021年成都市家庭医生签约服务年度工作报表。

四　改革经验

（一）顶层设计明确社区医院定位和建设目标

推进社区医院建设的主要目标是增强基层医疗服务能力，在为群众提供安全、有效、方便、价廉的公共卫生和基本医疗服务的同时，优化现有医疗卫生服务体系，进而实现基层首诊和双向转诊。社区医院的定位既有别于一般社区卫生服务中心，也有别于区县级综合性医院，具体体现在以下两方面。一是服务对象方面。与医院"以患者为中心"不同，社区医院以社区、家庭和居民为主，以居民健康为中心。二是功能配置方面。与一般社区卫生服务中心相比，社区医院在临床科室设置和医疗技术能力上有更高要求。因此，成都市在社区医院建设过程中坚持以满足人民群众基本医疗卫生服务需求为根本目标，坚持社区医院防治结合的功能定位和公益性质不变，提出了"夯实网底—选优建点—内涵发展"三步走策略。

（二）多部门协作创造社区医院建设环境

为保障社区医院顺利建设，成都市由卫生健康行政部门牵头，建立多部门参与的协作共建机制，强化要素保障。在组织领导方面，成都市要求各区（市）县明确社区医院建设的重要性，按照统一部署成立创建工作领导小组，统筹全区创建工作开展，将社区医院建设纳入区（市）县年终目标考核。在政策保障方面，对社区医院建设提供政策倾斜，保障各区（市）县卫生健康部门能够与财政、编办、人社等部门协调解决社区医院建设中的问题，做到"责任清、目标明、路径畅"。在经费投入方面，切实落实政府办医责任，加大基层医疗卫生机构基础设施建设、医疗设备配备、信息化建设等投入力度，同时医保部门以医疗价值为核心，积极探索紧密型"医联体""医共体"基于"双向转诊、上下联动"的医保差别化补偿机制。在人才建设方面，建立基层医疗卫生机构编制动态调整机制，在大力引进基层急需、紧缺、高层次医疗人才的同时，落实"一类保障、二类管理"政策，积极探索适应社区医院发展的绩效薪酬分配制度。

（三）科学布局保障社区医院良性运行

为保证资源的有效利用，成都市充分结合辖区内居民的医疗和健康服务需求进行系统化、标准化建设，实现社区医院差异化发展。要求社区医院不搞大而全的科室建设、不盲目扩张规模，统筹好常见病、多发病、慢病的门诊、住院诊疗综合服务能力和基本公共卫生服务、计划生育技术服务工作。"基于群众需求，突出专科引领"能够让社区医院与区县级综合性医院形成优势互补，它们相互配合，形成基层医疗卫生机构重预防和健康照护、综合医院重治疗的差异化发展格局。例如，双流区西航港社区医院结合辖区内高

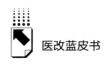
学历年轻父母较多，儿童健康保健服务需求大的特点，将儿科打造为"招牌"科室；双流区东升社区医院结合辖区内老年人居多，其子女长期不在身边的特点，在实现老年人健康管理全覆盖的同时，重点打造中医康复特色专科。

（四）改革创新完善社区医院运营管理机制

为激活医院的运营动力，成都市要求各社区医院从完善内部运行和激励机制、考核评价和监督机制入手，加快服务模式创新。在绩效激励机制方面，在国家"两个允许"政策支持下，社区医院通过家庭医生签约服务统领医、防服务，建立标准明确、人人参与的绩效分配模式，打开了家庭医生签约服务激励的天窗，大幅度提高了员工的工资福利待遇。在考核评价机制方面，各区县指导中心每年通过现场考核、日常考核采集社区医院相关监测数据，对社区医院的基本公共卫生服务项目和家庭医生签约服务工作实施绩效考核和成绩排名，对发现的相关问题及时督促整改，考评结果与员工的绩效工资挂钩。在区域协同机制方面，鼓励社区医院与城市医联体内上级机构合作建立专科联盟，同时鼓励有条件的社区医院资源下沉，指导和帮助其他基层医疗卫生机构提升服务质量。

五　展望与建议

习近平总书记在视察福建省三明市时指出，"十四五"期间要坚持人民至上、生命至上，继续深化医药卫生体制改革，增加医疗资源，优化区域城乡布局，做到大病不出省，一般病在市县解决，日常疾病在基层解决，为人民健康提供可靠保障。这为基层医疗卫生体系的高质量发展指明了方向和目标。

成都市通过社区医院建设，逐渐破解基层医疗卫生机构服务能力弱、群众获得感差等问题，在推进基层医疗卫生机构良性发展方面取得了一定成效，但与全面实现"健康成都"，满足人民群众日益增长的健康需求相比，仍存在较大差距。下一步，成都市将进一步落实社区医院定位、延伸服务内涵、加强健康促进，探索构建优质高效整合型医疗服务体系，为建设践行新发展理念的公园城市示范区提供公共服务保障。

一是以建设整合型医疗服务体系为目标，进一步明确社区医院定位。以全面落实分级诊疗为目标，立足区域医疗服务需求，全面梳理和优化市域医疗中心医院、区县级龙头医院、社区医院和一般社区卫生服务中心的职能划分与转诊机制，以"医联体""医共体"为载体推动区域医疗协同和资源整合优化，从医保报销、就诊通道等方面引导居民合理就医，从医保统筹支付、绩效工资等方面促进医疗机构协同合作，实现医疗服务能力和效率的"双提升"。

二是以提供"全方位、全周期"健康服务为目标，加快社区医院服务延伸。在"健康中国"战略背景下，针对人口老龄化、"三孩政策"等带来的医疗健康服务需求变化，将卫生健康服务融入成都市未来公园社区发展，开展基层卫生健康综合试验区建设，分别在东南西北中各选取两个区县开展试点，以智慧化项目建设为抓手，聚焦"一老一小"保障，向慢病、失能老人护理和婴幼儿托育服务进行医疗和健康服务延伸，提升重点人群服务能力。

三是以"健康促进"为目标，将社区医院临床和基本公共卫生服务有效融合。社区医院既要针对患者提供基本医疗服务，也要针对健康人群开展基本公共卫生服务。作为医院临床和基本公共卫生服务的交点，社区医院能够利用自身定位优势搭建医疗健康大数据平台，通过链接社区居民健康档案、院前专病筛查，院中疾病诊断和治疗，院后患者随访，建立基层专病知识库，开展专病社区队列研究，有效提升辖区居民健康水平。

B.14
推动医院高质量发展，打造国际一流的创新型医院

——首都医科大学附属北京天坛医院案例分析

孟　开　王拥军　管仲军*

摘　要： 在公立医院高质量发展的背景下，首都医科大学附属北京天坛医院面对人类"脑计划"时代促进医院发展的新机遇和国内神经科学竞争日益加剧的新局面，为建设国际一流的创新型医院开启了第三次转型发展之路。医院通过打造临床神经科学国家战略力量建设学科战略平台、强化医院人才战略、搭建智慧运营管理平台等一系列措施，取得了中国医院科技量值（STEM）神经外科学和神经病学均连续5年蝉联榜首的业绩，在医疗服务、科学研究与成果转化等方面取得了显著成效。该医院发展的实践表明，大型公立医院的高质量发展应该始终坚持并精准实施党委领导下的院长负责制，健全现代医院管理制度，提升医院治理能力；通过实施医院精细化管理提升医疗服务品质；通过实施医院战略人力资源管理打造人才队伍；通过构建医院学科新格局、建设科技创新体系，引领医院转型发展。

* 孟开，博士，首都医科大学附属北京天坛医院高质量发展研究中心执行主任，首都医科大学公共卫生学院教授、博士研究生导师，主要研究方向为医院管理和卫生政策；王拥军，医学博士，首都医科大学附属北京天坛医院党委副书记、院长、主任医师，教授、博士研究生导师、北京学者，政协北京市第十三届委员会委员，著名神经病学专家、国家重大慢性疾病防控重点项目首席专家、医院管理专家，主要研究方向为神经病学、脑血管病；管仲军，管理学博士，首都医科大学附属北京天坛医院党委书记、研究员、教授、博士研究生导师，主要研究方向为卫生政策、医院管理、医学教育管理和党务管理。

关键词： 科技创新　高质量发展　创新型医院　天坛医院

在 2016～2020 年的中国医院科技量值（STEM）排名中，首都医科大学附属北京天坛医院（以下简称"天坛医院"）神经外科学和神经病学均位列第一，综合科技量值位列北京市属医院首位。在复旦版"中国医院排行榜"中，天坛医院神经外科连续 12 年专科综合排名第一，神经病学连续 5 年排名前三。北京地区医疗资源丰富，拥有数量众多、学科实力强劲的大型公立医院，如北京协和医院和中国人民解放军总医院（301 医院），在医疗服务市场竞争激烈的环境下，天坛医院如何从一所区级医院快速发展成为神经外科学和神经病学在国内领先的"强专科、大综合"医院，其发展过程中有哪些成功的经验可以借鉴？未来天坛医院又将如何实现高质量发展？本报告全面深入剖析天坛医院的发展过程，旨在为我国大型公立医院的高质量发展提供参考和借鉴。

一　改革背景

天坛医院始建于 1956 年，是一所以神经外科为先导，以神经科学集群为特色，集医、教、研、防于一体的三级甲等综合医院。[1] 2018 年 10 月 6 日天坛医院由天坛西里 6 号迁至南四环西路 119 号，占地面积 18 万平方米，建筑面积 35 万平方米。医院设有 45 个一级业务科室、24 个职能科室和 2 个群团组织；医院有编制床位 1650 张，研究型病床 350 张；现有职工 3865 人，其中正高级职称的有 309 人、副高级职称的有 512 人。天坛医院近年来的快速发展是医院内部自身发展驱动力和外部良好的政策环境共同作用的结果，在发展过程中得到了各级政府及相关部门的大力支持。

---

[1]　《首都医科大学附属北京天坛医院——第五临床医学院》，《首都医科大学学报》2020 年第 5 期。

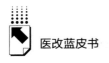

（一）"健康中国"战略对医院发展提出了新要求

中共中央、国务院发布的《"健康中国2030"规划纲要》明确指出，要建立高效的整合型医疗卫生服务体系，依托现有机构建设一批引领国内、具有全球影响力的国家级医学中心，建设一批区域医学中心和国家临床重点专科群，带动医疗服务区域发展和整体水平提升，国家政策导向成为天坛医院发展的新要求。①

（二）人类"脑计划"时代的到来为医院发展带来新机遇

随着人类文明的积累和科学技术的发展，人类对脑的认识也将迎来巨大突破。在此背景下，美国、欧洲、中国、日本纷纷启动各自的"脑计划"研究，该研究的深入开展和有效实施，将为人类认识世界和改造世界提供新的生产力，这也成为天坛医院千载难逢的发展机遇。

（三）临床神经科学竞争加剧是医院发展的新态势

随着经济社会的发展和历史的积淀，我国临床神经学科逐渐形成了南方、北方两大阵营。南方以复旦大学附属华山医院、四川大学华西医院、复旦大学附属中山医院等为代表，北方以天坛医院、北京协和医院和首都医科大学宣武医院等为代表。经过"十三五"期间的积累，各家医院神经科学集群完成基础构架建设，并在临床神经科学发展的路径上制定了各自的战略目标和战略规划。在这样的背景下，"十四五"期间临床神经科学的发展将面临更加激烈的竞争。

（四）公立医院高质量发展对天坛医院提出新目标

天坛医院成为国家卫生健康委公立医院高质量发展试点医院，为贯彻落实《国务院办公厅关于推动公立医院高质量发展的意见》（国办发

---

① 《中共中央 国务院印发〈"健康中国2030"规划纲要〉》，中国政府网，2016年10月25日，http：//www.gov.cn/xinwen/2016-10/25/content_5124174.htm。

〔2021〕18 号），探索公立医院高质量发展的模式和路径，不断满足人民日益增长的医疗健康需求，国家卫生健康委与北京市人民政府签署了共建高质量发展试点医院合作协议。试点医院总体目标是经过 5～10 年努力，提升试点医院人性化、智能化、现代化水平，努力建设医疗服务高效、医院管理精细、满意度较高的高质量公立医院。逐步提高医院病例组合指数（CMI）值达到 2 左右，逐步提高四级手术占比、技术服务性收入占医疗收入比例、人员支出占业务支出比例、人员薪酬中固定部分占比均达到 60% 左右。目前，天坛医院全院的 CMI 值为 1.41，上述 4 个占比分别为 48.92%、24.17%、33.88%、47.23%，与目标值仍存在一定差距。

（五）构建医学科技创新体制和机制成为医院发展的新任务

在医学领域仍存在"卡脖子"问题，掌握在自己手里的核心关键技术有限，而造成这一表象更深层次的根源是缺少创新体制和机制。面向国家战略需求和医药卫生领域重大科学问题，搭建临床研究和基础研究平台，构建和完善医学科技创新体制和机制成为医院发展的新任务。

（六）天坛医院开启第三次转型发展的新征程

天坛医院从建院至今历经三次转型发展，第一次是在 1982 年实现了从区级医院向"小综合、大专科"的转型发展；第二次是在北京非首都功能疏解的国家战略背景下，2018 年 10 月，天坛医院整体迁至新院区后，在建筑规模、信息化、基础设备等方面均达到国内甚至国际领先水平，学科体系逐渐健全，医疗服务业务快速增长，实现了从"小综合、大专科"向"强专科、大综合"的转型发展；第三次是天坛医院在 2021 年先后获批国家公立医院高质量发展试点单位、国家神经疾病医学中心和国家医学中心（辅导类），同时作为试点市属医院推进医学科技创新与成果转化改革的背景下，正式启动从"医疗中心"向"医学中心"的第三次转型发展，开启了建设国际一流创新型医院的新征程。

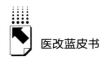

二　主要做法

在北京市委、市政府的坚强领导下，在北京市卫生健康委、北京市医院管理中心的具体领导和指导下，天坛医院以习近平新时代中国特色社会主义思想为指导，深入学习贯彻习近平总书记关于卫生健康、教育、科技创新的重要论述、重要讲话和重要指示精神，全面贯彻党的十九大和十九届历次全会精神，以及市委全会精神，坚持以首都发展为统领，把医院各项工作融入首都新发展格局，实现医、教、研、防、管全面协调发展。天坛医院坚守"强专科、大综合"的功能定位，率先在临床神经学科落实"强专科、强专病"功能，全力推动研究型、创新型医院蓄势转型，为建成国内一流、国际知名的研究型医院奠定了基础。

（一）全面理解新时代公立医院的功能和使命，精准实施医院党委领导下的院长负责制

从理论上全面理解公立医院的"五大功能"和"六大使命"。新时代大型公立医院要履行"五大功能"，即医疗服务、医学知识和技术创新与转化、医学及相关人才培养、医学文化传承与创新、医学国际交流与合作。其中，医疗服务也是社会服务，是公立医院的基本功能和根本任务，包括诊疗、预防、康复、保健、安宁疗护、健康教育、健康促进等。新时代，大型公立医院要担当"六大使命"，即健全现代医院管理制度使命、引领医学知识和科技创新使命、疑难重症救治使命、优质医疗资源扩容和均衡配置使命、疾病预防和控制使命、健康教育和健康促进使命。①

医院党委领导下的院长负责制是中国特色现代医院管理制度的根本特征和显著优势，彰显医院党委领导下的院长负责制的制度优势就是要坚持民主集中制原则和党委集体领导与班子成员分工负责，推进医院治理体系和治理

---

① 管仲军、安峤：《再看现代医院管理制度》，《中国卫生》2022 年第 4 期。

能力现代化。因此，通过党委领导发挥转型发展集体领导决策力，院长负责提高转型发展管理经营执行力，专家治学和民主管理凝聚转型发展学术影响力和凝聚力，纪委履职和社会合作形成转型发展监督力和向心力，汇聚成引领医院转型发展的整体合力，整体推进医院治理体系与治理能力建设。

（二）完善现代医院管理制度，推动医院管理创新

按照《首都医科大学附属北京天坛医院规章制度建设管理办法（试行）》和《关于医院规章制度与政策体系建设完善的通知》要求，明确目标任务，细化责任分工，强化领导、保障、管理、监督责任，统筹推进现代医院管理制度的完善。坚持"目标导向、分层分类、继承创新、持续改进"的原则，逐步建立"党委领导、院长负责、专家治学、民主管理与监督、社会支持与监督"的现代医院治理结构，稳步推进与之相适应的决策、执行、民主管理与监督的制度体系建设。建立健全"中国特色、行业特征、首善标准、天坛特点"的"四位一体"医院管理制度，健全医院领导决策制度，强化医院党委的领导作用；健全医院基本管理制度，促进医院"五大功能""六大使命"协调发展；健全医院基础运行制度，保障医院高效安全运行；健全医院党建工作制度，落实全面从严治党责任。

根据《首都医科大学附属北京天坛医院职能科室设置、职能与编制岗规定（试行）》，在完成医院职能科室设置、职能与编制岗位确定的基础上，逐步推动业务科室功能规范和调整，为提供优质医疗服务生产经营奠定基础。此外，为贯彻落实医院服务国家战略要求，认真履行国家医学中心的功能使命，全力推进国家医学中心创建工作，天坛医院党委研究决定成立首都医科大学附属北京天坛医院创建国家医学中心工作领导小组。

（三）倾力打造临床神经科学国家战略力量，引领高质量发展新趋势

天坛医院自觉履行神经科学创新高地的使命担当，依托临床神经学科国家平台，瞄准国家临床神经科学发展全局和长远利益的重大科技问题，布局

战略性、关键性重大科技成果。2021 年 4 月，国家神经疾病医学中心正式落户天坛医院，8 月医院成为国家首批、市属医院中唯一的高质量发展试点医院建设单位，9 月医院获批国家医学中心（辅导类），12 月医院新增成为国家建立健全现代医院管理制度试点医院。医院连续多年出色地完成了国家神经系统疾病临床医学研究中心、国家神经系统疾病医疗质量控制中心建设任务，正在努力争取中国神经系统疾病人群检测和预防中心。探索形成支持医学科技创新的基础制度，赋予临床专家、科研工作者更大技术路线决定权和经费使用权，出台《首都医科大学附属北京天坛医院横向科研项目及经费管理办法（试行）》，实施北京市自然科学基金经费改革试点，探索赋予临床专家、科研人员职务科技成果所有权或长期使用权等。

（四）推进学科战略平台建设，激活科技创新及成果转化新动力

"十三五"期间，天坛医院充分利用国家神经系统疾病临床医学研究中心等国家科技战略规划与实施的主战场，着力扩大和完善协同研究网络，整合全国神经系统领域临床研究资源，探索集成、开放、共享、持续的管理机制与平台。加强北京市科技创新平台管理，探索实现院内北京市市级平台之间的合作、融合与机制共享。针对北京市重点实验室建设，重点促进其研究方向的进一步创新与聚焦，准确衔接领域前沿与国家战略。以高原为支撑，谋求高峰的突破，找准特色推动精品学科异军突起，学科交叉催生学科新的增长点，优化学科布局形成优势学科群落。天坛医院主动对接北京市生物医药产业，提高医院的成果转移转化水平，优先开展服务于医院的转化平台建设工作。

在国家和北京市政府的支持下，天坛医院积极探索国际合作新模式，基本建成符合医院特点的国际科研合作形式与人才交流平台，一方面以创新为驱动，着力提升解决重大科学问题的能力；另一方面以需求为导向，面向全球吸纳国际顶尖人才。此外，以合作为路径，形成学术合作、人才交流协同创新大格局。新一轮科技革命与产业变革正在孕育兴起，医学科技的发展越来越依赖于多学科、跨领域的交叉渗透，以及紧密协作的大兵团作战模式。

天坛医院推动不同学科和技术领域间的融合，促进前沿技术、基础研究与临床医学的紧密衔接，初步构建了临床与基础、医学与理工的多学科汇聚体系，已形成多专业融合的态势。在此基础上，重点建立"神经系统疾病遗传诊断中心""神经生物医学影像研究中心""分子医学影像研究中心""临床前评价中心""脑认知与脑功能研究中心""数字化脑血流动力学联合实验室"等多学科交叉融合平台。

（五）加强"以患者为中心、以疾病为链条"的多学科诊疗模式建设

天坛医院强化"以患者为中心、以疾病为链条"，整合各学科专业技术的团队优势，不断探索多学科诊疗模式，力求为患者提供专业化、精准化、系统化、个体化、规范化和全过程、全方位的"一站式"诊疗服务。建立多学科诊疗运行机制，构建多学科诊疗模式（MDT）诊疗管理文化，进一步增设 MDT 门诊，挖掘潜在的多学科合作可能，提供 MDT 住院服务。通过临床大数据分析和数理统计方法，建立复杂疾病的诊疗模块，通过信息化平台将 MDT 诊疗模块推送至临床端，引导临床医师运用住院 MDT 诊疗模式，充分发挥技术合作优势，在综合各学科专家会诊意见的基础上为病人制定最佳诊疗方案，缩短患者住院时间以改善预后。

（六）强化医院人才战略，筑牢人才储备"蓄水池"

为实现医院高质量发展的新目标，天坛医院党委强化人才强院战略，聚焦人才吸引、培养与支持三个关键环节，推出系统化、体系化、多维度的人才举措，实现了人才引进有规划、培养持续化、管理一体化的局面。根据天坛医院人才发展实际情况，医院党委常委会审议通过了《首都医科大学附属北京天坛医院人才引进与培养工作实施办法》，建立了持续、有序的专业人才分层培养体系。一是建立人才引进和保障新机制，根据统筹兼顾、突出重点、科学规划、按需设岗、医教研并重、竞争择优的工作原则，对四个层次的引进人才提出了相应的要求；对不同层次人才的研究工作空间、研究团

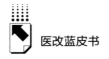

队、研究经费、安家费、子女教育等给予不同力度的政策支持。根据医院的发展规划和实际需求，由人才工作办公室会同人力资源处及各相关需求科室制定人才引进计划。二是建立长效评价工作机制，对人才实行聘期动态管理，以利于其潜心研究，催生重大原创性成果。坚持以目标考核为重点，建立人才中期工作汇报和聘期考核评价机制，可以根据中期汇报情况对待遇做适当调整。聘期考核通过学术委员会对其聘期内的工作业绩进行总体评价，并将评价结果作为续聘与否的依据。此外，满足医院引进人才四个层次条件的院内现有人才，原则上给予相同的待遇保障，提供临床或者基础研究工作空间和条件，并协助组建学术团队、配备科研助手，优先保障博士后招聘名额。三是启动青年人才培养的"天坛青年才俊计划"，同时建立淘汰和加入机制。

（七）加强智慧医疗、智慧服务和智慧管理"三位一体"的智慧医院建设

面向医务人员的"智慧医疗"，完成深化临床信息系统建设，深度融合并构建多模态的临床应用场景，提高临床医护人员的工作效率，加强医疗质量管理的可及性，提升临床医护人员操作体验和"获得感"，通过整合院内各医疗系统的数据，使电子病历和影像、检验等系统互联互通，当诊断与病历、用药、检验、检查出现冲突时，能够实时提醒医师以减少医疗差错。建立手术室场景的全范围数据采集平台，对手术室进行全方位立体化的数据建模，对重大手术管理、手术权限管理、手术行为监管、手术安全核对、围手术期诊疗数据、麻醉过程数据进行全方位无纸化流程管理。

面向患者的"智慧服务"，遵循"以患者为中心"的服务理念，提供全院级、集团级、医联体等多院区级别医院各种诊疗的预约服务。以整合资源为中心，合理切分资源，简化目前挂号、预约检查、预约化验等烦琐手续，为患者及时、适时、合理地安排就诊和检查时间，减少患者往返次数及等候时间，方便患者就诊，改善患者就诊体验，提高了医院的服务质量、服务效率以及医院资源的利用效率。对外发布的预约服务，支持第三

方系统接入，对内全面整合医院现有预约业务，对外全面拓展预约渠道，实现预约流程统一化、规范化，提升医院资源集约化高效管理，提升服务能力。

面向医院的"智慧管理"，借助医院智能管理系统，开展精细化管理，提高综合管理水平，实现信息公开、资源共享、工作审批、决策实施等工作，简化办公流程，提高工作效率，实现物流全程追溯，财务业务一体化联动，有助于各部门综合分析和管理决策，提高医院运营管理效率。建立精细化到科室、病区、诊疗组、病种、个人的医疗质量指标体系；建立完善医用耗材管理信息系统，与院内其他信息系统整合互通，覆盖医用耗材采购、入库、出库、盘点、申领、使用、回收、重点监控、超长预警等各环节，实现全部介入耗材的双向追溯工作。信息系统实现对耗材使用数据的统计、分析，多维度对医用耗材进行监测，包括对医务人员使用重点监控耗材、单一品牌高值耗材、单台手术高值耗材用量情况的监测，完善院内点评机制和异常使用预警机制，并按季度形成专项分析报表。

（八）搭建智慧运营管理平台，助力医院管理精细化、科学化、规范化

为促进医院高质量、内涵式发展，医院建立了医院运营数据中心，形成了智慧运营管理平台，将临床、医技、医辅、财务、人事、资产、物资等多系统数据进行汇总整合，实现了业务数据和经济数据的高度融合。[①] 天坛医院以信息化系统建设为工具，在国务院 55 项绩效考核指标和市医院管理中心绩效考核的引导下，以公益性为导向，实现了从业务关联、价值管理到运营管理、智慧决策的一系列智慧管理措施。2020 年 8 月 23 日，恰逢北京天坛医院院庆 64 周年之际，医院宣布启动"天坛大脑"智慧管理中心，调研、开发为期一年多的智慧运营管理平台正式投入使用，从最初的数据采

---

① 杨玥、黄宇、张永勤：《北京天坛医院精益化运营管理改革实践》，《中国医院》2020 年第 7 期。

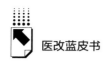

集、数据集成到功能集成、可视化界面集成，初步实现了智慧运营管理平台的可视化和智能化。平台通过今日关注、年度回望、政府考核、科室监测、科室诊断等模块集中展示了医院整体运营情况。该平台整合了院内不同业务信息系统的医疗数据、业务数据、管理数据等，并凝练为各类运营指标，从多层次、多角度、多区间对医院整体运营情况进行智慧管理。

三　改革成效

2022 年是天坛医院建院 66 周年，经全院职工几代人的不懈努力，历经 1982 年、2018 年和 2021 年的三次转型发展，医院在医、教、研、防、管五大方面取得了显著成绩，实现了从"小型综合医院"向"中国临床神经科学殿堂"的升华。

（一）医院专科排名位居前列

天坛医院在中国医院科技量值（STEM）排名中，神经外科学和神经病学均连续 5 年蝉联榜首，综合科技量值位列北京市属医院首位，量值与排名第二的医院相比，优势非常明显（见表1）。在复旦版"中国医院排行榜"中，天坛医院神经外科连续 12 年专科综合第一，神经内科连续 5 年排名前三，综合排名市属医院第一。

表1　2020 年神经外科学和神经病学 STEM 排名

排名	神经外科学		神经病学	
	医院名称	量值	医院名称	量值
1	首都医科大学附属北京天坛医院	100.00	首都医科大学附属北京天坛医院	100.00
2	复旦大学附属华山医院	58.84	首都医科大学宣武医院	84.13
3	首都医科大学宣武医院	57.99	四川大学华西医院	72.22
4	四川大学华西医院	54.30	中南大学湘雅医院	51.72
5	中国医学科学院北京协和医院	53.48	复旦大学附属华山医院	50.30
6	天津医科大学总医院	48.59	浙江大学医学院附属第二医院	49.16

续表

排名	神经外科学		神经病学	
	医院名称	量值	医院名称	量值
7	吉林大学第一医院	46.91	中国医学科学院北京协和医院	47.61
8	华中科技大学同济医学院附属同济医院	45.04	重庆医科大学附属第一医院	43.12
9	浙江大学医学院附属第二医院	42.82	天津医科大学总医院	39.75
10	中国医科大学附属盛京医院	42.30	华中科技大学同济医学院附属同济医院	37.50

资料来源：中国医院中国医学院校科技量值（STEM），http：//top100.imicams.ac.cn/home。

（二）医疗服务量增长明显

从天坛医院 HIS 系统收集医院服务量相关数据并进行描述性分析，结果显示天坛医院总诊疗人次数、门诊人次数、出院人次数在 2015 年至 2019 年均呈现稳步上升趋势（见图 1、图 2）。2020 年受新冠肺炎疫情影响，各项指标均有所下降，但在 2021 年又呈现回升态势。

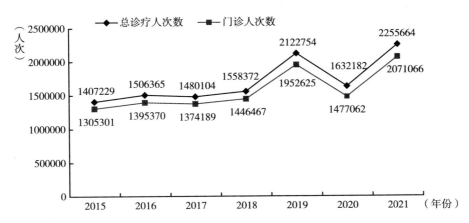

图 1 2015~2021 年天坛医院总诊疗人次数和门诊人次数变化趋势

资料来源：首都医科大学附属北京天坛医院 HIS 系统。

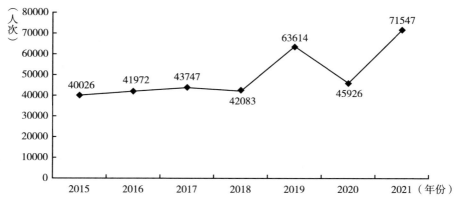

图 2 2015~2021 年天坛医院出院人次数变化趋势

资料来源：首都医科大学附属北京天坛医院 HIS 系统。

（三）公立医院绩效考核指标可持续发展

从天坛医院 HIS 系统收集公立医院绩效考核相关数据并进行描述性分析，结果显示天坛医院的门诊人次数与出院人次数之比呈现明显下降趋势，由 2016 年的 33.25 下降到 2021 年的 28.95（见图 3），说明天坛医院按国家卫生健康委的要求明确功能定位，收治疑难复杂和危急重症患者，逐步下转

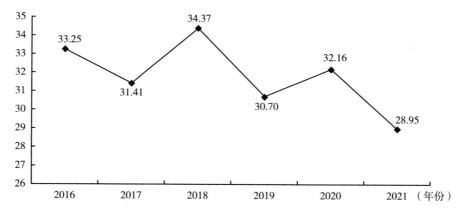

图 3 2016~2021 年天坛医院门诊人次数与出院人次数之比变化趋势

资料来源：首都医科大学附属北京天坛医院 HIS 系统。

常见病、多发病和疾病稳定期、恢复期患者。此外，门诊收入占医疗收入的比例总体呈现下降趋势，住院收入占医疗收入的比例总体呈现增长趋势（见图4）。天坛医院 I 类切口手术部位感染率由 2016 年的 0.07% 下降到 2021 年的 0.01%，说明医院对接受 I 类切口手术患者的医院感染防控管理成效显著（见图5）。

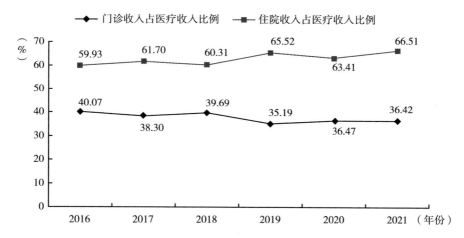

图 4　2016~2021 年天坛医院门诊收入和住院收入分别占医疗收入的比例变化趋势

资料来源：首都医科大学附属北京天坛医院 HIS 系统。

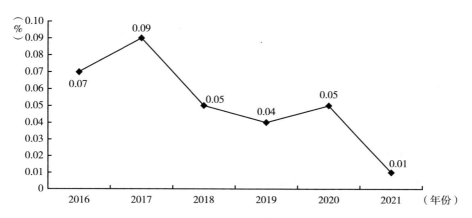

图 5　2016~2021 年天坛医院 I 类切口手术部位感染率变化趋势

资料来源：首都医科大学附属北京天坛医院 HIS 系统。

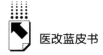

天坛医院加强医院信息化建设后，门诊患者平均预约诊疗率由 2016 年的 67.57% 上升到 2021 年的 90.14%（见图 6），门诊患者预约后平均等待时间由 2016 年的 56.37 分钟下降到 2021 年的 25.37 分钟（见图 7），说明医院信息化建设及以患者为中心的门诊流程再造效果明显。

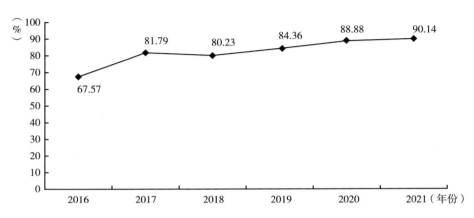

图 6　2016~2021 年天坛医院门诊患者平均预约诊疗率变化趋势

资料来源：首都医科大学附属北京天坛医院 HIS 系统。

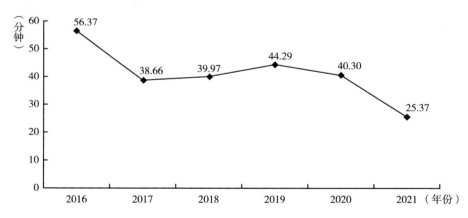

图 7　2016~2021 年天坛医院门诊患者预约后平均等待时间变化趋势

资料来源：首都医科大学附属北京天坛医院 HIS 系统。

（四）科技成果与成果转化取得佳绩

"十三五"期间，天坛医院神经外科、神经内科等优势学科在科研上取得重大突破：牵头国家重点研发计划、国家科技重大专项、科技创新 2020 重大项目等科技部项目共计 12 项；牵头重点研发计划和科技创新 2020 重大项目等科技部课题共计 35 个。科研论文总数呈逐年增长趋势，SCI 收录论文数量增幅显著，收录篇数、总影响因子、单篇高分论文（IF ≥ 5）数均逐年稳步提升，连续 5 年在市属医院和首医系统名列首位。2016~2019 年在国际相关行业顶尖杂志发表 SCI 论文 131 篇，其中 10 分以上 SCI 论文 16 篇。2021 年，10 分以上 SCI 论文收录 21 篇，其中，国家研究中心团队在《新英格兰医学杂志》发表 CHANCE-2 研究成果，意味着脑血管病治疗进入新的"精准双抗"时代。王拥军教授团队的一项重要成果（CHANCE 研究：阿司匹林联合氯吡格雷治疗急性轻微卒中或 TIA 优于单用阿司匹林）首创的脑血管病治疗新方案，被美国《急性缺血性脑血管病管理指南（2019 更新版）》向全球推荐，成为该病治疗的国际最高标准，这也是我国脑血管病临床研究对全球脑血管防治做出的重大历史性贡献。

2016 年以来，天坛医院作为第一单位获得国家科学技术进步奖 3 项，作为参加单位获得国家科学技术进步奖 4 项。同时，以国家政策改革为牵引、以天坛医院共性问题为立足点，出台了《首都医科大学附属北京天坛医院科技成果知识产权管理办法（试行）》。近几年天坛医院获批授权专利数量明显增多，2018 年 16 项、2019 年 30 项、2021 年 260 项，并已经完成成果转化 4 项，转化金额累计超过 2 亿元。此外，天坛医院获得"十四五"国家重点研发计划专项项目 2 项。

（五）医院"人才战略"作用凸显

天坛医院人才政策"指挥棒"作用逐渐显现，人才总量稳步增长、综合素质大幅提高、竞争优势明显增强、使用效能显著提高，已逐步实现各层次人才竞相发展，人才储备日益丰盈的局面，为医院高质量发展奠定

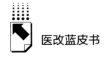

了良好的人才储备和智力保障，成为医院高质量发展的新动力。医院引进和培养人才，医院战略科技人才达 5 名，具有北京市最高人才称号的人员达 4 名，均位于市属医院首位。博士后培养制度效果初显，2021 年博士后在站人数 61 人，其中 3 名博士后获批国家自然科学基金青年科学基金项目。医院共有 11 名首都医科大学青年博士生导师，优化了医院的人才年龄结构。

（六）医院管理科学化、精细化，医疗收入结构持续优化

天坛医院智慧运营管理平台上线后，临床科室主任不再只关注给病人治病，还开始关注如何更好地给病人治病，关注科室医疗服务的质量和医疗服务的效率，临床管理人员思维的转变带动了医院管理质量的提升。一切资源配置均用指标数据说话，包括新增人员需求、新增设备需求、空间资源调配等，都通过该项目数据来实施以论证其可行性，对现有人力资源和设备资源的效率也通过指标监测来评价，进而提出合理调配的建议。智慧运营管理平台实现了医院智慧管理决策，切实提高了医院运行效率，医疗收入结构持续向好。天坛医院智慧运营管理平台先后荣获由人民网·人民健康主办的2020 年度"公立医院医疗质量安全提升（医院类）典型案例"和由国家卫生健康委能力建设和继续教育中心主办的"2021 年度中国现代医院管理典型案例"两项荣誉。①

四　改革经验

（一）全面落实党委领导下的院长负责制，完善医院治理体系，提升医院治理能力

医院治理体系是在医院党委领导下管理经营医院的组织机构体系、政策制度体系的总称，涵盖医院机构属性、产品属性和医院必须履行的功能和使

① 管仲军、安峤：《再看现代医院管理制度》，《中国卫生》2022 年第 4 期。

命，以及党的建设等领域运行机制、运行规则的制度安排。医院治理能力则是运用医院政策制度管理经营医院各方面事务、履行功能使命、引领改革发展的能力，包括改革发展稳定、学科发展、队伍建设、薪酬体系、经济运行、内部控制、资源配置、学术管理、民主监督、行风建设、激励约束、党的建设等各个方面。

（二）推动医疗服务供给侧结构性改革，全面提升医疗服务品质

天坛医院强化"以患者为中心，以疾病为链条"，整合各学科专业技术的团队优势，不断探索多学科诊疗模式，建立多学科诊疗运行机制，构建多学科诊疗模式（MDT）诊疗管理文化，力求为患者提供专业化、精准化、系统化、个体化、规范化和全过程、全方位的诊疗服务。创建并强力发展以患者为中心的住院服务中心、床位调配中心和日间手术中心。设立专职管理人员和工作团队，整合人财物等各类资源，明确部门职责，制定并运行住院服务中心管理制度和运行机制，建立各部门协调机制。住院服务中心分为入院评估模块、多学科诊疗模式（MDT）院前诊疗模块、健康教育模块、医患沟通模块和结算服务模块，打造五位一体的一站式住院服务中心新模式。整合医疗团队，包括全院有日间手术需求的科室手术医师、麻醉医师、门诊部、护理部、信息中心等部门，借助智慧移动互联网技术，建立高效的日间管理团队，积极拓展日间手术业务范围，促进多学科交叉的融合管理，建立集预约排程、术前综合评估、精准手术、围手术期管理和术后随访于一体的医疗管理模式，拓展人性化服务内涵，在日间病房、日间诊疗领域制定规范的临床路径、指南、规范等。加强护理人才队伍建设，强化护理工作标准化管理，促进神经专科疾病临床护理质量同质化，带动整体护理质量全面提升。

（三）坚持人才是医院发展核心动力的理念，完善人力资源管理制度

天坛医院树立"天坛医院建设者"新理念，打造专业队伍（医、药、

护、技、研）、管理队伍（经营、党务、后勤）、技术队伍（基础运营、信息化建设、安全管理）、后勤服务保障队伍（食堂、停车、医废、水电气暖等）、第三方队伍（保安、护工、配送、保洁等）"五支队伍"。按照"打破身份、分类管理、分层建设、岗位管理、按劳取酬"的原则，分层、分类地引进、培养、培训、考核、评价人才，打造忠诚于天坛医院、以天坛医院为家的各类人才的核心骨干队伍，构建使各类青年人才脱颖而出的政策制度体系。

在专业队伍建设中，建立并实施战略科技人才、临床科学家、优秀青年人才等的梯次保障、考评、激励、退出等政策制度体系。同时，培养具有现代医院管理理念和能力以及国际视野的管理人才，建设专业化、职业化医院管理经营团队。强力推动职称制度改革，将医师分为临床型、临床教学型和临床科研型，分类评价，临床型医师注重临床考核，依据临床工作量和临床工作水平来考核；要求临床教学型医师临床和教学并重，要求临床科研型医师临床和科研并重，双重考核，同时给予一定绩效倾斜。实事求是落实医院人员招录、引进、培养使用等政策，重点学科"筑巢引凤"，综合平台学科"引凤筑巢"，在学科人才结构调整的基础上，适度增加学科体量，全面落实人才激励政策，形成各类人才发展的良性循环。

（四）构建科技创新体系，集聚引领转型发展新动能

天坛医院强化平台学科和现有研究平台升级改造，倡导联合国内知名的医院建立研究型病房联盟，争取牵头国际多中心临床试验，努力提升高水平国际多中心临床试验的数量和质量。以领军人才和团队建设为核心，提升学科、专业人才队伍的数量和质量，履行临床、科研、教学等团队职能，形成各类人才协调发展、各得其所的态势。落实"北京市科技创新与成果转化试点"改革任务，进一步畅通天坛转化医学链，落地执行"天坛八条"，建立以知识产权为纽带的高质量科技转化体系，充分发挥医院科技公司作用，积极推进医院、学科或者研究团队与企业、科研院所的深度合作，加速医学科研成果转化应用。建立与医院发展水平相适应的临床试验、伦理审查、人

类遗传保护、健康医疗数据安全等管理制度，加强队伍建设，提升能力和水平，强化对临床试验的管理和服务保障。

（五）坚持继承与创新相结合，构建医院文化新体系

天坛医院强化患者需求导向，坚守纯粹医者信念，尊重医学科学规律，遵守医学伦理道德，遵循临床诊疗技术规范，弘扬"敬佑生命、救死扶伤、甘于奉献、大爱无疆"的职业精神，率先坚守"人民医生、人民教师、人民科学家"形象，牢记"我们的岗位，不光是饭碗，更是责任"，用身边事教育激励身边人，营造全院全员见贤思齐、抵制歪风邪气的正能量氛围。以弘扬"医德高尚、精益求精、严谨求实、勤俭廉洁"医院精神为主轴，建设特色鲜明的天坛医院文化，挖掘整理医院历史、文化特色和名医大家学术思想、高尚医德，提炼医院愿景、使命，形成每个发展阶段的医院精神谱，推动先进人物塑造和院史馆建设，凝聚支撑医院艰苦奋斗、快速转型的精神力量。

五　展望与建议

"十四五"期间，天坛医院以习近平新时代中国特色社会主义思想为指导，认真贯彻落实市委、市政府决策部署，认真贯彻落实市卫生健康委、市医院管理中心工作要求，积极融入首都发展新格局，在市卫生健康委和市医院管理中心领导下，启动医院转型发展。医院第三次转型发展以公立医院高质量发展试点为核心，以现代医院管理制度、智慧医院和互联网医院建设为保障，以国家神经疾病医学中心、国家医学中心（辅导类）试点和北京市医学科技创新与成果转化改革为牵引力，强力推进医院高质量建设，加速建设成为国际一流的创新型医院。

为此，天坛医院瞄准国家医学中心建设任务，实施医院"十四五"发展规划和高质量发展试点医院实施方案，以医院政策制度贯彻落实和改革建

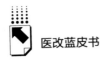

设为牵引，促进医学科技创新与成果转化引领高质量发展落地落细，坚持医疗服务是医院高质量发展的基本功能和根本任务，坚持医学科技创新和经济管理是医院高质量发展的"双驱动力"。全面启动、分步实施、项目化管理、责任到科室，强化牵头科室责任，强化职能与业务科室协同，强化基层党组织政治功能发挥，同心同德、团结奋斗，为医院转型发展奠定坚实基础。

B.15
中医药综合改革的"威海实践"

威海市卫生健康委员会 *

摘　要： 中医药是我国医疗卫生体系的重要组成部分，在医改中发挥着重要作用。威海市针对制约中医药传承创新发展的诸多问题，坚持目标导向和问题导向，持续推进，重点突破，探索了"五医联动、四体统筹"的中医药综合改革"威海实践"，实现了"群众就医得实惠、医保资金得节省、中医药特色得凸显、基层服务能力得提升、中医药事业得发展"的改革成效。威海中医药综合改革的启示是：坚持高位推进是推动中医药综合改革的重要保证，"五医联动"是破解改革难题的重要手段，落实支付改革是激发改革动力的关键，筑牢基层阵地是持续推进改革的根基。

关键词： 中医药　综合改革　"五医联动"　威海市

一　改革背景

（一）政策支撑

党的十八大以来，以习近平同志为核心的党中央把中医药工作摆在突出位置，中医药改革发展取得显著成效。[①] 中医药作为我国独特的卫生资源、潜力巨大的经济资源、具有原创优势的科技资源、优秀的文化资源和重要的

---

　*　执笔人：王文、郭栋、鞠立民、苑顺、王丽君、毕晓丹、于承恩、鲁志鸿、李友卫。
　①　刘越山：《书写中医药发展新答卷》，《经济》2021 年第 4 期。

生态资源，在经济社会发展和推进健康中国建设中发挥着越来越重要的作用。① 深化医改也需要注入更多中医药元素，要充分发挥中医药临床疗效确切、预防保健作用独特、治疗方式灵活的特色优势，继承好、发展好、利用好中医药，努力为人民群众提供覆盖全生命周期的健康服务。国务院印发的《中医药发展战略规划纲要（2016—2030 年）》，把中医药发展上升为国家战略，中医药成为"中国式办法"解决医改这一难题的重要内容。② 中共中央、国务院印发的《关于促进中医药传承创新发展的意见》，要求建立健全覆盖全民全生命周期的中医药服务体系、注重发挥中医药治未病优势作用、持续深化中医药改革。③ 国务院办公厅印发的《关于加快中医药特色发展的若干政策措施》，对完善中医药服务价格政策、健全中医药医保管理措施提出了明确要求。④

（二）发展需要

中医药是我国医疗卫生体系的重要组成部分，也是深化医改的重要参与者，发挥中医药作用，彰显中医药优势，对建设有中国特色的健康发展道路具有十分重要的意义。⑤ 但同时也应该看到，遵循中医药规律的治理体系亟待健全，中医药发展基础和人才建设还比较薄弱、中医药特色发挥不足等问题还普遍存在，亟待解决。⑥ 改革前的威海市中医药发展也面临诸多问题。

一是中医医疗机构服务能力不足，中医药特色不突出。威海市的中医院

---

① 《国家卫计委发布"一带一路"卫生交流合作方案　三年内助推中医药"走出去"》，《亚太传统医药》2015 年第 21 期。
② 李斌斌：《关于新形势下加快发展中医药的几点思考》，《人口与健康》2020 年第 12 期。
③ 厉秀昀：《新时代引领中医药踏上新征程：近年来中医药事业快速发展述评》，《环球中医药》2021 年第 7 期。
④ 《国家发展改革委、国家中医药管理局负责同志就〈关于加快中医药特色发展的若干政策措施〉答记者问》，《中国产经》2021 年第 4 期。
⑤ 山东省卫生计生委：《探索推进医改的中国式办法》，《中国卫生》2016 年第 1 期；陈文玲、张瑾：《充分发挥我国中医药独特优势　新形势下应加快构建中西医并重的医药卫生体制》，《人民论坛·学术前沿》2021 年第 12 期。
⑥ 阚全程：《推进中医药在新时代实现高质量发展》，《中国卫生》2021 年第 6 期。

大多于 20 世纪八九十年代建成，起步晚、基础差、底子薄，在基础设施建设、医疗设备购置和更新等方面相对落后。例如，威海市中医院曾累计欠债达 1.2 亿元，资产负债率近 100%，经营收益尚不够归还贷款利息，债务负担过重影响到医院的长远发展。中医收费项目曾仅占医疗收费项目的 3.5%，且中医诊疗收费明显偏低。一段时期内，中医院的在职职工人均工资收入仅为综合医院的 50.9%，这就造成中医药卫生人才流失严重，职工专业素质和水平急剧下降。

二是基层卫生服务机构中医药业务日渐萎缩。改革前，威海市 56 家乡镇卫生院共有中医执业（助理）医师 140 名，占医师总数的 15.8%，其中仅有不到 50% 的人从事中医业务，且退休返聘或社会招聘的人员占半数，中医骨干仅有 30 余人。有 14 家卫生院没有设置中医科，有 12 家卫生院中药饮片年收入在 4 万元以下。中医工作开展相对较好的 19 家卫生院，绝大部分依靠 1~2 名老中医（退休返聘）支撑局面。2010 年前后，各卫生院中药饮片收入仅占药品收入的 5.8% 左右。

三是中医药缺乏必要的保障机制和投入机制。改革前，威海市市级和县级中医院财政补助收入占医院总支出的比例分别为 1.37% 和 4.86%，远远不能满足医院的正常运营和发展。大部分中医院固定资产和专业设备总值均不到同级综合医院的一半。

（三）改革思路

面对制约中医药发展的诸多问题，威海市致力于在中医药综合改革上找思路、想办法、抓重点、求实效。充分尊重中医药自身发展规律，挖掘中医药特色优势和技术价值，实现"中医药特色发展"和"中西医并重"的有机结合。威海市中医药工作紧跟时代步伐，坚持问题导向、深入解放思想，深化改革创新，在"三医联动"的基础上，突出中医医疗项目价格调整、中医药特色技术应用在中医药综合改革中的核心作用，实现"医疗、医保、医药、医价、医技"联动，加快构建有利于中医药发展的政策体系、组织体系、项目体系和保障体系，逐步构建起以"五医联动、四体统筹"为主

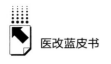

体的中医药综合改革框架，在医改的道路上蹚出了一条具有威海特色的新路子（见图1）。

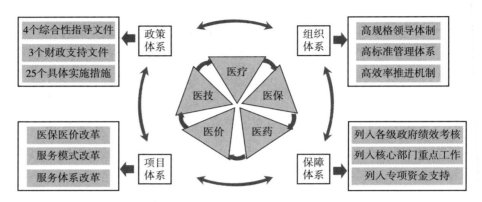

图1　中医药综合改革"五医联动、四体统筹"的"威海实践"

资料来源：根据威海市中医药综合改革的具体实践整理。

二　主要做法

发挥首创精神，突出"五医联动"，加强"四体统筹"，以中医药综合改革为"小切口"破解医改过程中的痛点、堵点和难点问题，坚持问题导向和目标导向，探索出一条以"群众就医得实惠、医保资金得节省、中医药特色得凸显、基层服务能力得提升、中医事业得发展"为实效的改革路径。

（一）高位推进，强化顶层设计

1.高规格建立领导机制

顶格成立市促进中医药发展工作领导小组，由市委书记任组长，市长任第一副组长，常务副市长任副组长。其中，常务副市长统一分管医疗、医保、医药和财政工作。所辖区（市）也全部建立了同规格的组织领导机制。领导小组每年定期召开会议，专题研究中医药改革和发展工作。

2. 高标准构建管理体系

威海市、区两级均成立了与卫生健康委（局）平级的中医药管理局，由卫生健康委（局）主任兼任中医药管理局局长，并设中医药专职副局长1名兼任副书记、副主任。市级中医药管理局设置中医药发展科、中医药科教科、中医药产业科3个科室，足额配齐人员编制。所辖区（市）的中医药管理局均单独设立中医药科室，且均有专人负责中医药工作。

3. 高质量规划改革落实

威海市委、市政府在山东省率先召开了中医药创新发展大会，出台了《关于促进中医药传承创新发展的实施意见》，将中医药改革任务列入市政府对区（市）的目标绩效考核。财政、医保等部门将中医药改革列入重点工作，设置专项资金，出台中医专项支持政策，形成了市县上下联动、部门协调互动的良好改革氛围。

（二）统筹项目，加大财政投入力度

威海市本着"小投入、大产出"的原则，强化中医药资金"大统筹"，以项目推进资金化零为整、统筹使用，避免资金使用"碎片化"。"十二五"时期，出台《威海市卫生和计划生育委员会关于推进中医"三名工程"和"三进战略"的实施意见》，同步配套市级财政专项资金1152万元，扶持中医药事业发展。"十三五"时期，出台《威海市国家中医药综合改革试验区建设实施方案》，设立专项改革资金1310万元，探索中医药发展新模式。"十四五"时期又出台了《"十四五"支持中医药事业传承创新发展的实施方案》，设立中医药事业传承创新发展专项资金1584万元，用于人才引培、专科建设、科技创新、基层发展等，继续为全市中医药事业发展注入强大动力。

（三）层层推进，完善政策体系

威海市委、市政府高度重视中医药综合改革，出台了《关于促进中医药传承创新发展的实施意见》《"十四五"支持中医药事业传承创新发

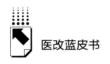

展的实施方案》《威海市"十四五"中医药工作绩效考核实施方案》等
一系列综合性指导文件,对中医药综合改革持续进行整体规划和部署。
出台《关于完善支持中医药发展医疗保障政策的通知》《关于全面开展
日间病房医保结算工作的通知》《关于在市中医院医疗保健集团开展针
灸类疾病和小儿推拿门诊统筹试点工作的通知》等一系列专项改革文件
和具体措施,为医疗、医保、医药、医价、医技统筹联动量身定做、量
体裁衣,并动态调整,在探索中使"五医联动"达到最大效能。以"基
层强中医、中医强基层"为目标,出台《关于推进威海市医疗卫生服务
体系建设实施方案》《威海市中医适宜技术惠民工程 2021—2025 行动计
划》等文件,组建中医医疗保健集团和中医县域医共体,推广以艾灸为
代表的中医适宜技术,免费为群众发放艾灸惠民礼包,全面落实分级诊
疗的各项政策措施(见表 1)。

表 1　威海市发布的相关政策一览 (部分)

	政策名称
综合指导 性文件	《威海市国家中医药综合改革试验区建设实施方案》
	《关于促进中医药传承创新发展的实施意见》
	《威海市"十四五"中医药工作绩效考核实施方案》
	《"十四五"支持中医药事业传承创新发展的实施方案》
中医优势 病种与支 付方式 相关政策	《关于调整骨折闭合复位经皮穿刺(钉)内固定术价格的通知》
	《关于部分中医单病种实行最高收费标准管理的通知》
	《威海市中医优势病种收费方式改革试点工作实施方案》
	《关于印发中医优势病种临床路径的通知》
	《关于公布基本医疗保险定额结算医疗服务项目的通知》
	《关于公布威海市中医优势病种按病种收费项目及收费标准的通知》
	《关于公布基本医疗保险定额结算医疗服务项目的通知》
	《关于公布第二批中医优势病种按病种收费项目及收费标准的通知》
	《关于进一步加强临床路径管理工作的通知》
	《关于继续执行第一批中医优势病种按病种收费项目及收费标准的通知》
	《关于印发〈威海市区医疗机构医疗服务价格(2017 年版)〉的通知》
	《关于理顺部分医疗服务价格有关问题的通知》
	《关于取消耗材加成理顺部分医疗服务价格的通知》

续表

	政策名称
中医药 医保政策 倾斜	《关于深化医疗保障制度改革的实施意见的通知》
	《关于完善支持中医药发展医疗保障政策的通知》
	《关于在市中医院医疗保健集团开展针灸类疾病和小儿推拿门诊统筹试点工作的通知》
日间病房 相关政策	《关于开展中医日间病房医保结算管理试点工作的实施方案》
	《关于深入开展日间病房医保结算试点工作有关问题的通知》
	《关于全面开展日间病房医保结算工作的通知》
基层中医 药发展相 关政策	《关于推进威海市医疗卫生服务体系建设实施方案》
	《威海市2020年中医适宜技术惠民工程实施方案》
	《威海市中医适宜技术惠民工程2021—2025行动计划》

资料来源：威海市政府、市卫生健康委和市医保局网站。

（四）综合施策，打通改革关键环节

1. 推进中医药定价机制改革

针对中医药价格和价值不匹配的问题，认真算好"成本""效益""价格"三本账，创新项目管理和价格调节两大机制，重构中医药价值链。一是建立中医药项目动态管理机制，随时申报，定期评审，及时将中医新技术、新项目纳入目录管理，中医收费项目增加至139个，山东省处于领先水平。二是改革"项目定价"为"技术定价"，充分体现中医的内在价值。针灸、推拿、中药塌渍治疗等收费标准较改革前平均提高了50%，拔罐、刮痧治疗等收费标准平均提高了30%，国家级、省级名中医和市级名中医诊查费分别由改革前的8元和6元提高到现在的50元和30元。三是实行中西医"同病同价"改革，大幅提高中医优势技术价格，引导医院更多采用中医疗法。如将高技术含量的骨折中医手法整复闭合穿针手术费从改革前的800元逐步调至现在的5000元，并将手术费全部纳入医保定额结算，既激励了医院开展中医诊疗技术，又节省了二次手术的医保支出，减轻了群众负担。

2. 突出中医药医保倾斜政策改革

一是降低中医院医保起付线，提高报销比例。将符合条件的中医诊疗项

目、中药品种和院内中药制剂全部纳入医保支付范围，取消了药品目录中所有中成药和中药饮片的个人先自付比例。提高参保人员在中医医院就医的医保待遇。在各级中医医院，参保职工住院治疗发生的费用，个人负担比例按低一个级别医院的标准执行，起付标准降低一个档次；参保居民住院治疗发生的费用，医保基金支付比例在同级别医院标准的基础上提高 5 个百分点，起付标准降低一个档次。上述政策，可使参保人员在威海市的中医医院住院治疗的起付标准平均降低 30%，住院报销比例提高 5 个百分点以上。二是开展普通门诊统筹试点。针对群众在普通门诊看病不报销的问题，2021 年，威海市出台了《关于在市中医院医疗保健集团开展针灸类疾病和小儿推拿门诊统筹试点工作的通知》，将其作为门诊慢病统筹的有效补充，针对针灸类 14 个病种和小儿推拿类疾病开展门诊统筹试点工作。参保人员在普通门诊发生费用并满足最低起付标准线的，职工医保最高可报销 2000 元，居民医保依据缴费档次最高可报销 1000 元；参保儿童在门诊治疗小儿推拿类疾病时，不设起付标准，最高可报销 1000 元。

3. 创新中医优势病种支付改革

中医药具有总体花费少、患者痛苦小等优势，但如果医保政策不匹配，就会抬高群众选择中医药的"门槛"。为解决这一问题，威海市在国家和山东省中医药管理局的指导下，在全国率先开展了中医优势病种支付方式改革。根据中医药特色优势突出、诊疗方案成熟、临床疗效确切、治疗费用可控、按项目收费价格相对较低的原则，共遴选了 50 个中医优势病种，收费标准提高到 2900~21300 元，平均为西医收费水平的 89%。其中，对 34 个病种实行最高限价收费，将 16 个更为突出的中医优势病种纳入医保定额结算范围，不占用医疗单位医保总额指标，医保给予单独结算，结余留用，超支负担。定额结算的中医优势病种不设起付线，参保职工定额内予以全额报销，参保居民报销标准较普通病种最高可多报 20%，超过定额结算标准的部分，个人无须负担。

4. 开展中医日间病房模式改革

医保住院政策与中医诊疗"大门诊"的特点不相适应直接影响群众中医诊疗的便捷度。威海市出台了《关于全面开展日间病房医保结算工作的通知》，在全市推广中医日间病房医保结算工作。允许符合住院条件且以针灸治疗为主的参保患者在当日治疗结束后，根据自身情况经医疗机构允许后离院。纳入中医日间病房治疗的病种明确为项痹、腰痛、骨痹、颤病等 21 个。中医日间病房只限定点医疗机构在其中医科或针灸科的独立住院病区集中开展，患者住院床位费、护理费降低 70%；在二级以上医疗机构和一级医疗机构，治疗药品和检查费用占日间病房总费用的比例不得超过 15% 和 12%。

5. 强化基层中医药服务综合改革

立足"基层强才是真正强"的中医药发展理念，明确中医医疗保健集团、中医县域医共体、基层医疗卫生机构的功能定位，着力优化中医药分级诊疗体系，推动中医药服务与需求结合、向基层延伸。在市级，组建中医医疗集团和专科联盟，通过推广 6S 管理、下派专家坐诊带教、帮扶建立专科专病等形式，提高成员单位管理和服务水平。集团内下转患者数提升 180%，上转患者数减少 25%。在县级，组建中医县域医共体，成立医学影像远程会诊中心、消毒供应中心、中医适宜技术培训基地和信息化平台，促进中医药工作重心和优质资源"双下沉"。在社区镇村外派骨干进修培训，内引专家带教坐诊，提升基层诊疗能力；在"互联网+"的基础上，建设 4 处中药饮片集中配送中心，推行采购、调剂、煎制、配送、追溯、监管"六统一"，提升基层中药质量，为实施"方便看中医，放心用中药"工程提供了有力支撑；启动中医适宜技术惠民工程，列入市政府为民办实事项目。

三 改革成效

（一）群众中医获得感明显增强

一是威海市通过降低中医医院住院起付线、提高报销待遇，参保人员看中医的待遇平均提高了 5.4% 左右。二是通过开展中医优势病种支付方式改革，可让医院自觉控制费用，避免了大检查、大处方，群众"看病贵"的问题得到有效解决。以骨科中医优势病种为例，通过中医整骨闭合穿针技

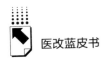

术，大大减少了钢板耗材、二次手术等医疗费用，缩短了患者住院时间，人均节省住院天数 20 余天、人均节省医疗费用 0.8 万~1 万元，就医负担大幅度减轻（见图 2、图 3）。三是通过中医日间病房模式改革，降低床位费、护理费，去除不必要的药品和检查费用，患者住院次均费用较普通，住院

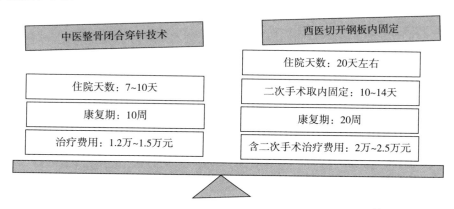

图 2　骨科中医优势病种治疗和西医治疗对患者的负担比较

资料来源：根据文登整骨医院上报数据整理。

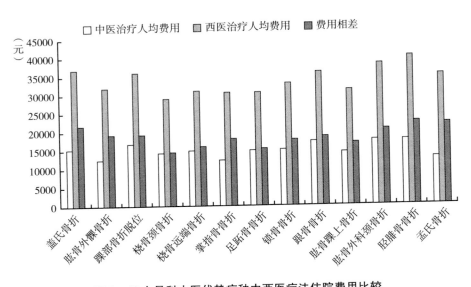

图 3　13 个骨科中医优势病种中西医疗法住院费用比较

资料来源：根据文登整骨医院上报数据整理。

下降约 0.2 万元，2021 年共惠及群众 1.1 余万人次，节省患者自付金额 2200 余万元。四是通过将中医药纳入门诊统筹报销，2021 年第四季度，威海市中医医疗保健集团接诊中医门诊统筹群众 0.17 万人，为患者节省医疗费用 27.9 万元。五是通过提升基层中医药服务能力，2021 年，为基层群众免费配送中药 93.6 万剂，免费发放艾灸体验礼包 11.2 万套，适宜技术惠民工程累计服务 30.9 万人次，为近 0.4 万名常灸者建立了中医健康档案，缓解了群众"候药难、煎药难、品质保障难"三难问题，提升了群众的中医健康素养和中医养生防病能力。

（二）医保资金得到节省

中医优势病种支付方式改革大幅降低了患者的医疗费用，医保基金也得到了有效节省。以威海市的文登整骨医院为例，截至 2021 年，13 个骨科中医优势病种运用中医整骨闭合穿针诊疗技术共治疗患者 4946 例，共节约医保基金支出 3160 余万元。"中医日间病房"政策实施以来，通过减少床位费和护理费、合理控制检查检验和药品费用，共节约医保资金支出近 1000 万元。威海市的医保资金得到更合理高效的利用，这也成为医保部门不断支持中医药事业发展的动力原和催化剂。

（三）中医药特色得凸显

推行中医优势病种改革以来，中医药特色疗法使用率明显提升。以文登整骨医院为例，2017 年将 13 个骨科中医优势病种纳入定额结算且不占用医院医保总额指标后，2018~2021 年患者例数分别为 741 例、782 例、941 例、1334 例，分别较上年提升了 92.47%、5.53%、20.33%、41.76%（见图 4）。

中医日间病房开展以来，以针灸为主的中医适宜技术及其疗效越来越受到群众的认可和信赖。以威海市中医院为例，2019~2021 年，针灸科门诊患者由 2019 年的 84654 人次增长到 2021 年的 96396 人次，针灸科住院患者由

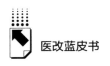
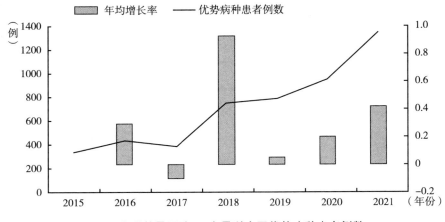

图4　文登整骨医院13个骨科中医优势病种患者例数

资料来源：根据文登整骨医院上报数据整理。

2019 年的 2903 人次增长到 2021 年的 4097 人次，年均增长率分别为 6.9%、20.6%，受新冠肺炎疫情影响，中医药特色服务量不降反增；而中医日间病房住院人次数则从 2019 年的 622 人次迅速增长到 2021 年的 3692 人次。威海市在中医日间病房实施过程中注重政策宣传，符合适应症的患者更愿意选择到日间病房住院，既提高了患者就医便利性，不需 24 小时在院，也提高了床位周转率，更节省了住院床位费、护理费，减轻了患者住院负担，中医药特色优势得到凸显（见表 2）。

表2　威海市中医院针灸科门诊住院人次数汇总

单位：人次，%

年份	针灸科门诊人次数	针灸科住院人次数	其中普通住院人次数	中医日间病房住院人次数
2019	84654	2903	2281	622 *
2020	91256	3023	393	2639
2021	96396	4097	405	3692
年均增长率	6.9	20.6	−41.1	—

* 注：威海市中医日间病房政策从 2019 年 7 月开始实施，622 人次为 2019 年 7~12 月的统计数据。

资料来源：根据威海市中医院上报数据整理。

（四）基层中医药服务能力显著提升

威海市共有 3 处县级公立中医医疗机构，其中三级甲等中医医院 2 家、二级甲等中医医院 1 家；共有 80 家镇卫生院和社区卫生服务中心，其中，2021 年有 16 家中医药业务占比超过 30%，较 2020 年增长 100%，53 家中医药收入占比较 2020 年有所提升，最大增幅为 30.28%。目前，威海全市 100% 的基层医疗卫生机构实现了中药饮片集中配送，100% 的社区卫生服务中心、镇卫生院建有国医堂，100% 的社区卫生服务站和 98.5% 的村卫生室能提供中医药服务，基层中医药服务量占总服务量的比例达 33.27%，威海市所辖 4 个区（市）全部创建为全国基层中医药工作先进单位。

（五）中医事业得到健康发展

2021 年底，威海全市中医医院年总诊疗人次达 131.9 万人次，年业务收入 16.04 亿元；全市每千人口卫生医疗机构中医执业类（助理）医师数 0.73，山东省位居第二；每千人口中医医院床位数为 1.12 张，山东省排名首位。以威海市中医院为例，2012~2021 年，门诊人次数由 2012 年的 17.74 万人次增长到 2021 年的 49.76 万人次，年均增长率为 12.14%；出院人数由 2012 年 8403 人增长到 2021 年的 19119 人，年均增长率为 9.56%；年业务收入由 2012 年的 1.04 亿元增长到 2021 年的 3.60 亿元，年均增长率为 14.73%（见表 3）。2018 年，威海市中医院被纳入全国 148 家建立健全现代医院管理制度的试点医院；2021 年入选国家"十四五"中医特色重点医院建设项目和山东省首批区域中医医疗中心。

表 3　2012~2021 年威海市中医院发展情况

单位：万人次，人，亿元，%

年份	门诊总人次数	出院人数	年业务收入
2012	17.74	8403	1.04
2013	23.91	9946	1.35
2014	33.22	12647	1.64
2015	38.65	17144	1.87

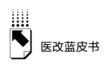

年份	门诊总人次数	出院人数	年业务收入
2016	43.64	20672	2.20
2017	45.60	19373	2.64
2018	43.65	21290	2.97
2019	47.74	20935	3.35
2020	44.75	17623	3.39
2021	49.76	19119	3.60
年均增长率	12.14	9.56	14.73

资料来源：根据文登整骨医院上报数据整理。

四 改革经验

（一）坚持高位推进是推动中医药综合改革的重要保证

中医药综合改革不只是卫生健康部门的一项重要工作，更是健康中国战略的重要内容，需要发改、医保、财政、人社等多部门的大力支持和共同发力，没有政府层面的高位推动，改革很难推进。威海市坚持高规格建立领导机制、高标准组建管理体系、高效率推进改革落实，着力构建领导有力、衔接通畅、协调有序的工作体制和运行机制。完善市促进中医药发展工作领导小组工作的制度化、常态化，广泛调动各方面资源力量，出台一系列政策文件，定期召开推进会议，专题研究中医药改革和发展工作，及时研究解决改革中遇到的困难和问题，形成推动中医药发展的整体合力。

（二）实施"五医联动"是破解改革难题的重要手段

深化中医药改革、促进中医药发展是一项艰巨而复杂的系统工程，要统筹各个方面、各个层次、各个要素，使各项改革相互促进、良性互动、协调配合，既要坚持整体推进，也要抓重点领域和重点环节，努力做到全局和局部配合、治本和治标结合、渐进和突破衔接。威海市以整体联动改革代替碎片化改革,以深化医保改革为抓手,以完善医疗价格杠杆作用为手段,以提升中医药服务能力为根本,打好医疗、医保、医药、医价和医技"五医联动"组合拳,着力解决群众"看病难、看病贵"问题。

(三)落实支付方式改革是激发改革动力的关键环节

医保支付方式是调节医疗服务行为、优化医疗资源配置、深化医药卫生体制改革的重要杠杆。威海市把握住了中医药改革的主要矛盾和关键环节,以中医优势病种支付方式改革为突破口,通过提升中医药技术价值,来调动从业人员的积极性;通过提升中医药的技术优势,来缩小中西医之间的差距;通过提高中医医院的医保待遇,来推动中医院健康稳定发展;通过提高参保人员在中医院的报销比例,来减轻群众的就医负担。正因为威海市紧紧牵住了医保支付方式改革这个"牛鼻子",并通过不断探索实践,找到了符合中医药发展规律和特点的医保支付方式,最终形成全方位、立体化的中医医疗保障服务体系,从而实现了"群众少花钱、医院增收入、医保减支出、中医特色得发挥"的多方共赢局面。

(四)筑牢基层阵地是持续推进改革深入的坚实根基

基层是中医药服务的主阵地,也是中医药赖以生存发展的根基。威海市坚持"基层强中医,中医强基层"的原则,始终把筑牢基层中医药服务阵地作为改革的重点。针对现在基层医疗机构发展中面临的中医科室条件差、中医药人才缺乏、医保政策落实不到位及基层群众健康素养水平较低等问题,在符合条件的基层医疗机构创新开放"中医日间病房",对全市所有基层医疗卫生机构中药饮片采用统一采购、调剂、煎制、配送、追溯、监管的"六统一"模式,联合财政局和医保局等多部门下发适宜技术惠民工程行动指南,投入专项资金将其纳入市政府重点任务和民生实事,免费为基层群众提供适宜技术服务体验和中医健康宣教。以上的系列做法,在推动基层医疗卫生机构服务从"治已病"向"治未病"转型,让群众"方便看中医、放心用中药",解决群众"看病难、看病贵"问题上产生了积极作用,达到了良好效果。

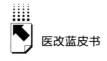

虽然经过一系列综合改革，威海市的中医药取得了长足发展，但是也要清楚地意识到，符合中医药特点的政策体系仍需进一步健全，中医药优质医疗服务资源总体仍然不足，基层中医药能力较为薄弱的问题依然存在，改革需要进一步深化，砥砺前行。

五　展望与建议

围绕中医药特色发展、高质量发展的大格局，对标"国家中医药综合改革示范区"的要求，结合威海市中医药发展的特色优势，重点聚焦优化中医药医疗服务模式、推动中西医结合协同发展、提升基层中医药服务能力、传播中医药健康养生文化和建立健全中医药体制机制，针对中医药优势发挥、协同创新、融合发展方面存在的问题，集中力量推出一批具有标志性、创新性、示范性的改革创新成果，为推动中医药全面融入社会经济发展提供威海经验。

（一）形成发展合力，建立健全中医药发展新机制

落实各级党委和政府发展中医药的主体责任，将中医药发展纳入市、县（区）经济社会发展规划和区域卫生规划。充分发挥市、县两级促进中医药发展工作领导小组的统筹协调作用，强化跨部门、跨系统协作。建立健全中医药融入社会经济发展的考核要素体系，逐步提高中医药主要指标纳入各级政府考核指标的比重。加强公立中医医院领导班子建设，县级以上公立中医医院党委书记、院长应当至少 1 人具有中医药专业背景，院级领导中中医药专业技术人员的比例不低于 60%。以体制机制改革创新为突破口，加快突破中医药发展供需之间、区域之间、城乡之间不平衡不充分的问题，全面形成中医药优质资源有效扩容和均衡布局，打造中医药强市。

（二）强化价值杠杆，探索中医药多元支付新模式

持续深化国家中医药综合改革试验区建设，健全符合中医药特点的医保

支付方式。坚持动态调整中医医疗服务项目和价格，理顺中医药服务比价关系，进一步优化中医药治疗效果的动态评估、测算机制，定期遴选中医药特色明显、治疗路径清晰、费用明确的优势病种。深入开展中西医同病同效同价改革，加大对特色突出的中医整骨闭合穿针技术等中医诊疗技术的扶持力度，保护和激发专业技术人员采用中医药疗法的积极性。建立符合中医药特点的基本医疗保险门诊统筹制度，重点在报销比例、起付线等方面向中医倾斜。建立以"名医名家"为核心的服务价格形成机制，完善具有中医特色的"名医名家"评选、评价和考核标准，形成体现"名医名家"技术价值的医疗服务价格体系。落实中医药医保扶持政策，医保总额控制指标通过"适度调增、病种单列、奖励扶持"向中医医疗机构适当倾斜，对因重大政策调整、服务量增加等导致的中医医疗机构医药费用增长，医保基金给予合理补偿。支持保险公司、中医医疗机构合作开展健康管理服务，鼓励商业保险机构开发中医治未病等保险产品。

（三）突出特色发展，打造中医药综合改革新品牌

坚持中医院姓"中"和中西医融合发展的有机结合，对各级中医医疗机构进行分类指导。把市中医院建设为区域中医医疗中心，加强文登整骨医院山东省骨伤研究院内涵建设，做大文登整骨品牌，提高其中医药治未病产品的研发能力。加强医院与企业联动，提升中医院科技成果转化收入，在"医、产、学、研、用"五个方面形成合力，带动全市中医药事业和产业融合发展。加强分级诊疗体系建设，支持紧密型县域中医医共体建设，充分发挥区县中医院的发展优势，打通市县乡村机构人财物要素流动瓶颈。推进基层中医药信息化和智慧药房建设，打造国医堂（中医馆）"村级版"。实施中医适宜技术惠民工程，2022 年，基层医疗机构全部建成"艾灸体验馆"，到 2025 年，中医适宜技术惠民工程有望覆盖 50 万人。

Abstract

In accordance with the principle of scientificness, rigor and representativeness, the Chinese Academy of Medical Sciences organized experts of relevant fields to compile this book including progress of health reform in 2021 and key issues and areas of health reform at current stage. This book objectively analyses the health reform on the basis of factual evidence, puts forward a strategic vision for reform in the new era, and provides helpful support to further deepen health reform.

In 2021, the strategic position of health care has been greatly improved. The health reform in our country adheres to the concept of "people first", and focuses on major obstacles to advance the implementation of pivotal reform measures to take effects. As a result, the reform has made new progress and breakthroughs in more directions and broader scope. Learning "Sanming Health Reform Mode" has entered a new phase. The five new mechanisms of high-quality development of public hospital promoted the structural reform of the supply side in depth. Expansion of quality medical resources and regional balanced distribution made new progresses. Moreover, interventions of "Three-medical Linkage" including cent-ralized procurement with quantity of drugs and consumables and the way of health payment reform facilitated the synergistic implementation of reform policies. Reform of public health management system was further promoted, and the flexibility, resilience, and extensibility of integrated services of the health system were enhanced comprehensively. Services bringing convenience and benefits to the people has developed to a deeper level, and service experience of the people has been improved. In the beginning year of the "14th Five-Year" Plan, our country has stepped into a high-quality development phase. Deepening health reform is a power source and the foundation of high-quality development. We need to create new plans and implement new measures following new requirements and basing upon new situations so that we can facilitate the development goal to be quickly and better achieved.

This book include general report, special reports and local experiences and cases. The general report analyzes progresses and results made by key fields of health reform in 2021 systematically, scientifically and objectively, which include promoting Sanming experience, promoting comprehensive reform of public hospitals, accelerating the formation of a new multi-level diagnosis and treatment pattern, facilitating synergistic implementation of reform policies by "Three-medical Linkage", accelerating the reform of disease prevention and control system. The special reports discusses key areas and issues in depth from the perspective of experts, which includes high-quality development of health care system, construction of compact county medical community, centralized procurement with quantity of drugs and consumables, innovation of health care personnel and remuneration system, health payment method reform, revitalization and development of traditional Chinese medicine. The local experiences and cases section selects places where the reform is rolled out effectively and efficiently as representatives, and summarizes their practical experience to provide inspiration and to promote the development of health reform in depth.

Keywords: Medical and Health Reform; Sanming Health Reform; "Three-medical Linkage"; High-quality Development

Contents

I General Report

　　Abstract: Deepening medical and health reform is the fundamental work to ensure that healthcare services to adapt the high-quality development of the economy and society in China. The reform has been continuously promoted nationwide in 2021, and numerous key reform measures has been implemented with effects. Implementation of the key instructions from General Secretary Xi to promote Sanming health reform experience made new breakthroughs. High-quality develo-pment of public hospitals was promoted by point-to-surface integration strategy, and changed its way from "quantity accumulation" to "quality improvement". Mul-tiple measures have been implemented to continuously facilitate balanced distribution of quality medical resources, and to enhance the formation of a new pattern of multi-level medical treatment. Impacts of health reform were also reflected in the synergistic implementation of reform policies driven by "Three-medical Linkage", including centralized procurement with quantity of drugs and consumables as well as the way of healthcare payment reform. In addition, the government continues to facilitate the reform of disease prevention and control system, to innovate the collaboration mechanism of medical and prevention services. Moreover, both the construction of national health information system and service experience of the general public were further improved, and the training and use of medical personnel were strengthened as well. In the beginning year of the "14th Five-Year Plan", the deepening of health reform has faced new situations and challenges. We need to create new plans and implement new measures, following new requirements and basing upon new situations. We will adhere to the basic principle of accelerating high-quality development through reform and innovation, establish and refine developmental mechanism of "people first", firmly protect the bottom line of public health security, focus on high-quality development as well as improve system mechanisms, improve the comprehensiveness, integrity and cooperativity of health reform centering around promoting system interaction, and continuously advance capacity for and level of health care governance.

Keywords: "Three-medical Linkage"; Sanming Health Reform; Comprehensive Reform of Public Hospital; High-quality Development

Ⅱ Special Topics

B.2 High-quality Development of Health System by the Driving

　　Force of Reforming and Innovation

Li Jian, Feng Ruihua and Wang Fang / 044

Abstract: China's health reform lines and principals have become clearer, the basic health policy system has initially framework, and the impact of the reform has become more extensive and far-reaching. Based on the changing of main social contradictions, this report put forward some suggestions to improve the residents'feelings by promoting the structural of supply side of health system. In the process of health system reform to achieve high-quality development, the health system should focus on public equity, coordination and integration, inclusiveness and friendliness, innovation and exploration. The basic principles and pathways

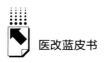
include people health centered, commonweal oriented, homogenization strategy, improving basic health policy system, and building a governance mechanism with the participation of the whole people.

Keywords: Hygiene Health; Medical and Health System Reform; High-quality Development

B. 3　Progress and Effectiveness of Compact County Medical Community Construction

Huang Erdan, Qin Jiangmei, Zhang Yanchun and Nong Sheng / 055

Abstract: Since 2019, 754 counties across 30 Provinces in China were selected to pilot the reform of compact medical communities by National Health Commission, significant changes have taken place in the county healthcare systems. A compact relationship between county hospitals and township health centers have built, in terms of responsibility, management, service and interest, forming an integrated healthcare service network within the county. The community of responsibility innovates the governance structure of county medical and health care system, the community of management improves the leading role of district and county hospitals, the community of service provides integrated health services for residents, and the community of interest reforms the operation mode of medical institutions in the county. Due to this pilot reform, the proportion of hospitalized patients in pilot areas and counties has increased, and medical insurance funds have been retained, which has improved the capacity of COVID-19 epidemic prevention and control and health services delivery at the community level, which contributes to the realization of universal health coverage.

Keywords: County Medical Community; County Medical and Healthcare Services System; Medical and Healthcare

Abstract: The policy of drug centralized volume-based procurement is one of the essential arrangements for deepening the medical and health system reform, which involves the readjustment and distribution of the interests of stakeholders. At present, six batches and seven rounds of national centralized volume-based procurement have been completed and have a huge impact. From the perspective of stakeholders, this report analyses the positive impacts and potential risks of drug centralized volume-based procurement on four major stakeholders: patients, medical institutions, healthcare security department, and enterprises. It is suggested that increasing the policy advocacy in the policy implementation, maintaining drug quality and supply, formulating medical institution refinement management mechanism, formulating medical insurance payment standard and payment method reform, accelerating sustainable and healthy development of the industry, constructing a systematic procurement pattern in future reform, establishing a comprehensive regulatory network, continuing to promote "Three-medical Linkage" is helpful for promoting the normalization, institutionalization and implementation of drug national volume-based procurement.

Keywords: Centralized Volume-based Procurement; "Three-medical Linkage"; Stakeholder

Abstract: According to the requirements of "two permits", the western region has actively promoted the reform of remuneration system in public

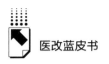
hospitals. Actively explore aspects such as reasonably determining compensation levels, carrying out autonomy on salary distribution, improving the salary encouragement and restraint mechanism of responsible persons, improving evaluation mechanism and broaden the sources of funds, to establish a distribution incentive mechanism that closely linked to responsibility and work performance. The financial compensation and other related supporting systems have been constantly improved. The salary of medical staff has been improved to a certain extend. At the same time, the reform also faces some outstanding problems, such as the source of salary funds are not enough, the extraction and use of reward funds are unreas-onable, supporting social security are impefect, which need further innovated and improved.

Keywords: Public Hospitals; Remuneration System; Western Region

B.6 Impact Analysis of DRG and DIP Payment Mode Reform on Medical Institutions

Ying Yazhen, Cao Zhuang, Zhang Liqiang and Cao Renyuan / 102

Abstract: As an important component of deepen reform of medicine and healthcare system, medical insurance payment works as an important lever to regulate hospital management and medical service behavior and to guide the allocation of medical resources. It is no longer a simple payer, but a strategic buyer, which aims to purchase valuable medical service. This report introduces the reform progress action plans of DRG and DIP, and explains key content such as relevant connotative characteristics, core elements, and implementation points. The report analyzes specific requirements for the quality of basic data, the construction and maintenance of information systems, internal management, clinical departments and team building in order to carry out DRG and DIP payment mode reform in medical institutions. The report also elaborates the impact of payment method reform on the internal operation management of medical institutions, clinical pathway management, clinical discipline development, establishment of performance distribution mechanism, and rational use of new medical technologies.

Keywords: DRG; DIP; Payment Mode Reform

B.7 Revitalization and Development of Traditional Chinese
Medicine by the Driving Force of Reforming and Innovation
Zheng Gelin, *Yang Yongsheng and Xiao Mengxiong* / 117

Abstract: Based on the key work of traditional chinese medicine in 2021, the report summarized the work of traditional chinese medicine reform from the aspects of the forward direction of traditional chinese medicine, the revitalization and development of traditional chinese medicine, the hierarchical diagnosis and treatment system, the construction of public health system, the "Three-medicine Linkage" reform and the related key work of medical reform. Then, Looking forward the work of traditional chinese medicine in the next stage of medical reform.

Keywords: Medical Reform; Traditional Chinese Medicine; Characteristics and Advantages of Traditional Chinese Medicine; Traditional Chinese Medicine Service System

III Local Experiences and Cases

B.8 People's Health-centered Medical Reform Practice in Sanming
Health Commission of Sanming / 132

Abstract: In recent years, on the basis of solving the problem of difficulties and high expense in medical service, Sanming adheres to problem orientation, goal orientation and reform orientation, focusing on solving the problem of curing

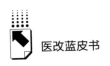

the patients and general health. Meanwhile, its strive to consolidate and enhance the effectiveness of medical reform by addressing such issues as "how to manage and protect people's health", "how to motivate medical personnel", "how to cultivate medical talents", "how to expand the capacity of high-quality medical resources", "how to integrate clinic and prevention" and "how to develop traditional Chinese medicine". All efforts have been made in order to promote the transformation of Sanming medical reform from "disease treatment as the center" to "people's health as the center", and to constantly enhance the people's sense of access to health.

Keywords: Health Reform; National Health; Sanming

B.9   Practices of Hebei Province in Promoting Sanming's Healthcare System Reform Experience According to Local Conditions   *Health Commission of Hebei Province* / 151

Abstract: In recent years, the healthcare system reform leading group of the State Council has regarded the summary and promotion of Sanming's healthcare system reform experience as a primary mission and method to deepen China's reform in this aspect, aiming to make further progress nationwide. In order to implement the national decision-making and deployment, Hebei Province has actively studied and promoted Sanming's experience. Considering its local condition, the province has worked to improve high-level supports, coordinate relevant reforms, promote high-quality medical resources allocation in the grassroots, and build a bigger picture of healthcare. It has also coordinated leadership and departments, focused on overall advancement and typical leading, gave equal importance to mechanism reform and service improvement, and combined incentives and restraints. All these have helped integrate various systems and policies and straightened out the relationships between the government, medical care, medicine, medical insurance, the masses and other stakeholders. In that way, the driving force of local reform and innovation has been invigorated, and therefore the experience promotion has made deeper progress and produced more results in Hebei Province.

Keywords: Medical and Health System Reform; Sanming's Healthcare System Reform Experience; Hebei Province

B . 10   Zhejiang Province Use Digital Reform to Promote Better Health Responsiveness

Health Commission of Zhejiang Province / 169

Abstract: Zhejiang province adheres to the "two wheel drive" of the reform of the medical and health system and the digital reform of health care. Focusing on the three lists of demand, application and reform, it strives to solve the problem of "urgent, difficult and anxious" of the masses to see a doctor. The report took Zhejiang province as a case to describe digital health reform from overall planning, digital infrastructure, applications, implementation mode and supporting medical reform measures based on PDCA (Plan-Do-Control-Action) . The effect was evaluated from four aspects including convenience, friendliness, accuracy and institutionalization. The enlightenment of the case shows that: the reform highlights a "people-oriented" approach that provides better accessibility and more flexible healthcare for the public; key factors could be extracted including leaders' support within government, technological support from outside, and an effective implementation system; it also allow users to voice their concerns, and change the balance of power with dominant providers, and enable new models of care.

Keywords: Digital Reform; Information Construction; Zhejiang Province

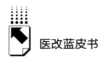
医改蓝皮书

B.11　Promoting High-quality Development of Public Hospitals in

Shanghai based on Hierarchical Classification Method

Health Commission of Shanghai / 188

Abstract：Promoting high-quality development of public hospitals is an inevitable requirement and an important content of deepening reform of medicine and healthcare system. The foundation of high-quality development of public hospitals in Shanghai is relatively solid, but they also face problems such as insufficient capacity to respond to major epidemics and public health emergencies, the need to deepen the integration of medical and prevention, the unbalanced distribution of high-quality resources, and the need to improve the strategy source capability of medical innovation. In recent years, in accordance with the national medical reform decision and deployment, Shanghai adhere to the combination of strengthening leadership and implementation, breakthrough from one point and all respects, innovation leading and consolidating the foundation, system construction and scientific and technological support. Shanghai promote the high-quality development of public hospitals based on hierarchical classified method from the three levels of "topping the sky, standing on the ground and strengthening the waist", which adhere to the combination of point-to-surface and point-to-surface integration. At present, the overall level of the medical service system has been significantly improved, the performance of public hospitals is excellent, the revenue structure of public hospitals is continuously optimized, the hierarchical medical system has been promoted in an orderly manner and the public's sense of gain from reform has been significantly enhanced. In the next step, Shanghai will pay more attention to clinical innovation, digital convergence, synergistic integration, efficiency and fairness, and deeply explore the road of high-quality development of public hospitals in mega city.

Keywords：High-quality Development; Public Hospital; Shanghai

B . 12 Zhoukou High-quality Construction of Compact
County

Abstract: The compacted county medical community reform in China, aiming to rebuilding and reassembling the county-level hospitals combined with township healthcare institutions and village clinics to form a new medical organizational structure, is of paramount importance to the implementation of graded diagnosis and treatment, and is also pivotal to achieve high-quality development of county medical institutions. Strengthened the leadership of the Chinese Communist Party committee and the leading role of the municipal government, the city of Zhoukou in Henan province has taken innovation of institutional mechanisms as a breakthrough, service capacity enhancement as the main task, building a solid grassroots network as the focus, setting up an information platform as the support, and implemented the Project 53211 as a tool to promote the transformation of the compacted county medical community reform from partial exploration and experience accumulation to city-wide integration and full-scale expansion in accordance with the overall reform idea of strong city, excellent county, stable township and active village. It has also promoted the transformation of medical and healthcare from treatment-centered to health-centered, exploring and forming a new path for building county medical community, featuring in city-county integration, digital empowerment, Chinese medicine practice throughout the system, and the linkages of medical care, medical insurance, medicine, healthcare and pension and healthcare reform. The new path has initially achieved the triple effect on benefiting the people, developing healthcare, and preventing and controlling health insurance risks.

Keywords: County Medical Community; City-county Integration; Comprehensive Medical Reform; Zhoukou

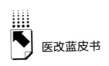

B . 13 Improvement of Basic Medical Service Capacity Through
the Construction of Community Hospitals
in Chengdu, Sichuan Province

Health Commission of Chengdu / 227

Abstract: The construction of community hospitals is an inherent requirement of the promotion of a high-quality and efficient healthcare delivery system in China. Based on the experience of Chengdu, this report summarized a three-step construction strategy of community hospitals: consolidate the network base-select the best construction sites-connotative development. Meanwhile, based on the purpose of constructing community hospitals, this report evaluated the performance of community hospital construction in Chengdu from three perspectives: the improvement of community hospital service capacity, the effectiveness of primary healthcare reform, and the general improvement of healthcare delivery system. Experience of community hospital construction in Chengdu proved that it is an effective strategy to improve the primary medical service system by deeply understanding the function of community hospitals in the healthcare system and improving the basic medical service capabilities.

Keywords: Community Hospitals Construction; Primary Healthcare Reform; Chengdu

B . 14 Promoting High-quality Hospital Development and Building
an International First-class Innovative Hospital
—*A Case Study of Beijing Tiantan Hospital, Capital Medical
University*

Meng Kai, Wang Yongjun and Guan Zhongjun / 246

Abstract: Under the background of high-quality development of public hospitals, Beijing Tiantan Hospital has opened the third transformation development road for building a world-class innovative hospital in the face of new opportunities to promote hospital development in the era of human " Brain Project" and the new situation of increasingly fierce competition in domestic neuroscience. Through a series of measures such as building a discipline strategy platform by the national strategic force of clinical neurology, strengthening hospital talent strategy, and building a smart operation management platform, both neurology and neurosurgery have been ranked first for five consecutive years in the Science and Technology Evaluation Metrics (STEM) of the Chinese Hospital. The performance at the top of the list has achieved remarkable results in medical services, scientific research and achievement transformation. The practical experience of Tiantan Hospital shows that the high-quality development of large tertiary hospitals should always adhere to the " President's responsibility system under the leadership of the party committee", improve the modern hospital management system, and strengthen the hospital's governance capabilities; improve the quality of medical services through the implementation of refined hospital management; build a talent team by implementing the hospital's strategic human resource management; lead the hospital's transformation and development by building a scientific and technological innovation system.

Keywords: Technology Innovation; High-quality Development; Innovative Hospital; Tiantan Hospital

B . 15 "Weihai practice" of Comprehensive Reform of Traditional Chinese Medicine

Health Commission of Weihai / 267

Abstract: Traditional Chinese medicine is an important part of China's medical and health system and plays an important role in medical reform. Over the past decade, Weihai City has adhered to the goal orientation and problem

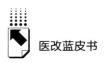

orientation, continued to promote and made key breakthroughs in view of many problems restricting the inheritance, innovation and development of traditional Chinese medicine, explored the "Weihai practice" of the comprehensive reform of traditional Chinese medicine of "five medical linkage and four body overall planning", and achieved the reform results of "people benefit from medicine, save medical insurance funds, highlight the characteristics of traditional Chinese medicine, improve the service capacity of grass-roots units and develop the cause of traditional Chinese medicine". The Enlightenment of Weihai's comprehensive reform of traditional Chinese medicine is that adhering to high-level promotion is an important guarantee to promote the comprehensive reform of traditional Chinese medicine, "five medical linkage" is an important means to solve the reform problems, the implementation of the reform of payment method is the key to stimulate the reform power, and building a solid grass-roots position is the foundation to continuously promote the reform.

Keywords: Traditional Chinese Medicine; Comprehensive Reform; "Five Medical Linkage"; Weihai

皮书网

（网址：www.pishu.cn）

发布皮书研创资讯，传播皮书精彩内容
引领皮书出版潮流，打造皮书服务平台

栏目设置

◆ 关于皮书
何谓皮书、皮书分类、皮书大事记、
皮书荣誉、皮书出版第一人、皮书编辑部

◆ 最新资讯
通知公告、新闻动态、媒体聚焦、
网站专题、视频直播、下载专区

◆ 皮书研创
皮书规范、皮书选题、皮书出版、
皮书研究、研创团队

◆ 皮书评奖评价
指标体系、皮书评价、皮书评奖

◆ 皮书研究院理事会
理事会章程、理事单位、个人理事、高级
研究员、理事会秘书处、入会指南

所获荣誉

◆ 2008 年、2011 年、2014 年，皮书网均
在全国新闻出版业网站荣誉评选中获得
"最具商业价值网站"称号；
◆ 2012 年，获得"出版业网站百强"称号。

网库合一

2014 年，皮书网与皮书数据库端口合
一，实现资源共享，搭建智库成果融合创
新平台。

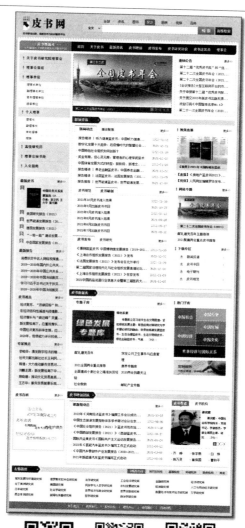

皮书网

"皮书说"
微信公众号

皮书微博

权威报告·连续出版·独家资源

皮书数据库
ANNUAL REPORT(YEARBOOK) DATABASE

分析解读当下中国发展变迁的高端智库平台

所获荣誉

- 2020年，入选全国新闻出版深度融合发展创新案例
- 2019年，入选国家新闻出版署数字出版精品遴选推荐计划
- 2016年，入选"十三五"国家重点电子出版物出版规划骨干工程
- 2013年，荣获"中国出版政府奖·网络出版物奖"提名奖
- 连续多年荣获中国数字出版博览会"数字出版·优秀品牌"奖

皮书数据库　　　　"社科数托邦"
　　　　　　　　　微信公众号

成为会员

　　登录网址www.pishu.com.cn访问皮书数据库网站或下载皮书数据库APP，通过手机号码验证或邮箱验证即可成为皮书数据库会员。

会员福利

- 已注册用户购书后可免费获赠100元皮书数据库充值卡。刮开充值卡涂层获取充值密码，登录并进入"会员中心"—"在线充值"—"充值卡充值"，充值成功即可购买和查看数据库内容。
- 会员福利最终解释权归社会科学文献出版社所有。

社会科学文献出版社 皮书系列
SOCIAL SCIENCES ACADEMIC PRESS (CHINA)

卡号：131578493591
密码：

数据库服务热线：400-008-6695
数据库服务QQ：2475522410
数据库服务邮箱：database@ssap.cn
图书销售热线：010-59367070/7028
图书服务QQ：1265056568
图书服务邮箱：duzhe@ssap.cn

基本子库 SUB DATABASE

中国社会发展数据库（下设 12 个专题子库）

　　紧扣人口、政治、外交、法律、教育、医疗卫生、资源环境等 12 个社会发展领域的前沿和热点，全面整合专业著作、智库报告、学术资讯、调研数据等类型资源，帮助用户追踪中国社会发展动态、研究社会发展战略与政策、了解社会热点问题、分析社会发展趋势。

中国经济发展数据库（下设 12 专题子库）

　　内容涵盖宏观经济、产业经济、工业经济、农业经济、财政金融、房地产经济、城市经济、商业贸易等 12 个重点经济领域，为把握经济运行态势、洞察经济发展规律、研判经济发展趋势、进行经济调控决策提供参考和依据。

中国行业发展数据库（下设 17 个专题子库）

　　以中国国民经济行业分类为依据，覆盖金融业、旅游业、交通运输业、能源矿产业、制造业等 100 多个行业，跟踪分析国民经济相关行业市场运行状况和政策导向，汇集行业发展前沿资讯，为投资、从业及各种经济决策提供理论支撑和实践指导。

中国区域发展数据库（下设 4 个专题子库）

　　对中国特定区域内的经济、社会、文化等领域现状与发展情况进行深度分析和预测，涉及省级行政区、城市群、城市、农村等不同维度，研究层级至县及县以下行政区，为学者研究地方经济社会宏观态势、经验模式、发展案例提供支撑，为地方政府决策提供参考。

中国文化传媒数据库（下设 18 个专题子库）

　　内容覆盖文化产业、新闻传播、电影娱乐、文学艺术、群众文化、图书情报等 18 个重点研究领域，聚焦文化传媒领域发展前沿、热点话题、行业实践，服务用户的教学科研、文化投资、企业规划等需要。

世界经济与国际关系数据库（下设 6 个专题子库）

　　整合世界经济、国际政治、世界文化与科技、全球性问题、国际组织与国际法、区域研究 6 大领域研究成果，对世界经济形势、国际形势进行连续性深度分析，对年度热点问题进行专题解读，为研判全球发展趋势提供事实和数据支持。

法律声明

"皮书系列"（含蓝皮书、绿皮书、黄皮书）之品牌由社会科学文献出版社最早使用并持续至今，现已被中国图书行业所熟知。"皮书系列"的相关商标已在国家商标管理部门商标局注册，包括但不限于LOGO（▮）、皮书、Pishu、经济蓝皮书、社会蓝皮书等。"皮书系列"图书的注册商标专用权及封面设计、版式设计的著作权均为社会科学文献出版社所有。未经社会科学文献出版社书面授权许可，任何使用与"皮书系列"图书注册商标、封面设计、版式设计相同或者近似的文字、图形或其组合的行为均系侵权行为。

经作者授权，本书的专有出版权及信息网络传播权等为社会科学文献出版社享有。未经社会科学文献出版社书面授权许可，任何就本书内容的复制、发行或以数字形式进行网络传播的行为均系侵权行为。

社会科学文献出版社将通过法律途径追究上述侵权行为的法律责任，维护自身合法权益。

欢迎社会各界人士对侵犯社会科学文献出版社上述权利的侵权行为进行举报。电话：010-59367121，电子邮箱：fawubu@ssap.cn。

社会科学文献出版社